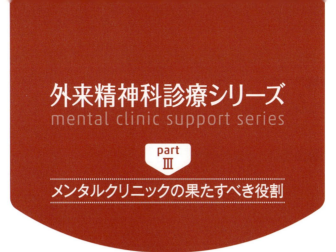

外来精神科診療シリーズ
mental clinic support series

part
III

メンタルクリニックの果たすべき役割

精神医療からみた
わが国の特徴と問題点

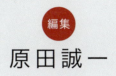

編集

原田誠一

中山書店

[編集主幹]

原田誠一（原田メンタルクリニック：東京）*

[編集委員]（五十音順）

石井一平（石井メンタルクリニック：東京）

高木俊介（たかぎクリニック：京都）

松﨑博光（ストレスクリニック：福島）

森山成栻（通谷メンタルクリニック：福岡）

[編集協力]

神山昭男（有楽町桜クリニック：東京）

(*本巻企画・編集担当)

刊行にあたって
― 五人の侍からのご挨拶 ―

　精神科クリニックが年々増え続けている現状には，社会のニーズと時代の流れに裏づけられた必然性がある．精神医療におけるクリニックの役割と責務は，今後ますます大きくなっていくに違いない．こうした趨勢のなか，本叢書を世に問う意義はどこにあるだろうか．

　まずは，「クリニックの立ち上げ方」や「診療・経営を継続する工夫」を具体的にわかりやすく示すこと．これは，これから開業を目指す方々にとって心強いガイド，格好の導きの糸となるだろう．加えて，すでに精神科クリニックを開設し営んでおられる皆さまにとっても，日々の仕事内容を振り返り，今後に活かすための参考資料になるのではないか．

　さらには，開業という場に伴いがちなさまざまな問題点について改めて考え，対策を試みるための教材という役割．ともすればクリニックに孤立しがちななか，診療の質をどう維持してさらなる向上を目指すか，自らを含めたスタッフの心身の健康をどのように守るか，変動する社会のニーズにどう応えていくか，周囲との連携をいかに実践するか．クリニック関係者が，こうした問題としっかり向き合って試行錯誤を重ねる営為が，そのままわが国の精神医療の改善につながることが期待される．

　加えて，今回編者らが心中ひそかに期したのは，精神科クリニックでの実践を通じて集積されてきた膨大な「臨床の知」を集大成して，一まとめの形で世に問うことだ．

　自らの活動の場を市井の診療所に定めて精進を続けているクリニック関係者には，"開設の志"と"自分の城で培ってきた実学の蓄積"がある．真摯な日々の経験の積み重ねを通して得られた「臨床の知」には，他所では得難い味わいや歯応え，独創性と実用性，手触りや香りがあるだろう．わが国の現場に根差した「臨床の知」をひっくるめて示して，現在の正統的な精神医学～精神医療に対する自分たちなりの意見表明や提言をする．このような企みが，わが国の精神医学～精神医療のレベルの向上に裨益できるところがあるはずだし，はたまたその必要性があると考えた．この信念に基づいて結実したのが，本シリーズである．クリニック関係の皆さまはもとより，クリニックと直接関係のない精神科医，たとえば大学病院～単科精神病院～総合病院精神科の先生方にも，ご参考にしていただけるところがあるだろうと期待している．

　本叢書の企画・編集に携わった5名の精神科医は，いずれも（自称）侍だ．腕に（少しは）覚えがあり，開業医の苦楽を（それなりに）味わい，一家言を（幾許かは）もっている五人の侍．この野武士集団が，現在の精神医学～精神医療～日本社会に投げかけ問いかける中身が，はたしてどのようなものになるか．

　あるいは，へっぽこ侍がなまくら刀を振り回す滑稽な図柄か．しかしながら，そこには独自の新味や切実な問題提起，斬新な面白さやピリ辛の刺激が含まれているだろうし，現場で真に役立つ「臨床の知」が発見できるはずだ．

　諸兄姉におかれましては，ぜひ頁をめくって五人の侍，一癖も二癖もある野武士集団からのメッセージをご賞味くださりますことを．

2014年10月　編者を代表して

編集主幹　原田誠一

序　精神医療の視点から現代日本を考える格好の手引き

諸兄姉のお手許に，本シリーズ9巻目となる「精神医療からみたわが国の特徴と問題点」をお届けする．現在わが国が抱えている重要課題を取り上げる本書は，9章構成になっている．

初めのI章は，総論的な「現在の日本社会の特徴―精神医療の視点からみたわが国の『いま・ここ』の特徴と問題点」．10名が独創的な論陣を張っており，おおいに楽しんでいただけるものと思う．

続くII章は，「『児童〜思春期〜青年期』の現在」．子どもの時代的変化〜不登校〜いじめ〜発達障害に関する論が集まり，各領域を学ぶ格好のテキストになっている．加えて4編のエッセイが，本章の味わいを深めてくれた．

次のIII章は，精神科外来診療における最大の課題の一つ「職場のメンタルヘルス」．職場のメンタルヘルスの疫学データや実状が示され，接し方の工夫やコツが具体的に紹介されている．加えて，ストレスチェック制度，教職員，発達障害，働く女性のメンタルヘルスのわかりやすい解説があり，臨床の場で活用していただけるに違いない．

IV章で扱うのは，わが国の際立った特徴である「超高齢社会〜ターミナルケア」．老いのさまざまな形〜精神科診療所の役割が説かれ，「がん哲学外来― Quality of Death」，「遠距離介護」にまつわる興味深い説明が添えられている．

続くV章は，「地域におけるケアとメンタルクリニック」．地域包括ケアシステム〜在宅療養支援診療所〜アウトリーチに関する詳しい解説があり，この領域のオリエンテーションをつけるのに役立つ．

VI章は「依存と嗜癖―現状とこれからの展開」，VII章は「暴力と現代―被害者／加害者双方へのアプローチ」．この2章では，精神医療を実践するうえで欠かせない“依存〜嗜癖，暴力”というテーマがエキスパートによって説かれており，斬新な語り口からおおいに啓発され刺激を受けることができる．

続くVIII章「災害〜大事故」には，東日本大震災〜原発事故と関連のある力のこもった論述が集まった．未曾有の複合被災を体験した先生方による必読の名論ぞろい，と太鼓判を押す．

掉尾のIX章は，「格差社会〜貧困」．精神科臨床を行ううえで避けて通れない重い重要なテーマがさまざまな見地から論じられており，参考にしていただける内容になっている．

執筆を引き受けて下さった皆さまによる達意の名編がそろい，精神医療の視点から現代日本を考える格好の手引きができあがった．本書を通じて現代社会〜精神医療を眺める視野を広げ深めるとともに，読書の悦楽をご満喫いただきたい．

2017年10月

原田誠一

外来精神科診療シリーズ
mental clinic support series

目　次

Ⅳ　超高齢社会〜ターミナルケア

執筆者一覧（執筆順）

井原　裕	獨協医科大学埼玉医療センター：埼玉
香山リカ	立教大学現代心理学部映像身体学科：埼玉
斎藤　環	筑波大学医学医療系社会精神保健学：茨城
種市摂子	東京大学大学院教育学研究科，六番町メンタルクリニック：東京
野村総一郎	六番町メンタルクリニック：東京
和田秀樹	国際医療福祉大学大学院臨床心理学専攻，和田秀樹こころと体のクリニック：東京
伊勢田　堯	代々木病院：東京
生地　新	北里大学大学院医療系研究科：神奈川
原田誠一	原田メンタルクリニック・東京認知行動療法研究所：東京
神田橋條治	伊敷病院：鹿児島
山登敬之	東京えびすさまクリニック：東京
山崎俊子	元津田塾大学国際関係学科：東京
大西彩子	甲南大学文学部人間科学科：兵庫
清水康夫	横浜市総合リハビリテーションセンター：神奈川
岩宮恵子	島根大学人間科学部人間科学科，同大学こころとそだちの相談センター：島根
渡辺俊之	東海大学健康科学部社会福祉学科：神奈川，日本家族研究・家族療法学会：東京
池上和子	東北福祉大学：宮城
山中康裕	京都ヘルメス研究所，京都大学名誉教授：京都
神山昭男	有楽町桜クリニック：東京
渡辺和広	東京大学大学院医学系研究科精神保健学分野：東京
川上憲人	東京大学大学院医学系研究科精神保健学分野：東京
渡辺洋一郎	横山・渡辺クリニック：大阪
髙野知樹	神田東クリニック：東京
石井一平	石井メンタルクリニック：東京
海老澤　尚	横浜クリニック：神奈川
久世明帆	長久手メンタルクリニック：愛知
扇澤史子	東京都健康長寿医療センター：東京
芦刈伊世子	あしかりクリニック：東京
樋野興夫	順天堂大学医学部病理・腫瘍学：東京
岩澤　純	佐久平福祉会：長野
藤井和世	メンタルヘルス診療所しっぽふぁーれ：千葉
伊藤順一郎	メンタルヘルス診療所しっぽふぁーれ：千葉
窪田　彰	錦糸町クボタクリニック：東京
福山和女	ルーテル学院大学名誉教授：東京
今村　聡	今村医院，日本医師会副会長：東京
松本俊彦	国立精神・神経医療研究センター精神保健研究所薬物依存研究部：東京
成瀬暢也	埼玉県立精神医療センター：埼玉
武藤岳夫	肥前精神医療センター：佐賀
吉田精次	藍里病院：徳島
村井俊彦	村井こころのクリニック：京都
森山成㭜	通谷メンタルクリニック：福岡
川谷大治	川谷医院：福岡
信田さよ子	原宿カウンセリングセンター：東京
藤岡淳子	大阪大学大学院人間科学研究科：大阪
森田展彰	筑波大学医学医療系社会精神保健学：茨城
草柳和之	メンタルサービスセンター，大東文化大学：東京
藤川洋子	京都工芸繊維大学アクセシビリティ・コミュニケーション支援センター：京都

澁川賢一　　　東邦大学理学部教養科：千葉

前田正治　　　福島県立医科大学医学部災害こころの医学：福島

昼田源四郎　　ふくしま心のケアセンター初代所長，針生ヶ丘病院：福島

原　敬造　　　震災こころのケア・ネットワークみやぎ，原クリニック：宮城

熊谷一朗　　　いわきたいら心療内科：福島

高木俊介　　　たかぎクリニック：京都

村上文江　　　八丈島ロベの会：東京

西原雄次郎　　おおぞら会，ルーテル学院大学名誉教授：東京

生島　浩　　　福島大学大学院人間発達文化研究科：福島

髙橋利一　　　至誠学園児童福祉研究所，法政大学名誉教授：東京

岡村　毅　　　東京都健康長寿医療センター研究所：東京

的場由木　　　すまい・まちづくり支援機構：東京

寺嶋恵美　　　多摩同胞会：東京

髙橋利之　　　エンジェルサポートセンター：東京

松﨑博光　　　ストレスクリニック：福島

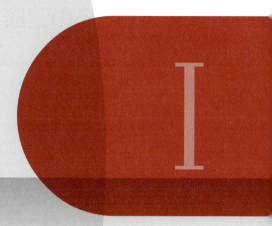

現在の日本社会の特徴
─精神医療の視点からみたわが国の「いま・ここ」の特徴と問題点

1 　こころの健康，3つの習慣──療養指導の実際

井原　裕

獨協医科大学埼玉医療センター

1 　はじめに

　　本項は都市部の外来精神科診療にかかわるものであり，主として，うつ・不安・不眠等の非精神病圏の病態を想定している[1]．精神病・器質疾患圏の病態は扱わない．うつ病についても，重症・精神病性うつ病よりも，軽症ないし中等症うつ病，気分変調症，適応障害（抑うつ反応）を念頭においている．双極性障害圏は，双極I型障害ではなく，双極II型障害，気分循環症をイメージしている．

　　本項で述べるのは，筆者個人の経験に基づいた方法である．しょせんは井原流であり，オレ流にすぎない．

2 　こころの健康，3つの習慣

　　筆者はここ10年ほど，こころの健康にかかわる3つの生活習慣に絞って，療養指導を続けている[2-6]．その3つとは，十分な睡眠，適度の運動，アルコールのコントロールである．睡眠不足，運動不足，酒の飲みすぎが心身の健康にとって悪影響をもたらすことは明白であり，一定のデータの裏づけもある[7]．

　　もっとも，十分眠れ，十分歩け，酒を飲みすぎるな，この程度の警句は常識人の知恵の範疇であろう．具体的には，7時間以上眠る，7,000歩程度歩く，週に3日以上

井原　裕（いはら・ひろし）　　　　　　　　　　　　　　　　　　　　略歴

1962年鎌倉市生まれ．1987年東北大学医学部卒．1994年自治医科大学大学院修了，医学博士．2001年ケンブリッジ大学大学院修了，PhD．2008年獨協医科大学越谷病院こころの診療科教授．
専門：生命倫理学，精神病理学，思春期精神医学，司法精神医学
著書：『精神科医島崎敏樹─人間の学の誕生』（東信堂，2006），『激励禁忌神話の終焉』（日本評論社，2009），『思春期の精神科面接ライブ─こころの診察室から』（星和書店，2012），『プライマリケアの精神医学─15症例，その判断と対応』（中外医学社，2013），『生活習慣病としてのうつ病』（弘文堂，2013）
分担執筆：Disease mongering．（"The Encyclopedia of Global Bioethics"，Springer，2016）

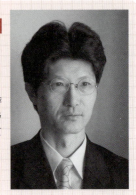

の断酒日を設けるなどであり，年齢，運動器の機能レベル，アルコール耐性の程度等を考慮して，個人にふさわしい目標に修正する．

　しかし，この3つの習慣に絞っても，これらを是正することは，簡単なようで難しい．その理由は，一人ひとりにすべきことがあるからである．

　誰一人として，同じ24時間を過ごしている人はいない．それどころか，誰一人として，自分の意思で24時間を作れる人もいない．仕事もあれば，家庭もある．

　仕事をもつ身にとっては，上司もいれば，同僚もいる．顧客もいる．会議があって，納期も迫る．緊急事態も発生する．不意の来客もあれば，想定外のトラブルもある．これらのなかで，ないがしろにしていいものはない．上司の顔も立てなければいけないし，部下の面倒もみなければいけない．会議に遅れるわけにもいかないし，締め切りを守れなければ次の仕事はない．緊急事への対応は，その成否によって職業人としての資質が問われる．

　家庭人にとっても同様である．掃除・炊事・洗濯・買い物もある．朝早く起きて子どもの弁当も作らなければいけないし，夜遅く帰宅する夫の夕食を準備しなければならない場合もある．回覧板のチェック，公共料金の支払い，家計簿の記載，銀行や役所での書類手続き，説明書・保証書の整理，領収証の収集，郵便物の管理など，家庭内事務が絶えることなく発生する．慶事もあれば弔事もあり，家人が病気で入院することもあれば，自身に健康診断で癌の可能性があることを知らされたりもする．非行に走り，事件を起こして，警察に保護された息子を迎えに行かなければならない場合もあるだろう．自然災害が発生すれば，実家が倒壊した親戚を一時的に自宅で預からなければならないかもしれない．

　これが生きるということの意味である．これらは，日常の雑事のようにみえて，実はそのなかに生きる意味がある．人生の目的は，クリニックに通うことではなく，一見，些事にみえるが，実は貴重な日常の生活を淡々と送っていくことにある．精神科医の役割は，人それぞれの生活を支援することであり，治療は生活のしもべであって，その逆ではない．

3 「うつの治療＝休ませること」ではない

　うつの治療では休ませることが大切とされているが，休養は生活のしもべであって，その逆ではない．生活をつつがなく送るためにこそ，休むことの意義がある．治療と称して生活を犠牲にすることは許されない．数日程度の短期間ならともかく，少なくとも長期間の休職は避けるべきである．不眠不休で働けといっているわけではない．そうではなく，1日7〜8時間の睡眠の確保を条件に，仕事にせよ，家庭生活にせよ，通常通り続けさせたほうがいい．

　筆者の場合，自分が担当している患者で長期休職している人はほとんどいない．理由は，筆者が長期休職を勧奨しないからである．筆者は，「うつ病につき3か月の自宅療養が必要」といった診断書をほとんど書かない．「7日間」とか「1か月」といっ

た短期間の診断書を書くことはあるが，長期のものは原則として書かない．

　休職の必要性を記すかわりに，「条件付き就業継続可」とする診断書を書く[8]．その場合の条件は，ケースによってまちまちだが，「向こう3か月時間外労働を1か月あたり45時間未満にとどめる」，「向こう3か月時間外労働を免除」などである．

　これは，先にも述べたように，精神科医の役割は，人それぞれの生活を支援することだからである．勤め人にとって，仕事は生活にとって必須であり，うつの治療のためにそれを奪ってしまっては失業を余儀なくされる．人生の目的は治療ではなく，生活であり，生活を成り立たせるためには働かなければならない．これが生業という言葉の意味である．生業なくして生活はない．したがって，患者を生業の場から引き離してはならない．「働きながら治す，治しながら働く」選択肢をこそ採るべきであろう．

　うつの臨床において，長期休職の弊害は指摘されるべきであろう．休職させる場合，メリットとデメリットの両者が発生し，メリットは早期に頭打ちとなり，一方，デメリットは時間とともに右肩上がりに増大する．休職による利益とは，睡眠による疲労の回復，ストレス状況からの一時避難，気持ちの整理がつく，会社側が業務内容についての再配分を検討してくれる，などがある．しかし，利益曲線は当初数日は急峻な上昇を示すが，直ちに傾斜を下げ，早晩，フラットとなる．一方で，休職による損失は日に日に増大する．具体的には，業務遂行能力の低下，体力の低下，信頼関係の喪失などである．特に，同僚・上司の信頼，顧客との取引関係など，ビジネスパーソンとしての資産を失っていく点は致命的といえる．

4 「不眠の治療＝眠らせること」ではない

　不眠の治療は，眠らせることであると思われているが，これも真理の一面しか語っていない．眠らせるためには，その他の時間を覚醒させておかなければならない．逆説的ないい方をすれば，「不眠の治療とは眠らせないこと」である．

　不眠を治すためには，起こさなければならない．正確には，適切な時刻に起こす，適切な時刻までは眠らせない，この2点である．働き盛りは「休日早く起きる」，シニア世代は「普段から遅くまで起きている」，これが肝心である．

　成人の場合，自然な状態では，16～17時間連続して覚醒していると，力尽きて眠るようにできている．覚醒して16～17時間しないと眠くならないし，逆に，16～17時間を超えてまだ目覚めようとしていると，そのつけが週末に来る．したがって，不眠症治療の課題とは，その16～17時間を本人の生活実態に合わせて設定することである．

　学生や働き盛り世代の場合，平日の睡眠時間が7時間を下回り，結果として，日頃の睡眠不足を挽回するために，休日の起床時刻が大きく後退する．休日とその後の平日との起床時刻に大きな差ができ，この差が休日明けの朝の倦怠感をもたらす．

　これを避けるためには，① 平日と休日の起床時刻の時間差を2時間以内に収めること，② そのために，休日に寝不足を挽回する必要がないほど，平日から十分な（で

きれば7時間の）睡眠をとっておくこと，③ 平日の寝不足の解消の仕方は，休日の遅め起床ではなく早め就寝で補う，もしくは，昼寝で補うこと．以上，3点が必要であろう．

一方，シニア世代の場合，不眠の原因のほとんどは，早すぎる就寝にある．したがって，早朝覚醒の人を治療して眠らせても治療にならない．本質的な原因は早すぎる就寝にあるから，そこに介入して，遅くまで起きているように促せばよい．最低でも午後10時，できれば午後11時まで寝ないで起きている．そうすれば，朝5～6時頃までは眠れるはずである．

5 時間管理の困難な職業

生活習慣からこころの健康を考えようとすれば，課題は究極的には時間管理にいきつく．しかし，仕事によっては，この課題が困難な場合がある[9]．

● 運転手・車掌

鉄道の運行には，始発もあれば，最終電車もある．したがって，運転手も車掌も，1日の体調のピークを早朝にもってこなければならない日もあれば，深夜にもってこなければならない日もある．

ただ，終電と始発のあいだには仕事はないので，その時間を中心にして7～8時間の睡眠をとるようにすればよい．しかし，21～4時に眠っていた人が，翌日に2～9時に眠れるものでもない．そこには5時間もの時差がある．こうなるとまとまった眠りを得られない日が発生してしまう．睡眠時間が4時間であったかと思えば，12時間であったりするような睡眠時間の長短があると，双極性の気分変調をきたしやすいので，要注意である．

乗務員の場合，多少の睡眠時間の長短や睡眠相の前後差が発生するのはしかたない．むしろ，短時間睡眠を数日続けるぐらいなら，4時間睡眠の翌日に12時間睡眠となるような，長短を発生させるのもやむをえない．避けるべきは，4～5時間の短時間睡眠を数日続けることである．21時から9時までの12時間のあいだに7～8時間眠ることを一応の目標にし，大雑把に週50時間眠れればよしといった目標設定が現実的であろう．

若い車掌が受診した場合は，就業制限をさせることなく，「働きながらセルフケア，セルフケアしながら働く」方針を採りたい．これは，シフト勤務がうつ・不安・不眠の原因だということがわかっていた場合も含めてである．もし，車掌時代にこころの健康問題により就業制限となった履歴をつくってしまえば，その後の運転手への昇格に支障が生じうる．乗務員は，誰もが電車を運転したいと思っているのであり，その夢を「就業継続不可」の診断書1枚で断ち切ってはならない．

国際線のキャビンアテンダント・パイロット

　国際線のキャビンアテンダント（CA）・パイロットの時間管理はきわめて難しい．日本の航空会社の場合，日本からニューヨークへ，ニューヨークから日本へ，日本からパリへ，パリから日本へ，日本からケアンズへ，ケアンズから日本へというように，拠点地の日本と諸外国とのあいだを往復している．

　この場合，睡眠時間を日本時間で記録するように指示し，眠り方としては，日本時間の22時から8時までの10時間のあいだの，そのうち7〜8時間を睡眠にあてることを基本にし，眠気がある場合は，日本時間の昼下がりに相当する14時から16時頃に30〜60分程度の仮眠をとることを勧める．

　長時間フライトの場合の仮眠のとり方は，日本時間の22時から8時までのあいだ，ないしは14時から16時のあいだであれば，積極的にとる．それ以外の時間はできるだけ仮眠を控えることにする．他国に滞在している場合は，たとえ現地時間の昼間でも，日本時間の22時から8時までに相当する時間ならば遮光カーテンを閉めてホテルで眠ることにする．逆に，現地時間の夜であっても日本時間の午前中にあたる時間帯は決して眠らないようにする．

　このように，勤務拠点の日本時間をその人の標準時として，他のどの国に滞在している場合も，日本時間に合わせて寝起きするように勧める．そして，休日など十分な睡眠をとることのできる日は，日本時間の22時から8時までを中心にできるだけ長い睡眠をとって，余力をもった状態で次のフライトに臨むことである．

 ## タクシードライバー

　日勤のみのドライバーや，夜勤のみのドライバーもいるが，圧倒的多数は隔日勤務といわれるパターンである．これは，あいだに3時間の休憩をはさんで，始業から20時間働くというもの．たとえば，朝7時から日付が変わって翌日の3時までとか，16時から日付が変わって翌日の正午まで，などである．いずれも明けの日の翌日は必ず休みになるとはいえ，まるまる1日，働きづめなのでかなり厳しい．

　1か月の法定拘束時間は262時間を上限とするとされているが，拘束時間的には長くなくても，その間にサーカディアンリズムの変動があるため身体には負担となる．

　その場合，シフトの状態をみて，いちばん多い勤務帯を自身の標準的な時間帯とみなして，それを中心に起床・就床リズムをつくっていくべきであろう．

看護師・介護職員

　二交代を例に述べる．日勤帯と夜勤帯とは，始業時刻にして8時間ほど違う．ということは，看護師・介護職員は，時差に例えれば夜勤のたびにパリまで飛んで，その後また日本にとんぼ返りということを繰り返す感じとなる．

　その場合，数日続く日勤帯のあいだに十分な睡眠をとっておいて，ある程度余力を残した状態で夜勤に入る．夜勤の際は，制度上許される仮眠をとれない場合も多いの

で，実質徹夜で勤務を終える．そして，夜勤明けの日，午前中だけは寝ないで起きておく．午後，昼寝せざるをえないが，できることなら 1～2 時間ですませて，夕方いったん起きて，できれば明るい屋外を歩いて，身体に夕方であることを確認させる．そして，その日の夜，できるだけ早めに就床して，思う存分長く眠って，翌朝の朝寝坊は最小限にとどめる．遅くとも 9 時には起床し，次の日勤帯勤務に備える．

● 生花店・青果店・鮮魚店・新聞配達店

職業柄早朝の仕事があり，夜の眠りが短くなりがちで，不足分を昼寝で補うこととなる．睡眠は，2 ないし 3 分割になりがちである．その場合，1 日トータル 7 時間とるとしても，それを 3.5+3.5 のような均等二分割にせず，6.5+0.5，6.0+1.0，6.0+0.5+0.5 などのように，夜の睡眠（メジャースリープ）と午後の昼寝（マイナースリープ）との差を大きくつけるようにする．何とかして夜間の睡眠を少なくとも 6 時間は確保したい．

● 新聞記者

部署や勤務地にもよるが，政治部，社会部，経済部のように忙しい部署や，締め切りの遅い本社勤務の場合は，時間管理は難しい．殺人事件や政治家の辞任などがあれば，一時的に「夜討ち朝駆け」となることもある．

大事件があれば，メジャースリープが減るのはやむをえないとしても，それでも 5～6 時間は確保したい．そして，不足分は午後の昼寝で補う．移動中は車であれ，電車であれ，眠れるなら眠ること．「車中＝仮眠時間」ととらえる．

休日は早め就床，遅め起床，さらには長い昼寝をとる．また，平日のなかほどに早め帰宅日，早め就床日を設けることを勧める．事件がない平和な日は，早く帰ることである．普段から 6 時間しか眠らないような生活を送っていると，いざ，大事件が起きたときの数日間続く短時間睡眠の生活に耐えることはできない．

● 官公庁・県庁・市役所

官公庁・県庁・市役所等の場合，議会の開催や決算期に繁忙期がある．とりわけ，議会の会期中に徹夜仕事が発生する可能性がある．

たとえば，霞が関の中央省庁を例にとれば，議会の質問が通告されるのは，前日の夜になってからである．質問がどの部署に関係するかわからないため，全部署がスタンバイしておかなければならない．そして，質問通告の後，省庁内，局内での割り振りが始まり，担当者が確定する．担当者はそこから答弁作成作業にはいるため，当然泊まり込みとなる．

ただ，長い会期中とはいっても，一部署に負担がかかるのは，2 週間程度の場合が多いので，その時期以前に十分な睡眠をとり，体力を温存しておくことが必要であろう．会期中は泊まり込みを想定して，仮眠用の枕，寝袋，アイマスク，耳栓，着替えの下着，タオル，洗面道具，サンダル等を準備しておく．そして，いくら遅くまでか

かっても，最低でも 5 時間の睡眠は確保する．そして，超繁忙期のさなかであっても必ず隙間時間が発生するはずだから，もちこんだ仮眠用グッズを使って寝不足分を補う．さらには，3 日に 1 回はまとまった睡眠をとれる時間を確保するなどを勧めたい．

● 遠距離通勤者

業種がどうであれ，遠距離通勤は睡眠時間の確保を困難にする．通勤時間が往復 2 時間を超えれば，睡眠時間にしわ寄せがくる．

その場合，ただでさえ量が不足している睡眠において，質を損ねることがないように，アルコールの制限を行う．量を減らす，断酒日を設けるなどを，患者本人と話し合いながら決めていく．薬物療法中ならば，断酒すべきであろう．

睡眠時間の確保のために，起床から出発までの時間，帰宅から就床までの時間の日課を検討し，削れるものは徹底的に削り，睡眠時間を捻出する．また，昼食後に会社のソファーで眠る，移動時間中に仮眠をとる，営業中に営業車内で仮眠をとるなどの，不足しがちな睡眠を補う方法を考える．

● 教師

休職は問題の解決にならない．教師たちは，部活顧問の無償労働，煩雑な事務処理，法外な研修課題，生徒間トラブルへの対処などで疲弊しきっているが，これらの問題を「長期休職」でごまかしてはならない．実現可能な打開策を考えることによって建設的に解決することこそ望まれる．必要なことは教師の仕事の再設計であろう．

筆者は教師のうつに関しては，原則として長期休職の求めには応じないことにしている．診断書に「診断：適応障害（抑うつ状態）．生活習慣をめぐる療養指導等の目的で依然通院は必要だが，就業継続を制止すべき重症度にはない．就業に関しては，学校側が安全配慮義務を果たすことを条件に就業継続可能と判断する．具体的には，業務内容を見直し，仕事量を削減して，7 時間超の睡眠が確保できる程度にする」といった記載を行うことにしている．

6 おわりに

「十分眠り，十分歩き，酒を飲みすぎない」，これだけのことを実現するだけでも，その課題をそれぞれの 24 時間に合わせていかなければならない．一人ひとりの人生は偉大であり，こころの健康とは，それを各自の人生と調和させる限りにおいて，意味がある．

文献

1）井原　裕．抗うつ薬の効果を最大化する—3 夕雨乞い療法の超克．石井一平（編）．外来精神科診療シリーズ メンタルクリニックでの薬物療法・身体療法の進め方．中山書店；2015．pp181-188.
2）井原　裕．激励禁忌神話の終焉．日本評論社；2009.

3）井原　裕. 生活習慣病としてのうつ病. 弘文堂；2013.

4）井原　裕. プライマリケアの精神医学─15 症例，その判断と対応. 中外医学社；2013.

5）井原　裕. うつの 8 割に薬は無意味. 朝日新聞出版；2015.

6）井原　裕. うつの常識，じつは非常識. ディスカバー 21；2016.

7）中根えりな，井原　裕. 慢性化したうつ病への生活習慣改善の取り組み. 臨床精神医学 2017；46(5)：593-598.

8）井原　裕. 外来担当医から見た職場復帰支援のあり方. 産業精神保健 2016；24(特別号)：58-61.

9）井原　裕. 精神科医と考える薬に頼らないこころの健康法. 産学社；2017.

2 「差別」が臨床の場に侵入するとき

香山リカ
立教大学現代心理学部

1 暴走するアメリカのレイシズムは "他人事" か

　アメリカでトランプ大統領が誕生して以来，支持を表明していた白人至上主義者たち（KKK やいわゆるネオナチグループも含む）が勢いづき，2017 年 8 月には彼らの大規模なデモ行進に抗議するために集まっていた人たちのなかに極右の男が車で突っ込み，抗議側の女性が死亡するという事件にまで発展した[1].

　では，日本にいる人たち，特に私たち精神科医にとって，このようなレイシズム（人種・民族差別主義）がきっかけとなった事件はただの "海の向こうのできごと" にすぎないのだろうか．決してそうは言いきれないことを明らかにするのが本論の目的である.

2 日本でも繰り返されるヘイトスピーチ・デモ

　2013 年頃から，ジャーナリズムにおいて「ヘイトスピーチ」という言葉がしばしば用いられるようになった．この問題にくわしい弁護士の師岡康子は，ヘイトスピーチを次のように定義している.

　「ヘイト・スピーチとは，広義では，人種，民族，国籍，性などの属性を有するマイノリティの集団に対する『差別，敵意又は暴力の煽動』，『差別のあらゆる煽動』であり，表現による暴力，攻撃，迫害である.」[2]

　ときとしてこの「ヘイトスピーチ」が「憎悪表現」と直訳され，ただの暴言や罵倒

香山リカ（かやま・りか）　　　　　　　　　　　　　　略歴

1960 年北海道生まれ．1985 年東京医科大学卒.
精神科医としては北海道大学病院での研修医を経て，民間・公立病院や診療所で臨床を行う．また学生時代から「香山リカ」をペンネームとして，一般の読者に向けて執筆活動を続けている.
現在は立教大学現代心理学部映像身体学科教授を務めながら，都内の診療所で外来診療を行っている.
著書は，『「いじめ」や「差別」をなくすためにできること』（ちくまプリマー新書，2017）など多数.

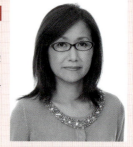

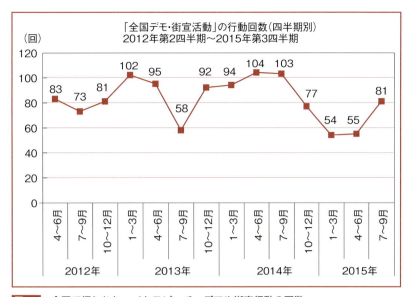

図 1　全国で行われたヘイトスピーチ・デモや街宣行動の回数
（法務省. ヘイトスピーチに関する実態調査報告書. 2015[4]より）

と理解されることがあるが，それは正しくない．ヘイトスピーチとは数や力において多数者（マジョリティ）が人種や民族に代表される自ら能動的に変えることができない属性をもつ少数者（マイノリティ）に対して，排除，権利の制限，憎悪や差別意識を煽ることを目的として行われる表現行為なのである．

　ヘイトスピーチについて長年，取材しているジャーナリストの安田浩一は，著作の中で次のようにわかりやすく解説する．

　「何度も繰り返すようだが，ヘイトスピーチを構成するうえで重要なファクトは抗弁不可能な『属性』や『不均衡・不平等な力関係』である．友人を罵ったことがヘイトスピーチであるわけがない．」[3]

　では，日本ではこのようなヘイトスピーチがいったいどこで発せられているのだろうか．それは主に「路上のデモ」と「ネット」においてである．こう言うと「ネット」はともかく，日本ではアメリカのような差別主義者によるヘイトスピーチ・デモなど起きていないのではないか，と思う人もいるかもしれない．しかし，法務省が公表した「全国デモ・街宣活動集計」の結果を見てほしい（図 1）[4]．3 年 6 か月間に全国で行われたヘイトスピーチ・デモや街宣活動の合計は 1,152 件にのぼる．法務省のコメントを引用すると，「ほぼ毎日，全国のどこかでそれらの団体によるデモ・街宣活動が行われていたという計算になる」．そのデモなどで実際にどのようなヘイトスピーチが発せられているかについては，法務省が表 1 のようにまとめている[5]．にわかには信じられないかもしれないが，この日本でもこのような言葉を叫びながら数十人から百人単位の人々が公道を行進するデモが，日常的に行われているのである．

　ヘイトスピーチは先の師岡の著作によると「言葉の平手打ち」と称され，それを受けた当事者は大きなショックを受け，思考停止に陥り，沈黙せざるをえなくなるといわれている．また，当事者たちが長期的に受ける心理的影響についての研究は始まっ

表 1	法務省が示した典型的なヘイトスピーチの例

◎脅迫的言動

「○○人は殺せ」

「○○人を海に投げ入れろ」

◎著しく侮蔑する言動

特定の国・地域の出身者について「ゴキブリ」などの昆虫，動物，物に例える．このほか，隠語や略語が用いられたり，一部を伏せ字にしたりするケースもある

◎地域社会から排除することを煽動する言動

「○○人はこの町から出て行け」

「○○人は祖国へ帰れ」

「○○人は強制送還すべきだ」

（毎日新聞．2017 年 2 月 6 日夕刊[5]より）

たばかりであるが，不眠，うつ病，心的外傷後ストレス障害（PTSD）などが生じるとの報告もある[6]．

3 ヘイトスピーチからヘイトクライムへ

　2016 年 7 月 26 日，相模原市の障害者施設に男性が夜半に忍び込み，多数の入居者が襲撃されてそのうち 19 人が命を落とすという事件が起きた．

　自分で出頭して逮捕された 20 代の容疑者の男性はその施設の元職員で，同年の 2 月 14 日と 15 日には衆議院議長あてに「障害者に安楽死を望む」などと記した書状を渡そうとしたことがわかった．その後，容疑者は退職を申し出たが，2 月 19 日の職場の施設長との面談でも同様の発言を繰り返したため，別室で待機していた警察官により保護され，相模原市に警察官通報が行われて北里大学東病院にて緊急措置診察が実施された．その結果，「衝動行為，興奮，また気分も高揚し，被刺激性も亢進しており，それら精神症状の影響により，他害に至るおそれが著しく高い」として同病院への措置入院の決定が下されたのであった．

　入院後，上記の精神症状は急速に落ち着き，3 月 2 日には相模原市に「措置入院者の症状消退届」が提出されて，男性は退院して自宅に戻った．その後，男性は 3 月中に 2 度，同病院の外来を受診したが，その後，自己判断で通院を中断していた．

　事件発生後，男性は自ら交番に出頭して逮捕され，起訴前精神鑑定を受けたが，自己愛性パーソナリティ障害と考えられるが犯行時の責任能力には問題なしという結果であったことが新聞などで報道され，起訴された[7]．

　さらに男性は，拘置所内から新聞記者や雑誌編集者などの求めに応じて手紙を送付しているが，それにも「意思疎通がとれない人間を安楽死させるべきだと考えております」とその理由とともに記すなど，心身障害者への差別思想，彼らを抹殺すべきという優生思想はいささかも変化がないどころか，むしろ強化されていることが明らかになっている[8]．

　社会的マイノリティをその属性だけで差別，憎悪の対象として攻撃する犯罪は，「ヘイトクライム」と呼ばれている．そして，このヘイトクライムは突発的に起きるので

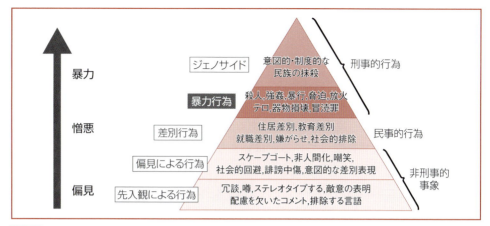

図 2　ヘイト暴力のピラミッド

マイノリティに対する暴力行為というものが突発的に始まるようなものではなく, まずは, 最下層の悪意なき先入観が社会に浸透していることが土壌となって, 偏見に基づく具体的な行為が行われるようになり, さらにこうした行為の数が増えるなかで制度的な差別, そしてついには暴力行為が発生するようになり, 当初は散発的なものが徐々に社会全体に蔓延するところまで発展していく.

(冨増四季. ヘイト・スピーチ ヘイト・クライム 京都事件から見えるもの[9]より)

はなく, 先入観や差別意識に端を発して, それが現実的な行為に結びつき, 次第にエスカレートしていくことが最近の研究で明らかにされつつある (図 2)[9]. つまり, 心情としての「差別」や「偏見」は, 「憎悪」そして現実的な「暴力」と地続きだということだ. また, 上記の障害者殺害事件や冒頭に紹介したアメリカの暴走車による事件はそれぞれ一人の男性による犯行だったが, 今後, 排外主義的な思想をもった人たちが集団で何らかの暴力的行動に出る可能性もないとはいえない.

　そう考えると, いま日本であるようなインターネットや路上のデモで民族差別を煽るヘイトスピーチを「言葉だけだから今におさまるだろう」と放置するのは, きわめて危険なことと考えられる.

　なお日本では 2016 年に, 「本邦外出身者に対する不当な差別的言動の解消に向けた取組の推進に関する法律」, いわゆるヘイトスピーチ対策法が成立したが, これは人権教育や啓発活動を通じて解消に取り組むと定めた理念法で罰則はなく, その効果はいまだ十分とはいえない[10].

4　精神科医は「差別」にどう向き合うべきか

　2010 年, ドイツ精神医学精神療法神経学会 (DGPPN) は, ナチスによる障害者虐殺作戦, 通称 T4 作戦に精神科医らが協力したことを認め, 正式に謝罪した[11].

　当時の DGPPN 会長だったフランク・シュナイダー教授は, 2015 年に日本精神神経学会で講演した際, こう語っている.

　「強制断種や殺人に精神科医が積極的に関与していたことを知ると, 恥と怒りと悲しみでいっぱいになる. 謝罪に 70 年を要したことを悔やむ. 」

　思い返せば精神医療の歴史は, 差別と偏見で踏みにじられてきた精神障害者の人権

を回復する歴史だったといってもよい．いうまでもないことだが，多くの精神科医は意識せずとも臨床あるいは研究の場で向き合う精神障害者の人権を尊重し，その人たちが暮らす地域や職場で心ない偏見や差別を受けていると知ったら，憤りや悲しみを覚えるだろう．しかし，精神科医にとっては「障害者を含む社会的マイノリティへの差別などあってはならない」という価値観が血肉化されるほど自明のものになっているため，皮肉なことではあるが，いま世界中で高まりつつある排外主義の動きにどこか鈍感になっているとはいえないだろうか．もっと平俗的ないい方をすれば，「差別？ 良くないに決まっている」という段階である種の思考停止状態や感覚遮断状態に陥っており，ヘイトスピーチやヘイトクライムが目に入らなくなっているのではないか，ということである．

　もちろん，精神科医の本分は自発的にあるいは家族に伴われて診察室を訪れる人たちへの医療であり，その外の社会に目を向け，発言をしたり行動を起こしたりする必要はない，という意見もあるだろう．

　しかし，世界各国の選挙で難民受け入れに反対する排外主義的な政党が躍進し，本項で述べたようなヘイトクライムが散発的ながら起きているのをみるにつけ，この日本でもその流れが一気に高まる不気味な予兆を感じずにはいられないのだ．また今後，診察室に差別が原因となったうつ症状などを訴える社会的マイノリティが増加することも考えられる．そして，社会の大勢が排外主義に雪崩を打ったとき，“世に棲む存在”である精神科医も自らが人権を守る職業であることをいつの間にか忘れ，あろうことかそれに協力する側に立つ可能性が皆無ではないことを，先にあげた DGPPN の謝罪は認識させてくれる．

　そう考えたとき，精神科医とは「人権を損壊するおそれがある偏見，差別，排外主義にひと一倍敏感であらねばならない人びと」と定義するのは，さすがに言いすぎのそしりを免れないであろうか．

文献

1）米，白人至上主義グループと反対派が衝突 ３人死亡．朝日新聞．2017 年 8 月 14 日朝刊．
2）師岡康子．ヘイト・スピーチとは何か．岩波書店；2013.
3）安田浩一．ヘイトスピーチ―「愛国者」たちの憎悪と暴力．文藝春秋；2015.
4）法務省．ヘイトスピーチに関する実態調査報告書．2015.
5）法務省．典型的なヘイトスピーチ．ヘイトスピーチ国が例示―自治体に解消取り組み促す．毎日新聞．2017 年 2 月 6 日夕刊．
6）NPO 法人多民族共生人権教育センター．「ヘイトスピーチ被害の実態調査」最終報告書．2015.
7）責任能力あり―鑑定受け植松容疑者起訴へ．横浜地検．産経新聞．2017 年 2 月 21 日朝刊．
8）「共生ではなく寄生」植松被告が記した手紙．神奈川新聞．2017 年 7 月 26 日朝刊．
9）冨増四季．ヘイト・スピーチ ヘイト・クライム 京都事件から見えるもの―被害者代理人弁護士の視点から．http://kyotojiken-hate.wixsite.com/blog/blog/category/論点整理〜「クライム」「スピーチ」
10）ヘイトスピーチ―対策法施行から 1 年 根絶へ続く模索．毎日新聞．2017 年 6 月 8 日朝刊．
11）Frank Schneider（談話），岩井一正（訳）．70 年間の沈黙を破って―ドイツ精神医学精神療法神経学会（DGPPN）の 2010 年総会における謝罪表明．（付）追悼式典における DGPPN フランク・シュナイダー会長の談話「ナチ時代の精神医学―回想と責任」．精神神経学雑誌 2011；113（8）：782-796.

3 "コミュ障" を生み出す社会

斎藤 環
筑波大学医学医療系社会精神保健学

1 "心失者" とコミュニケーション偏重社会

　本項の依頼には「精神医療の視点から」とあったが，このテーマ設定には若干の違和感がある．現代の精神医療は，社会的問題に切り込むにはあまりにも"遅い"ためである．「統合失調症」や「パーソナリティ障害」を持ち出して社会分析をなしえた時代は過去のものになった．いまや，これらに代わって勃興しつつあるのが，現代日本における"発達障害バブル"である．あらゆる場面でコミュニケーションスキルが重視される現代にあって，「アスペルガー」が時代を象徴する病理とみなされるのはゆえなきことではない．

　本論で筆者が問題としたいのは，今述べた通り「コミュニケーション」である．具体的には，コミュニケーション偏重主義が，現代日本における「排除の論理」に直結しているのではないか，という懸念である．どういうことか．

　2016年7月に起きた「相模原障害者施設殺傷事件」で，19人を殺害した植松被告は，最近ある雑誌編集者に出した手紙に以下のように記している．「心ある人間も殺す優生思想と私の主張はまるで違います」と[1]．彼は障害者の一部を"心失者"という独自の呼称で呼び，意思疎通がとれない人間は安楽死させるべきである，と主張している．彼は被害者の遺族に謝罪はしたものの，事件発生から1年を経ても，その基本的な「思想」はほとんど変わっていない．

　「"心失者"は生きる価値がない」という思想は，確かに優生思想と同一ではない．優生思想が排除するのは，人種や障害などの「劣等性」をもつとみなされた人々であ

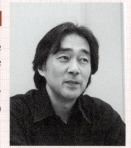

斎藤　環（さいとう・たまき）　　　　　　　　　　　　　略歴

1961年岩手県生まれ．1986年筑波大学医学専門学群卒．1990年同大学博士課程修了．医学博士．1987年より爽風会佐々木病院勤務，同病院診療部長を経て，2013年4月より筑波大学医学医療系保健医療学域社会精神保健学分野教授，現在に至る．
著書として，『社会的ひきこもり─終わらない思春期』（PHP新書，1998），『「ひきこもり」救出マニュアル』（PHP研究所，2002），『生き延びるためのラカン』（バジリコ，2006），『ひきこもりのライフプラン』（岩波書店，2012）など多数．2013年『世界が土曜の夜の夢なら』（角川書店，2012）で角川財団学芸賞受賞．

って，本人の意思では変えられない属性に基づいて不利益を強要するという意味では
まぎれもない差別である．一方，植松被告が問題とするのは属性ではなく「機能」で
ある．他者と意思疎通をする機能をもたない人間は抹殺せよ，と彼は主張するのだ．

　確かに，過激な思想ではあるだろう．しかし，はたしてどれほどの人が，自分はこ
うした思想と無縁であると胸を張れるだろうか．そう主張する人に問うてみたい．あ
なたは「植松のような頭のおかしい人間は死刑にするか，一生出てこれない場所に隔
離してほしい」と一度たりとも考えはしなかっただろうか．筆者は，日本人の多くが
こうした発想を共有していたと考える．そしてこの発想は，実は植松被告の心失者排
除の思想に通底している．なぜならいずれもこう主張しているからだ．「話の通じない，
内省もできないような人間とは決して共存できない」と．

　いまやこの傾向は，世代を超えて日本社会全体を覆い尽くしている．わかりやすく
ひとことで言えば，それは「コミュニケーション偏重社会」ということになる．その
意味するところは，人間のもつさまざまな能力のなかで，コミュニケーションスキル
が突出して重視される社会，ということである．まずはこうした筆者の仮定が正しい
かどうかを，いくつかの事実に基づいて検証していこう．

2　ハイパー・メリトクラシーからスクールカーストへ

　近年，企業などが社員採用の場面においてコミュニケーションスキルを重視し始め
ている．社会教育学者の本田由紀は，この傾向をハイパー・メリトクラシーと呼んで
批判している[2]．

　かつて日本におけるメリトクラシー（業績主義）は，学歴社会や偏差値至上主義と
して批判された．現代におけるハイパー・メリトクラシーとは，学校の成績以上にコ
ミュニケーションスキル（曖昧に「人間力」などと呼ばれる場合もある）を重視する
風潮を指している．現代の日本社会においては，勉強やスポーツ，芸術などの才能よ
りも，協調性や空気を読む力，対人関係を円滑に進める能力のほうがはるかに重視さ
れる．つまり，個人のコミュニケーション能力は，就職活動や職場においても不断に
評価の対象となるのである．この傾向は学歴差別を若干緩和した可能性はあるにせよ，
コミュニケーションが不得手な多くの若者に「努力しても報われない」という絶望感
をもたらしたであろうことは想像にかたくない．

　この風潮は，必ずしも企業に限った話ではない．今や全国の中学や高校に浸透して
いる"スクールカースト（教室内身分制）"において，生徒の階層を決定づける決定
的な要因は，成績でも身体能力でもなく，コミュニケーションスキル（"コミュ力"）
であるとされる[3]．スクールカーストそのものはアメリカのハイスクールが起源とさ
れているが，良くも悪くも実力主義（カースト上位は男子ならアメフト選手，女子な
らチアリーダー，的な）のアメリカ型に比べ，コミュ力重視の日本のカーストはかな
り特異といえるだろう．

　スクールカーストはそれ自体が病理的な現象と考えられる．そこにおいては，「コ

ミュ力偏重」という価値規範に準拠した排除の構造が容易にみてとれる．カーストの構成比は上位10％，中位60％，下位30％とされているが[4)]，ここで排除されているのは，カースト下位30％の生徒たちである．

彼らは教室内で損な役回りを進んで引き受け，声を上げて自己主張することも実質的に禁じられた階層である．通常の意味での差別や排除と最も異なる点は，彼らが自身の立ち位置を"空気を読んで"受け容れ，カーストの構造に批判の声すら上げようとしないことだ．むろんいじめを恐れてといった理由はあるにせよ，それが常時意識されているわけではない．

彼らが恐れているのは，この構造から逸脱することで，カースト下位という「居場所」すら喪失してしまうことである．総じて彼らの自尊感情は低い．彼らの多くは「自分が嫌い」であり，「自分が下位であるのは当然」と考えており，そうした構造に荷担したり見ないふりをしたりしている他の生徒や教師を責めることなど思いもよらない．ちなみに教師の多くはカーストを認識していない．鈴木によれば，認識してもそれを解体するどころか，クラス運営に活用する教師も少なくないという[3)]．

カースト下位の生徒はいじめの被害を受けやすい層でもあるが，現実にいじめを受けたかどうかにかかわらず，「下位に位置づけられた」事実はトラウマ的な体験になりうる．筆者の臨床経験からも，コミュ力が低いとみなされてカースト下位に転落し，そこから不登校やひきこもりに至ったケースが少なくない．

3 「承認」からの排除

「コミュニケーション偏重」の傾向が「排除」に直結していることを示す例として，若い世代が好んで使うスラングを例に取ろう．"コミュ力"（コミュニケーション能力），"KY"（空気が読めない人），"コミュ障"（コミュニケーションに障害がある人），"非モテ"（異性にもてない人），"ぼっち"（一人ぼっち），"ぼっち飯"（一人でする食事），"便所飯"（一人で食事をする姿を見られたくないためトイレの個室で弁当などを食べる行為）などである．これらの言葉には，いずれもネガティブな含意がある．ちなみに同じ文脈で"アスペ"も頻用される．もちろん「アスペルガー症候群」の略称だが，空気が読めず協調性に欠けていたり他者への配慮ができない人への蔑称として用いられる．

こうしたスラングの存在は，若い世代のあいだでいかにコミュ力が重視され，あるいは過大評価されているかの傍証となるだろう．またアスペの流通ぶりからもみてとれるように，昨今の発達障害バブルも，こうしたコミュ力偏重の副産物とみることも不可能ではない．協調性やコミュ力を一つの規範意識とした排除の構造は，若者のみならず社会全体を覆っている．ここから植松被告の「心失者は排除」という「思想」まで，どれほど距離があるだろうか．

コミュニケーション偏重という風潮は，若い世代を中心とした「承認依存」の傾向と深く結びついている[5)]．「承認」には一般語から哲学用語まで幅広い含意があるが，

ここでは単に「他者から肯定され受容されること」とする．承認依存は，ほぼそのまま"つながり依存"を意味する．「つながり」とは他者とのつながりであり，ここでは主としてSNSなどを介してのつながりを意味している．

つながり依存の背景には，通信環境の変化が大きくかかわっている．とりわけ1995年以降の商用インターネットの爆発的な普及と，ほぼ同時期の携帯電話（2000年代以降はスマートフォン）の普及は若者のコミュニケーションスタイルに革命的な変化をもたらした．通信インフラの発展に加えて，2000年代以降はSNSと呼ばれるサービスが普及した．代表的なSNSには，「LINE」,「インスタグラム」,「Facebook」,「Twitter」,「mixi」などがある．相互承認の手続きを通じてネット上にゆるやかな内輪のコミュニティを形成し，「いいね！」ボタンに象徴される承認のサインを相互に送り合うのが作法である．

承認の量を手軽に可視化，数量化できる利便性もあって，SNSは瞬く間に若者のあいだに普及した．スマホさえあれば，友人や恋人と24時間つながっていることが可能となったのである．本来なら「承認」にはさまざまな形式がありうるが，こうしたコミュニケーション環境のありようが，「承認＝つながり」の一元化をもたらした．

「承認＝つながり」への依存とコミュニケーション偏重主義は相補的関係にある．コミュニカティブであることは無条件に善とみなされ，コミュニケーションスキルの有無は，就職活動などをはじめとして，しばしば死活問題に直結する．つながりに無関心，あるいは忌避するものは，この構造から自動的に排除されてしまう．

こうした排除の構造は，少なくとも二つの「病理」につながっている．一つは「承認からの排除」であり，もう一つが「自傷的自己愛」である．

4 自傷的自己愛

「承認からの排除」についてはすでに述べてきたので，ここではまず「自傷的自己愛」について解説する．

最も「承認から排除」された存在として，ひきこもり者をあげたとしても異論は少ないだろう．彼らを自己中心的な動機でひきこもっているとみなす誤解がいまだに少なくないが，実際には彼らの多くは，自身を「他者から決して承認してもらえない無価値な人間」であると確信しており，「30歳になったら自殺する」,「親が死んだら自分も死ぬ」という形で，希死念慮を口にすることが多い．にもかかわらず，幸いにも，彼らの希死念慮が完遂される可能性は比較的低い．

彼らの希死念慮は，自傷にきわめて近い構造をもっている．松本俊彦らによれば，自傷は死に至りうる行為ではあるが，自殺企図とは異なる[6]．むしろ初期段階の自傷は「死なないため」の手段とされる．自傷経験者の多くが「切るとすっきりする」と述べるように，自傷には不安やいらいら，緊張などを一時的に緩和する効果がある．こうした自傷は「死なないため」になされる自己愛的な行為と考えられる．同様に，ひきこもり者の自己否定的な言動もまた，自己愛的な表現と考えられる．こうした形

式をもつ自己愛を筆者は「自傷的自己愛」と呼んでいる[7].

　自傷的自己愛は「自分がだめであることにかけては断固たる自信がある」といったねじれを含んだ表現形をとりやすい. ここで自己愛が備給されているのは, この「断固たる自信」のほうである.

　このねじれは, 自信の欠如（だめな人間）と, プライドへのしがみつき（知っている）の乖離でもある. もしも彼らに「君はだめじゃない」と説得を試みるなら, 自己愛の最後の砦であるプライドを傷つけることになる. だからこそ彼らは説得に抵抗し, ときに激怒をもって応ずるのである. 自傷的自己愛の存在は, 彼らを尊大にも卑屈にもみせるだろう. しかし, そのいずれもが, 自己愛の表出として理解されるべきものなのである.

　筆者はこうした自傷的自己愛の背景にあるものが, 「承認からの排除」であると考えている. 思春期から承認の問題に深く傷ついてきたものは, それ以上の傷つきを防ぐために, 自分を排除する他者を批判しない. それが事実かどうかにかかわらず, 彼らは自分が「他者からの承認を得られにくい存在」であることを自覚している. 彼らは現実において「承認からの排除」を予期する／経験するたびに, その確信を深めていく. その確信は最終的に「自分自身からの排除」[8]をもたらすだろう.

　ここには「排除されるという自覚／予期」が現実に排除をもたらすという悪循環の構図がある. 現代的な承認の構造は, SNS的なそれにきわめて親和性が高い. 具体的には承認が「集合的」かつ「一方的」に与えられるという共通点がある. 他者からの承認に客観的な根拠はない. 集合的承認は, 他者の集合的な主観を個人が主観的に予測するという形で成立する. 予測もコントロールもままならない希少性ゆえに, 集合的承認の価値は高められる.

　もう一つ, 集合的承認の構造は, しばしば投影性同一視の器になりやすい. つまり, ひとたび自己自身への怒りや嫌悪感が外界に投影されると, それは直ちに他者＝世間からの排除, 迫害として認知され, いっさいの論駁を許さない絶対的な感覚と化してしまうのである.

　一般に若い世代ほど, 自己承認はこうした集合的承認に依存する傾向がある. その意味で集合的承認の構造は, あたかもラカン（Lacan）の「象徴界」のパロディのように, 個人の外部にありながら, 同時に深く内面化された価値規範を構成するのである. こうした, 外部と内部の循環的な関係こそは, 「承認からの排除」と「自傷的自己愛」の関係そのものである.

5 コミュニケーションから対話へ

　以上のように, 病理の構造ははっきりしている. 問題は, この状況に対していかなる処方箋が可能か, ということである.

　筆者はかねてから, こう述べてきた. 「つながり」よりは「関係」を. 「コミュニケーション」よりも「対話」を. 混同されやすいこれらの言葉の差異が, いまほど際立

った時代はない．前者と後者の主たる違いは「現前性」と「身体性」である．「つながり」と「コミュニケーション」はSNSでも成立する．しかし「関係」と「対話」についてはどうか．私たちは「現場」に「生身」で立ち会うしかない．SNSはそれを補完することしかできない．

　筆者は必ずしも，ナイーブなアナログ回帰論者ではない．むしろ関係と対話を代替するには，現代のIT技術は不十分と考えている（Skypeの耐え難い鈍重さ！）．SNS的な承認構造からの排除によって傷ついた自己愛を修復するうえでは，相互性の担保された対話と関係性をおいてほかにない．

　ことに「対話」の有効性については，筆者が現在臨床現場で応用を試みているフィンランド発のケア手法，オープンダイアローグ[9-11]の効果としても検証されつつあるが，これについては機会を改めて論じたい．

文献

1）篠田博之．獄中の植松聖被告から届いた手紙．創 2017；9：52-62.
2）本田由紀．若者と仕事―「学校経由の就職」を超えて．東京大学出版会；2005.
3）鈴木　翔．教室内（スクール）カースト．光文社新書．光文社；2012.
4）森口　朗．いじめの構造．新潮新書．新潮社；2007.
5）斎藤　環．若者の気分とうつ病をめぐって．こころの科学 2012；(162)：24-30.
6）松本俊彦．自傷行為―その理解と援助．思春期学 2013；31 (1)：37-41.
7）斎藤　環．ひきこもりと自己受容・自己肯定感の臨床．臨床精神医学 2016；45 (7)：889-894.
8）湯浅　誠．反貧困―「すべり台社会」からの脱出．岩波新書．岩波書店；2008.
9）斎藤　環．オープンダイアローグとは何か．医学書院；2015.
10）Seikkula J, Olson ME. The open dialogue approach to acute psychosis : Its poetics and micropolitics. Family Process 2003；42 (3)：403-418.
11）Seikkula J, Arnkil TE. Open Dialogues and Anticipations : Respecting Otherness in the Present Moment. National Institute for Health and Welfare；2014.

4 テクノロジーと精神科医療

種市摂子[*1,2]，野村総一郎[*2]
*1 東京大学大学院教育学研究科，*2 六番町メンタルクリニック

1 はじめに

　日本の社会環境は，少子高齢化の進展，人口減少，経済成長の鈍化，ライフスタイルの多様化等，大きく変化してきている．一方で，近年の情報通信技術（information and communication technology：ICT）の進展のスピードが著しく，それとともに，ICT のヘルスケアや医療への応用が進んでいる．特に，近年では，IoT（internet of things）の活用が注目されるようになっている．IoT とは，すべての「モノ」がインターネットにつながった状態のことで，相互に通信することで自動認識や自動制御，遠隔モニタリングができることをいう．わかりやすくいえば，これまで，インターネットにつながっていたものは，コンピュータなどの情報・通信機器が中心であったが，ICT の進展により，技術的には，あらゆるモノにセンサーをつけインターネットにつなぐことが可能になったということである．ヘルスケアや医療の分野で，「モノ」に相当するのは，「ヒト・生体」や「医療機器」である．たとえば，健康な人の通信機能付きウェアラブル端末によるセルフモニタリング（インターネットにつながる歩数計など）や，療養中の人の各種端末による遠隔モニタリング（インターネットにつながる心電図・血圧計など）等である．こうした IoT により得られるデータは，クラウド上でビッグデータにしていくことが可能である．そして，このビッグデータを疫学研究や人工知能（AI）開発等にフルに活用できれば，今後のヘルスケアや医療の発展を加速させうると期待される（図 1）[1]．

　他方，国の動きとしては，2016 年 10 月に厚生労働省が「保健医療分野における

種市摂子（たねいち・せつこ）　　　　　　　　　　　　　略歴

香川医科大学卒，同大学脳神経外科・麻酔救急科，国立岩国病院脳神経外科等で研修，名古屋大学医学部大学院修了（医学博士）．
早稲田大学専属産業医を経て，現在，東京大学大学院教育学研究科特任助教・六番町メンタルクリニック勤務．
ヘルスケア IoT コンソーシアム会員．

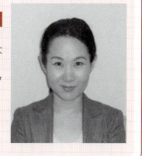

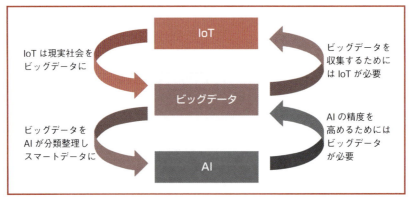

図 1 IoT，ビッグデータ，人工知能（AI）

（インプレス総合研究所．IoT/ ビッグデータ /AI 連携時代のデータ管理の核となるソフトウェアベースのオブジェクトストレージ．2017[1] より）

ICT 活用推進懇談会」で ICT を活用した「次世代型保健医療システム」の構築を提言している（図 2）[2]．これは，患者一人ひとりに最適な医療を提供するため，ICT の技術を保健医療分野に徹底的に取り入れる構想で，IoT やビッグデータ，AI をキーテクノロジーとしている（図 1）[1]．この構想のコンセプトは，「つくる」，「つなげる」，「ひらく」で，それぞれ「データを生み出すこと」，「データを統合すること」，「データをオープンにし利活用すること」である．2016 年 11 月には，安倍首相が，内閣府「未来投資会議」で「ビッグデータや人工知能を最大限活用し，予防・健康管理や遠隔診療を進め，質の高い医療を実現していく」と発言しており，政府としても，医療の ICT 化を政策や制度面から推進していくものと考えられる．本項では，精神科医療の ICT 化について，IoT，遠隔診療，ビッグデータ，AI を中心に概説する．

2 IoT と精神科医療

　　これまで医療は，体温計，血圧計，心電図等，あらゆる生体情報を数値化し，客観的に評価・診断することによって発展してきた．しかし，精神科では，精神疾患を客観的に評価・診断する方法がほとんどなく，他の診療科に比べても診断の面で大きく

野村総一郎（のむら・そういちろう）　　略歴

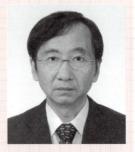

1949 年広島県生まれ．
1974 年慶應義塾大学医学部卒，1985 年テキサス大学医学部ヒューストン校神経生物学教室，1986 年メイヨ医科大学精神医学教室，1988 年藤田保健衛生大学精神医学教室助教授（医学博士），1993 年国家公務員等共済組合連合会立川病院神経科部長，1997 年防衛医科大学校教授，2012 年防衛医科大学校病院院長，2015 年一般社団法人日本うつ病センター副理事長，六番町メンタルクリニック所長．
著書に『人生案内―ピンチをのりきる変化球』（日本評論社，2013），共編著に『多様化したうつ病をどう診るか』（2011），『抑うつの鑑別を究める』（2014），『標準精神医学 第 6 版』（2015）〈以上，医学書院〉がある．

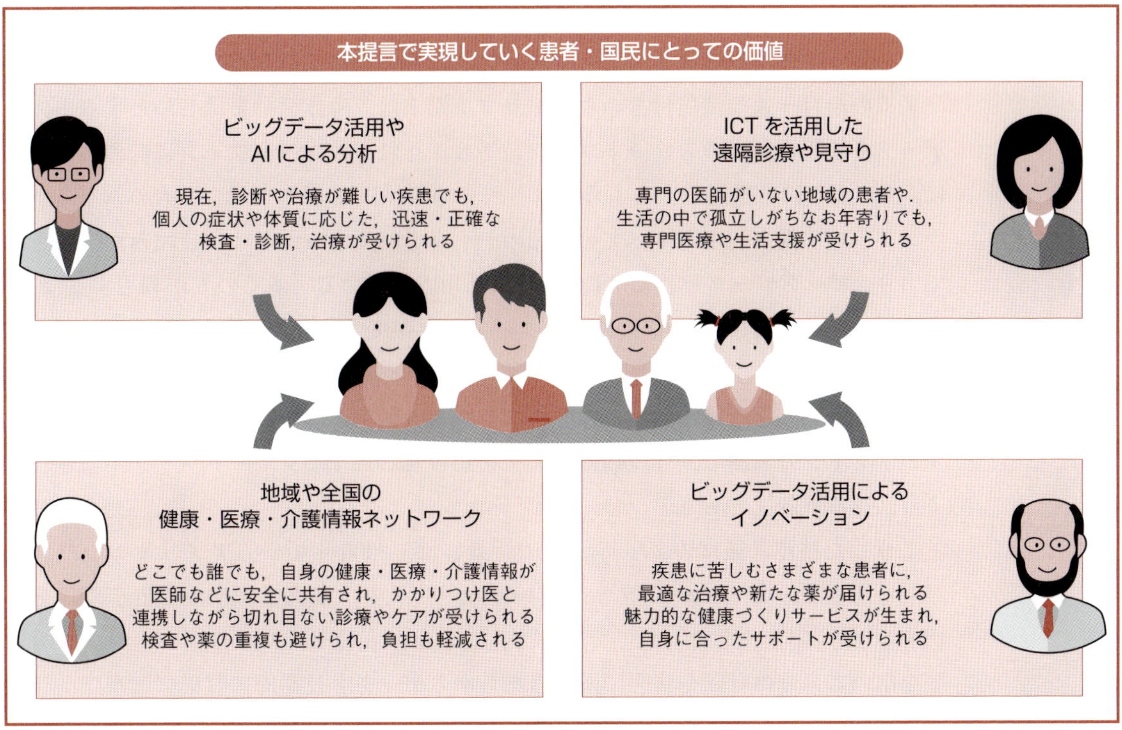

本提言で実現していく患者・国民にとっての価値

ビッグデータ活用や
AIによる分析

現在，診断や治療が難しい疾患でも，
個人の症状や体質に応じた，迅速・正確な
検査・診断，治療が受けられる

ICTを活用した
遠隔診療や見守り

専門の医師がいない地域の患者や，
生活の中で孤立しがちなお年寄りでも，
専門医療や生活支援が受けられる

地域や全国の
健康・医療・介護情報ネットワーク

どこでも誰でも，自身の健康・医療・介護情報が
医師などに安全に共有され，かかりつけ医と
連携しながら切れ目ない診療やケアが受けられる
検査や薬の重複も避けられ，負担も軽減される

ビッグデータ活用による
イノベーション

疾患に苦しむさまざまな患者に，
最適な治療や新たな薬が届けられる
魅力的な健康づくりサービスが生まれ，
自身に合ったサポートが受けられる

図 2　保健医療分野における ICT の活用と「次世代型保健医療システム」の考え方
(厚生労働省. ICT を活用した「次世代型保健医療システム」の構築に向けて. 2017[2] より)

遅れている（マサチューセッツ工科大学メディアラボの Szymon Fedor 博士は，「精神医学は，特に診断の点で，体の健康の 30～40 年遅れている，と述べている」[3]）．現在，世界中で使用されている『精神疾患の診断・統計マニュアル』(DSM) も，精神疾患の評価・診断の標準的な基準として有用ではあるが，臨床症状と経過による評価が主体で客観的データに基づくものではなく，科学的な評価方法とはいいがたい．一方，現在の精神科での客観的な評価方法として，光トポグラフィ検査があるが，一般の精神科クリニックで購入するには高額であること，保険診療にするには施設基準を満たす必要性があることなどから，あまり普及していない．冒頭で述べたように，社会の変化，IoT，ビッグデータや AI の進歩のスピード，そして現在の精神科医療に対する社会からの批判や期待を考えても，精神科医療にテクノロジーを活用することは必要不可欠である．近年，IoT のセンシングにウェアラブル端末やスマートフォンが活用されており，海外では，こうした IoT 関連の機器を用いて，身体活動量や睡眠を測定し，メンタルヘルスの評価や管理につなげる試みが数多く行われている．具体的には，スマートフォンの GPS 機能による位置情報をもとに，その人の活動性と，うつ状態との関連の検討が行われ，実際，それらは密接に関連しており，うつ状態の人では行動範囲が小さいことなどが示されている[4]．ほかにも，スマートフォンを使って，ある一定期間中に移動した合計距離，訪問した場所の数との関連等も研究されており，うつ状態になった参加者は，移動が少なく，ほとんどの時間をより限られた場所で過ごしていることが示されている[5]．また，睡眠については，シングルチャネ

ル脳波記録計もウェアラブル端末として開発されており，自宅での睡眠のデータをインターネット経由で転送することで睡眠の評価が行われている[6]．

　多くの場合，通信機能付きのウェアラブル端末は，身体活動をはじめとする生体のデータを利用者個人のスマートフォンに送り，それをスマートフォンに貯めるとともに，クラウドに自動送信するよう設計されている．IT 企業等では，個人のみならず，ウェアラブル端末利用者すべての集団のデータを収集する，という仕組みが構築されており，ビッグデータとして AI の開発に活用されている（多くの人が利用するほど，多くのデータが集まり，AI の性能を上げることができる）．今後は，ウェアラブル端末やスマートフォンで得られた身体活動量・行動や睡眠等のデータから，うつ病の重症度評価や発症を予測するためのアルゴリズムの開発が進むと想定される．さらにスマートフォンの画面で，うつ病のリスクを知らせるようなフィードバックがなされるようになる可能性もある．

　こうした精神科領域の IoT の活用の背景には，2000 年頃からアメリカのシリコンバレーで始まった Quantified Self というムーブメントがある．Quantified Self を直訳すると，「定量化した自己」であるが，これは，各種センサーやウェアラブル端末等を用いて自分の行動や状態に関するあらゆるデータを長期的に収集（セルフトラッキング）し，自分の健康についてその人自身が新たな知見を得ていくというものである．広く普及しているウェアラブル端末としては，Fitbit® や JAWBONE® のような身体活動を測定するものがある．近年では，一般向けにウェアラブルのヘッドセットで脳波測定とバイオフィードバックによる瞑想を促すような製品も開発されており，今後のさらなる発展が期待される[7]．日本でも，スマートフォンに，その人自身の健康関連のデータ（身体活動，睡眠，体重，健診データ等）を記録する習慣が広まる可能性は十分あり，実際，すでに，そのようなスマートフォンでの健康管理関係のサービスは数多く登場している．今後，こうしたスマートフォンのデータを精神科医療で活用する時代が来ることは十分想定されるだろう．

3 遠隔診療と精神科医療

　2015 年 8 月，厚生労働省の通達により，遠隔診療が事実上の解禁となり，自宅に居ながら PC やスマートフォンを介して診察を受けられるようになった．ただ現在は，初診での遠隔診療は認められていない*．

　海外での大規模な研究からは，臨床評価と治療成果の信頼性の観点から，遠隔精神科医療が対面サービスに匹敵することが示されており，精神保健サービスの提供方法としては支持されている[8]．遠隔診療のメリットとしては，患者にとって通院の身体的・時間的負担が減ること，患者だけでなく支援する家族にとっても通院の付き添いの負担が減ること，利便性が向上することから臨床症状の早期発見や重症化の防止に

＊：2017 年 5 月に行われた規制改革推進会議（規制改革推進に関する第 1 次答申）では，遠隔診療について，初診時も可能であることもあげられている．

つながること等があげられる．特に，ひきこもりの人，電車に乗ることへの不安が強い人，癌や高齢を理由に在宅で療養中の人など，通院に大きな精神的・身体的負担を感じている人にとって，遠隔診療という選択肢がある意義は大きい．このように，遠隔診療では，今まで医療サービスが届きにくかった人にもそのサービスを届けられるため，今後の発展が期待される．

　遠隔診療の課題として，海外では，遠隔診療における技術のばらつき，法的・行政上の課題があげられており[9]，日本も同じである．特に，現在の日本の遠隔診療は対面診療と比べて診療報酬が低額にとどまっており，普及への大きな障壁となっている．この点については，2017年4月，安倍首相は，未来投資会議において「対面診療とオンラインでの遠隔診療を組み合わせた新しい医療を次の診療報酬改訂でしっかり評価する」と述べており，2018年度の診療報酬改訂で再評価されるものと考えられる．また，遠隔診療に限らないが，日々の身体活動や睡眠状態をモニタリングする有用性は大きいと考えられ，こうした点も含め，遠隔診療の仕組みを適切に評価・検討し，診療報酬に反映させていくことが必要だろう．

4 ビッグデータ・AIと精神科医療

　「2. IoTと精神科医療」で述べたIoTとも関連するが，ビッグデータが集まることでAIの開発がより進み，ヘルスケアや医療の分野もこうしたテクノロジーで大きく変わる[10]．2016年8月にニュースにもなった通り，東京大学附属病院血液内科に入院中の白血病患者の診療において，アメリカIBMのAI "Watson（ワトソン）" は専門の医師でも診断できなかった診断名を導き出し，別の抗癌薬を提案し，治療を成功に導いた．この時 "Watson" は，遺伝子データと論文2,000万以上をもとに判断をしており，診断と治療薬の選択で判定に要した時間はわずか10分だったという．つまり，ルールに沿って回答を導き出す点では，AIは人の能力をはるかに超えているのである．

　精神科領域では，"Watson" の基盤技術を活用した "MENTAT（メンタット）" が開発されている．"MENTAT" は，愛知県にある桶狭間病院藤田こころケアセンターとIBMと大塚製薬の三者が共同開発したものであり，統合失調症患者の診療において，自由記述のテキストデータをもとに，「治療の難易度」，「入院期間・再入院率」，「入院の長期化や再発」，「悪化に影響を及ぼす要因」の抽出等を可能とする．実際，このシステムにより，これまでの標準的な医療に加えて，それぞれのクライアントに対する個別化医療が提供できるようになっており，そのため，退院後の地域ケアサービスで必要なこと，服薬アドヒアランスの管理，社会保障費の適正化等についての新たな知見も期待されている．"MENTAT" では，桶狭間病院については，患者数8,000人，入院数5,600件，カルテ記述数2,600万件というデータを用いているが，さらに対象者数を増やすことで，性能が向上していくと考えられる．また，上述したように，センシング技術により，音声や表情，睡眠，脳波等のデータ，遺伝子データ，画像データ等まで統合できれば，より精度の高い評価・診断が可能になり，より質の

高い治療につなげられる可能性があると考えられる．

　2017 年 1 月には，厚生労働省は「保健医療分野における AI 活用推進懇談会」を設置し，医療において AI をどのように活用し，質と安全性を確保するかについて検討している．2 月の懇談会では，① AI による診断や治療方針の最終的な意思決定は医師が行う，② AI を活用した意思決定においての最終的な責任は医師が負う，③ より良い診療支援の確立のために AI の開発に医師の関与が必要，という 3 点が提示されている．また，2017 年 4 月には，医療ビッグデータの活用に向けて，次世代医療基盤法が成立し，来春には施行される見通しとなっている．5 月には，個人情報保護法が改正され，医療の ICT 化に関連する法制度も徐々に整備が進められている．

5 おわりに

　本項では，テクノロジーと精神科医療について，IoT，遠隔診療，ビッグデータ，AI を中心に概説した．精神科医療の効率化，合理化を考えても，ICT 化は必然的な流れである．医療者のマンパワー，医師個人の経験と勘に基づいていた精神科医療は，テクノロジーをフルに活用することで，より効率的で科学的なものに変わりうる．そして，そこには 21 世紀の精神科医療発展の大きな可能性が広がっている．われわれは，テクノロジーと精神科医療のあり方について考え，議論し，日本のみならず広く世界の精神科医療に貢献できる道を見出していく必要があるだろう．

文献

1) インプレス総合研究所. IoT/ ビッグデータ /AI 連携時代のデータ管理の核となるソフトウェアベースのオブジェクトストレージ. 2017.3.28（2017 年 6 月 12 日アクセス）. http://it.impressbm.co.jp/articles/-/14382

2) 厚生労働省. 保健医療分野における ICT 活用推進懇談会 提言. 2016. 10. 19.

3) Damien Pearse. 'Smartwatch' sensors to help diagnose depression. Horizon : The EU Research & Innovation Magazine. 2015. 8. 25（2017 年 6 月 19 日アクセス）.
https://horizon-magazine.eu/article/wearable-sensors-help-diagnose-depression_en.html

4) Saeb S, Lattie EG, Schueller SM, et al. The relationship between mobile phone location sensor data and depressive symptom severity. PeerJ 2016 ; 4 : e2537.

5) Faherty LJ, Hantsoo L, Appleby D, et al. Movement patterns in women at risk for perinatal depression : Use of a mood-monitoring mobile application in pregnancy. J Am Med Inform Assoc 2017 Feb 19. doi : 10.1093/jamia/ocx005.

6) Kim Y, Lee S, Lee S. Coexistence of ZigBee-based WBAN and WiFi for Health Telemonitoring Systems. IEEE J Biomed Health Inform 2016 ; 20（1）: 222-230.

7) InteraXon. muse™ : The brain sensing headband（2017 年 6 月 19 日アクセス）.
http://www.choosemuse.com/

8) Hubley S, Lynch SB, Schneck C, et al Review of key telepsychiatry outcomes. World J Psychiatry 2016 ; 6（2）: 269-282.

9) Chakrabarti S. Usefulness of telepsychiatry : A critical evaluation of videoconferencing-based approaches. World J Psychiatry 2015 ; 5（3）: 286-304.

10) Obermeyer Z, Emanuel EJ. Predicting the future-big data, machine learning, and clinical medicine. N Engl J Med 2016 ; 375（13）: 1216-1219.

5　無知なマスメディアと 無責任なコメンテーターの問題点

和田秀樹
国際医療福祉大学大学院
和田秀樹こころと体のクリニック

1　はじめに

　　以前と比べるとある程度はましになっているのだろうが，わが国では精神医療やそのユーザーに対する偏見は相変わらず強い．そのため，精神科を縁遠い存在と思いたい力動が働きがちで，それが多くの援助や，救命すら可能な患者を精神医療から遠ざけている．

　　保険制度の違いもあるだろうが，日本では集団検診で，一つでもデータの異常があったり，あるいは，ちょっとした風邪くらいで医者にかかるのがあたりまえになっているが，それは諸外国では考えられないことだという．ところが，精神医療については，うつ病の患者が自殺行動をするまで医者にかかったことがない（そのなかには既遂になってしまうこともある），自殺未遂で救急医療を受けても精神科が紹介されないなどということが珍しくない．これも諸外国からみて異常なことである．

　　筆者は，最近は避けているが，以前は精神科の大衆化を志し，なるべくテレビなどのマスメディアに出るように努めていた立場から，わが国のマスメディアの無知，そして，それを増幅させるコメンテーターと称する人たちによる偏見の流布，あるいは啓蒙意識の欠如について，この場を借りて論じてみたい．

和田秀樹（わだ・ひでき）　　　　　　　　　　　　　　　　略歴

1960 年大阪市生まれ．1985 年東京大学医学部卒．浴風会病院，東京大学医学部付属病院精神神経科助手，米国カール・メニンガー精神医学校国際フェローなどを経て現在，国際医療福祉大学教授（臨床心理学専攻），川崎幸病院精神科顧問，和田秀樹こころと体のクリニック院長．
1998 年には日本人として初めて，自己心理学の優秀論文の国際年鑑 Progress in Self Psychology に論文が掲載される．
自己心理学を扱った著書には『〈自己愛〉の構造』（講談社選書メチエ，1999），『〈自己愛〉と〈依存〉の精神分析』（PHP 新書，2002），『心と向き合う　臨床心理学』（朝日新聞出版，2012），『自分が「自分」でいられる　コフート心理学入門』（青春新書インテリジェンス，2015）が，訳書に『トラウマの精神分析』（ロバート・D・ストロロウ著，岩崎学術出版社，2009）がある．

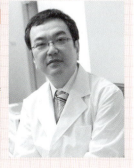

2 過労死事件の問題点

　2016 年秋からマスメディアを大きく騒がせた事件に電通の新入社員の過労自殺事件がある．この自殺は 2015 年の 12 月のものだったが，2016 年 9 月 30 日付で，労働基準監督署が過労による労災と認定したことから，各マスメディアがいっせいにそれを取り上げることになった．自殺した人が東京大学を卒業した 24 歳という若い女性だったことや，華やかと思われる日本最大の広告代理店で長時間残業が常態化されていることなどが重なり，マスメディア，テレビの情報番組などの格好のトピックスとなった．しかし，ここでのメディアの取り上げ方は精神医療についての無知を露呈し，綿密な取材の欠如から重要な啓蒙のチャンスを奪うことになった．

　わが国における自殺研究の大家である高橋が指摘するように，自殺原因の単純化は，予防の観点から慎むべきこととされている[1]．自殺というものは，いくつかの原因が積み重なって生じるもので，原因を単純化することで，同じ原因を有する人間の自殺を誘発したり，他の原因に対する対策がなおざりにされる危険があるからだ．

　たとえば「いじめ自殺」とされるものにしても，家庭内の問題など複雑な要因が絡み合っているのに，自殺の原因を「いじめ」に単純化させることで，同じくいじめられている子ども（死にたいと思うことは少なくない）に「いじめは死に値する」という誤った印象をもたせることで，自殺を誘発する危険性がある．実際に，「いじめ自殺」の大報道があった 1986 年には前年より中学生の自殺が 4 割も増えているし，94 年はなんと 7 割も増えている．あるいは，いじめ以外に，家庭にも問題を抱えている子どもの相談システムなどの整備が遅れるという副作用もありうる．

　今回の報道では，長時間残業に自殺の原因を一元化した報道が大々的になされた．長時間残業はメンタルヘルスを考えるうえで望ましいことではないというのは，精神科医であれば誰もが感じることであるが，さまざまな統計調査をみる限り，関連性がみられない，有意差がないという論文も散見され，多くの人が考えるほどはっきりしたものではない[2]．だとすると，長時間残業が自殺に結びつくには，複合要因が絡んでいることは確かだろう．

　電通の過労自殺事件については，筆者も複数のメディアからの取材を受けたが，自殺した女性のツイッターなどを見る限り，長時間残業もさることながら，うつ病が疑われる従業員に対して，上司の対応の不適切さが，自殺の大きな要因と考えられるものであった．自殺した女性は自分の境遇を綴ったツイッターを残しているのだが，それによると彼女の上司の部長は「会議中に眠そうな顔をするのは管理ができていない」，「髪ボサボサ，目が充血したまま出勤するな」と言ったとのことである．もちろん，うつ状態のために，認知が歪んでいる可能性は否定できないが，少なくとも彼女が主観的にそう受け取ったことは確かであろう．長時間残業（これは客観的な証拠が残っている）でうつ病が疑われる部下に，不眠に気づかず「眠そうにするのは管理ができていない」，「目が充血したまま出社するな」というのは暴言といわれても仕方ないものである．

　折からストレスチェックが義務づけられ，管理職の人間がメンタルヘルス上の管理も必要な時代であることを啓蒙するために格好の機会であったのに，長時間残業に自殺原因を単純化したために，このような管理職の不適切な対応は，ほとんどのマスメディアが問題にすることはなかった．

　「お父さん　眠れてる？」のポスターなど，うつ病の早期発見，早期治療を促すなどの対策で，日本の自殺者はかつての2/3程度まで減少している．無知のためか，あるいはセンセーショナルなものばかりを追いかけるためか，国民の生命や健康を守るために啓蒙活動を行う公器であるべきマスメディアが，人々の注目が集まっている際に，うつ病の早期発見のポイントや精神科受診への促し，あるいは，ストレスチェック時代の管理職のあり方などの啓蒙の機会を逸したのは残念としか言いようがない．

　ちなみに，この上司は，「君の残業時間の20時間は会社にとって無駄」というような暴言も吐いているとのことである．1991年の電通の過労死事件でも過労だけでなく，上司のパワーハラスメント（パワハラ）が問題とされた．ストレス下におかれる人にとって，パワハラが追い打ちをかけるということを知らしめるようなことも，この事件においてマスメディアやテレビのコメンテーターなどが論じてこなかったことも事実である．

3　依存症を病気と知らせず，自己責任にする問題点

　もちろん，マスメディアもときにはメンタルヘルスの大切さを説き，精神医療への敷居を低くしてきた側面は否定できない．以前と比べるとうつ病など医師にかかりやすくなった心の病は珍しくない．

　一方で，マスメディアのミスリードがまだまだ治療，特にその早期発見・早期治療が必要な心の病の認識を誤らせるものに依存症がある．覚せい剤事犯などの芸能人が再犯をするたびに，「意志の弱さ」が問題視されるが，それは，依存症のためであり，治療が必要であるという啓蒙がなされない．わが国におけるギャンブル依存症治療の第一人者である帚木蓬生（森山成棠）氏は，ギャンブル依存症というのは，意志が壊される病気であり，「進行性で自然治癒がない」[3]と断じている．つまり，医療につながることが必須である．これはギャンブル依存症に限らず，ほとんどの依存症に共通することであろう．

　2012年に高額の所得のある芸能人の親族が生活保護を受給していたことから始まった一連の生活保護バッシングのなかでは，不正受給以外にやり玉にあげられたものに，保護費をもらうとすぐにパチンコに行く受給者の姿がある．生活の困窮を助けるための制度が，快楽を得ることに用いられていることへの非難だったわけだが，ここでは，ギャンブル依存症の可能性はほとんど論じられることはなかった．保護費を使い果たし，飲まず食わずに近い状態であるのに，お金をもらうとすぐにギャンブルに走ってしまうのは，まさに依存症そのものであるのだが，治療の必要性より，保護費の打ち切り，税金の無駄遣いという方向性で論じられる．意志がしっかりしていれば

やめられるはず，という社会一般の認識をさらに強めるような報じ方が主であり，国民の（精神的）健康のために，人が知らないことを伝えようとか，人々の認識を変えようという観点がまさに抜け落ちていると言われても仕方ないだろう．

WHOの勧告を無視して依存性物質であるアルコール（を飲用する）広告を流し続ける姿勢などを勘案すると，アルコールであれ，ギャンブルであれ，それに溺れるのは自己責任であり，意志の弱さであるとしたほうが，広告主である依存性のある商品やサービスを提供する業者を責めることにならないという判断があるとさえ疑えてしまう[4]．

アルコールやギャンブル，覚せい剤がやめられないのは，意志の弱さでなく，依存症という病気なのだという啓蒙が，多くの人を精神科医療につなげ，その社会的生命だけでなく，実際の生命も救う（アルコールに限らず依存症は自殺率の高い心の病である）ことは確かだろう．筆者は，これがコマーシャリズムによる故意のものでなく，無知によるものだと信じたいが，いずれにせよ，マスメディアやテレビコメンテーターに対応の変化を求めたい．

依存症が進行性で自然治癒がないものだとすれば，早期発見，早期治療が必須となる．実際，『精神疾患の診断・統計マニュアル』（DSM）など国際的な診断基準では，なるべく軽いうちにその診断をつけられるようなトレンドとなっている．DSM-IV-TRでは，物質依存は耐性や離脱など，下位項目のうち3つ以上が同じ12か月の期間内のどこかで起こるというものだったが[5]，2013年に改訂されたDSM-5でのアルコール使用障害の診断基準は2項目を満たせば診断していいこととなった[6]．

ところが，日本ではむしろかなり重症の依存症でもそうみなさないようにむしろマスメディアによって仕向けられる．2009年に日本を代表するアイドルタレントが泥酔のあげく，全裸で奇声を発し，現行犯逮捕されるという事件があった．謝罪会見では，当時の記憶がまったくないとのことである．この際も，マスメディアでアルコール依存症の可能性を指摘する声はほとんどなく，むしろ「お酒を飲んでいたら，あたりまえ」というような擁護的な発言が好んで報じられた印象が強い．犯罪レベルの問題行動を起こし，ブラックアウトも生じるようであれば，中等度以上のアルコール依存が考えられ，治療の必要性は高い．このような報道を通じて，同様の症状を呈する人間が，まだ依存症ではないと考えることのリスクはきわめて大きいだろう．

4 認知症への誤解と偏見を強める

筆者が専門とする老年精神医学の分野でも，マスメディアの無知とミスリードに看過しがたいものがある．

2016年10月に88歳の認知症高齢者が運転する軽トラックが集団登校中の小学生の列に突っ込み，8人が死傷した事故が大報道されたのを契機に，高齢者の運転による事故の報道が相次ぎ，高齢者の運転が危険視されることになった．それにより，翌2017年3月12日に道路交通法が改正された．75歳以上であれば，免許の更新時や，

たとえば徐行をすべきと警察が指定している場所で徐行をしなかった場合に，認知機能検査が義務づけられ，検査を受けなかった場合，認知症の疑いがあるとされた際に診断書を出さなかった場合，認知症と診断された場合は，運転免許の取り消しまたは停止となった．

　高齢者の運転が危険かどうかについては，統計データを見れば，高齢者差別としか言いようがない実態が浮かび上がる．警察庁交通局発表の「二〇一五年における交通事故の発生状況」によると，免許保有者10万人あたりの交通事故件数でずば抜けて多いのは，16～19歳の年齢層で約1,900件，次に多いのが20～29歳の約1,000件で，3番目が80歳以上の約800件である．つまり80歳以上の高齢者でも，交通事故を起こす割合は，16～19歳，20～29歳の次の3番目で，70歳ということでいえば，ほぼ他の年代と同レベルなのだ[7]．

　高齢者差別の実態については本項の趣旨に外れるので，これ以上は論じないが，認知症高齢者の交通事故は決して多くない．2015年の統計で年間78件である．認知症高齢者の有病者数は2012年の段階でも462万人と推定され，現在は500万人を超えているであろう．ほかの交通機関のない地方にいけば，軽度認知症のレベルであればあたりまえに運転することを考えると，この数値はむしろ一般人口より低いとさえいえる．

　記憶障害レベルの軽度の認知症の場合，理解力や手続き的な記憶は十分に保たれる．マスメディアは，ブレーキとアクセルを間違えるなどを認知症の症状のように報じることが多いが，アクセルとブレーキを間違えるレベルであれば，重度の認知症と考えることができるし，ハンドルとウィンカーの区別もつかない，つまり運転そのものができないだろう．運転ができるレベルの軽度の認知症の場合，アクセルとブレーキを間違えるとしたら認知能力の問題ではなく，パニック状態のためであり，これは一般の人だって十分に起こしうるものだ．道路の逆走についても同様である．それは100万人レベルの認知症のドライバーがいるのに，事故が100件も起こっていないことが物語っている．

　認知症を危険視し，免許を取り上げることで，家に閉じこもるようになれば，それだけ進行を速めることは認知症の臨床を行う医師なら十分納得のできる話のはずである．また，介護保険などの受給のために，比較的軽度の段階から認知症の診断をしてきた地域医療を行う医師にとっても，認知症の診断がつくと免許を剥奪されるのであれば，慎重にならざるをえない．一方で，確率は低くとも，本人のためを思って認知症の診断を保留していた際に，事故を起こした際には賠償責任のリスクも生じる．

　マスメディアの統計に基づかない報道のために，一般の誤解が進むだけでなく，医療現場にも混乱をもたらすのである．

5 おわりに

　　今回，精神科治療を阻害するマスメディアのミスリードの例をあげたが，これはあくまで例示であり，まだまだ枚挙に暇がない．日本人は統計数字よりニュースに反応しやすく，それによって政策が動くため，その危険性は大きい．

　　一方で，筆者の体験では，これは意図的なものであるより，無知や不勉強によるものであることが多い．精神医療従事者，特に精神科医は，精神障害が疑われる容疑者による事件などの際にコメントなどを求められることが多いが，それを機会に，取材者に別の啓蒙活動を行ったり，マスメディアと精神医療従事者による勉強会を開くなど地道な努力で，このようなバイアスを解決することが望ましいというのが筆者の真意である．

文献

1) 高橋祥友．自殺予防．岩波書店；2006.
2) 島　悟．過重労働とメンタルヘルス―特に長時間労働とメンタルヘルス．産業医学レビュー 2007；20：161-174.
3) 帚木蓬生．やめられない―ギャンブル地獄からの生還．集英社；2010.
4) 和田秀樹．依存症社会．祥伝社；2013.
5) アメリカ精神医学会(著), 髙橋三郎, 大野　裕, 染矢俊幸(監訳). DSM-Ⅳ-TR 精神疾患の分類と診断の手引. 医学書院；2002.
6) アメリカ精神医学会（著), 髙橋三郎, 大野　裕（監訳). DSM-5 精神疾患の分類と診断の手引. 医学書院；2014.
7) 和田秀樹．「高齢者差別」この愚かな社会―虐げられる「高齢者」にならないために. 詩想社；2017.

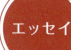

日本社会の特徴と精神医療改革の課題
──既得権維持文化の変革のために

伊勢田 堯
代々木病院

1. はじめに

　筆者は，わが国の精神医療改革の現状認識と展望については，クラーク勧告の検証と課題[1]，および筆者が大会長を務めた日本精神保健福祉政策学会第24回大会会長講演[2]で，その方向性について私見を述べた．本項では，日本社会の特徴と関連して，わが国の精神医療の発展を阻む既得権維持文化とその変革のための課題について考察する．

　筆者には，わが国の精神医療体制は，わが国の社会の縮図のようにみえる．それも，日本社会の悪いほうの縮図のように．

　わが国の精神医療体制は，精神病者監護法（1900年）以来の隔離収容体制から抜け出せず，主要な側面として社会防衛の役割の地位に甘んじている．その結果，わが国の精神領域の活動は，社会の発展への貢献は限定的となり，精神の分野は，依然としてマイナーな存在になっている．

　筆者は，なかなか変わらないわが国の精神医療体制に閉塞感さえ覚えている．特に，精神医療の改革を阻む根深い既得権維持文化が障壁となっていると思えてならない．そこで，日本社会，精神医療界に横たわる文化の変革に必要と思われる諸課題について考察したい．

2. 日本社会と精神医療界における既得権維持文化と変革の課題

　精神医療界の抜本的改革を進めるうえで，克服しなければならない日本社会と精神医療界が直面する主な課題について私見を述べる．

伊勢田 堯（いせだ・たかし）　　略歴

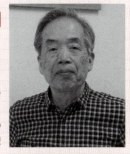

1942年朝鮮生まれ．鳥取県境港市出身．
1968年群馬大学医学部卒後，精神科入局．生活臨床研究室に所属．1988年英国ケンブリッジ・フルボーン病院留学．1992年4月より都立の3つの精神保健福祉センターに勤務．2008年より代々木病院，松沢病院，2015年より榛名病院，2016年より心のホームクリニック世田谷の非常勤医師．
著書として，『生活臨床と家族史研究』（やどかり出版，2008），『自治体における精神保健活動の課題』（萌文社，2008）が，編著書に『専門医のための精神科臨床リュミエール17　精神科治療における家族支援』（中山書店，2010），『生活臨床の基本』（日本評論社，2012）などがある．

● "国益論" を超えて

"アメリカ・ファースト" を掲げて当選したトランプアメリカ大統領は，他国との軋轢を生じさせ物議を醸し出している．しかし，"自国・セカンド" という国はない．"国益論" は，一般に，その国民にとって受け入れやすい，また反対を唱えることの難しい主張である．

しかし，各国が "国益" ばかりを主張しだすことのデメリットは，国同士が対立関係に陥りやすくなり，大国が他の弱小国を圧倒的な国力によって支配してしまいがちになることであろう．特に，それぞれの国が，目先の利害を中心に考えるようになると，"国益論" は排他的ナショナリズムに陥る危険性がある．

また，"国益論" の国内的な問題としては，"国益" が，国のどの層やどの集団の利益になるのかが問題となり，国内の対立関係を助長してしまう危険もある．"国益論" は，目先の利益に振り回され，公共性や公平性が損なわれるおそれがあり，"国益論" を超えた思想や方法論の開発と発展が求められる．

● "プロフェッショナル・ファースト"（職能団体益論）の問題点

"国益論" と同様な趣旨で注意が必要と考えることに，筆者が "プロフェッショナル・ファースト" と呼ぶ "職能団体益論" がある．ステークホルダー（利害関係者）益である．

筆者は，精神科領域の改革がいっこうに進まない要因の一つに，「審議会方式」による政策決定システムがあると考えている．ここでは，所属する職能団体を代表する検討委員が招集される．国によって任命された各検討委員の最終的な判断は，個人的見解も反映はされるが，自身が所属する職能団体の利益になるかどうかが決め手になる．利益にならないと思われる結論が出ようものなら，その委員は退席せざるをえなくなることもある．

結局のところ，患者・家族，そして国民中心の政策よりは関係団体の利益が優先されてしまう．このような審議会方式による政策決定過程をみるにつけ，"職種ナショナリズム" が存在しているのではないかという印象がぬぐえず，結果として，"専門職ファースト" の政策になっているのではないかと懸念している．

したがって，"患者ファースト" のサービスにするためには，"職能団体益" を超えた政策立案とサービス開発を可能にする政策決定システムに転換しなければならない．そのためには，専門家とサービス利用者が対等な立場で政策とサービス内容を決定し，その後の経過も両者がモニターし，改善していくというコ・プロダクションモデル[3] の登場が待たれるところである．そのほうが，複雑な行政手続きも省略され，予算の節約になり，効率的，効果的，持続可能な公共サービスになるという．

● 公平性と客観性を確保するエビデンス中心の政策決定システム

次に，公平性と客観性を確保する政策を可能にするためには，実態把握が不可欠である．筆者は，政治献金の額や声の大きさが幅を利かす "政治力" が政策を歪めているのではないかと危惧している．

　そうした弊害を克服するためには，実態を把握する体制を確立しなければならない．筆者がこうしたことを痛感したのは，自殺対策にかかわった時である．

　イギリスでは，国として自殺対策を本格的に推進するために，1995年に精神保健領域にも国家機密調査制度（National Confidential Inquiry）を導入した[4]．詳細な実態を把握することを最優先にすることから，調査対象者の個人情報だけではなく，情報提供者の情報も秘匿し，報告によって回答者が責任を取らされることのないように配慮した制度であった．これによって，90％を超す驚異的な回答率が確保され，具体的実態の把握による緻密な対策を講じることが可能になり，それにふさわしい成果を上げることができた[4-10]．

　筆者は，イギリスが効果的な自殺対策を実態把握の徹底から始めたことは，さすがにエビデンスを重視する国の伝統であると感銘を受けた．

　一方，わが国はどうか？　そもそも自殺者数が厚生労働省と警視庁の統計で異なるという問題がある．2014年（平成26年）では，厚生労働省の統計では25,427人であるのに対して，警視庁のそれでは22,623人と，その差は2,804人もある．

　イギリスでは監察医制度が確立しているのに対して，わが国では監察医務制度が機能しているのは，東京都23区，大阪府，神戸市だけといわれており，自殺なのか，他殺なのか，事故死なのか，判定が臨場した警察官の判断にゆだねられることになってしまう．

　不十分な実態把握は統計の質にも反映される．自殺の原因・動機が，「健康問題」，「経済・生活問題」，「家庭問題」，「勤務問題」と総括的なレベルにとどまり，この統計からでは，具体的な対策を検討しようがない．

　以上の経験からも，実態を把握して，それに切り込む合理的で効果的な対策を立案しようとする国家的体制づくりが必要であることを痛感した．

●独立した評価機構はどうしても必要

　その延長線上の問題であるが，公平で公正な評価に基づき，"政治力"に影響されることを最小限にするための独立性の高い評価機構が必要である．

　悪い例が，中央社会保険医療協議会である．利害関係者が集まって2年に1回診療報酬の改定を協議する審議会である．ある程度エビデンスに基づく評価がなされるとしても，主要な側面は"政治力"が影響しているようにみえる．そうすると，いったん採用された治療法は新しい治療法に置き換わることが困難になり，既得権が維持され，関係者のあいだで不公平感が募り，結果として，医療費の無駄遣いが継続することになる．

　これに対抗する例として，1999年に設立された英国国立医療技術評価機構（National Institute for Health and Care Excellence：NICE〈設立当初の名称 National Institute for Clinical Excellence の短縮形の NICE が引き継がれている〉）がある[5, 7]．医療技術はエビデンスに基づいた費用対効果の原則を貫き，患者・家族の評価も重視した英国保健省の執行型非政府部門の組織であり，その後の発展と充実は目覚ましい．

　しかし，それぞれの国が NICE のような機関を独自にもつことは困難であり，国際的

にみれば無駄な労力を費やしてしまうことになる.

　筆者が調べていくうちに，こうした要望を受けた国際的潮流があることに気がついた. 医療技術評価国際連絡協議会（International Network of Agencies for Health Technology Assessment：INAHTA）という国際組織である[11]. INAHTAとは，医療技術評価（Health Technology Assessment：HTA）をレビューし，患者・家族・医療システム関係者にエビデンスを提供することを目的に1993年設立された. 現在，カナダに事務局があり，2,100人以上の職員を擁し，52の機関のネットワークにより，32か国10億人に影響を与えている. EU，WHOから支援も受けている.

　残念ながら，日本には加盟している機関はないが，アジアからは，韓国，台湾，マレーシアが参加し，積極的な貢献をしている.

　こうした海外の動向をふまえれば，1949年に設立された社会保障制度審議会を源流とする現在の社会保障審議会医療部会・医療保険部会・中央社会保険医療協議会から成る医療政策決定システムはあまりにも前近代的であり，抜本的な見直し，改組が必要と考える. 当面，中央社会保険医療協議会がINAHTAに加盟することを提案したい.

● わが国の独自の医療技術開発の仕組みづくり

　医療に限らないことではあるが，新しい政策を導入する過程で，海外で，それも先進国ですでにやっているかどうかが判断基準になるというわが国の海外崇拝の文化があるようにみえる. そうなると，わが国が独自に新しい医療技術を開発し，評価する体制を確立できなくなる.

　医療の発展を促進するためには，現行の医療保険制度を超えた試行ができる仕組みをつくる必要がある. いつまでも明治維新や戦後の復興期のように，海外に見習って，追いつき，追い越せの時代でもないだろう. 独自の医療技術開発ができる仕組みづくりが必要である.

　また，わが国の精神医療界には，特に，心理社会的治療に関して，海外の技法信仰があるように思えてならない. 海外の"目新しい"と思われる技法を"発見"し，わが国に紹介し，健康保険を適用する傾向である. そして，保険点数にいったん採用されると，既得権維持文化が働き，適用から外されることはまずない.

　もちろん，これらの先駆的な紹介と導入によって，わが国の心理社会的治療がある程度発展してはいるが，その限界の認識と対策を考えなければならない. そもそも，技法は日進月歩で発展変化するものなので，いったん健康保険の対象になったものであっても，相対的にエビデンスが低下した場合には，他の心理社会的治療に譲る度量をもち合わせなければならない.

　それ以上に，深刻な問題がある. 海外では，そもそも心理社会的治療は脱施設化を促進するために開発されているという特長がある. ところが，それを導入しようとするわが国は長期の隔離収容体制にある. この海外との埋めがたいギャップがあるという認識なしに海外の治療技法をわが国に導入すると，脱施設化のための海外の技法が施設適応

的治療や支援に変質されてしまうという奇妙な現象が起きることになる．

　精神医療の質量の改革に挑戦することなしに，これらの問題の基本的解決の道はない．

●日本の精神医療文化の変革の課題

　2004年（平成16年）に，「入院医療中心から地域生活中心へ」の転換を目指し，立ち遅れた精神保健医療福祉体系の基盤を強化し，今後10年間で社会的入院患者約7万人を解消することを中心とする精神保健医療の"改革ビジョン"を策定した．しかし，目立った改革の成果は認められず，世界でも突出した精神病床をもつ入院医療中心の国という汚名を返上できていない．

　その要因は，入院治療や地域生活の中身や質の改革，組織文化の変革を目指すのではなく，社会的入院の解消など病床数の削減，在院日数の短縮という形式に目が向いてしまったことがある．最近のイギリスの精神保健改革の動向と対比すると，こうした弱点が浮き彫りになってくる．

　NICEの"Psychosis and Schizophrenia"のガイドライン（2014年）[12]によると，イギリスの精神医療費の予算配分のトップ3は，① 保安部門（触法病棟〈secure units〉），② 地域精神保健チーム（community mental health teams），③ 急性期病棟（acute wards）であり，急性期病棟および保安部門では，全体の精神保健改革は脱施設化（deinstitutionalisation）で進んできたが，再施設化（reinstitutionalisation）に転じているという．そして，急性期病棟，保安部門における入院治療，再施設化の中身の改革に挑戦している．

　筆者らは2017年3月イギリスリバプールのマージーケアNHSトラスト（Mersey Care NHS Foundation Trust）[13]を視察した．彼らは，2011年から組織文化の変革により，薬物鎮静も含めた拘束をなくそうとする「強制ありきをなくす（no force first）」，「パーフェクト・ケア（perfect care）」，「自殺ゼロ（suicide zero）」を実現する「新世代の精神科病院（new generation of mental health hospitals）」の開発に挑戦している．

　目指す目標は，サービス利用者と専門家が対等な協力関係（co-production）の手法[3]により，利用者のリカバリーを支援することである．研究面でもアメリカスタンフォード大学と連携し，患者を正式職員として雇用し，職員の採用面接や業績評価にも加わるなど，利用者と職員のあいだにある非難文化（blaming culture）の克服，組織文化の変革に挑戦している．

　これらの挑戦により，身体拘束が50％減少，職員の欠勤が25％減少する成果を上げたことから，2015年7月に国の患者安全賞（Patient Safety Awards）を受賞した．

3. おわりに

　筆者は，脱施設化を完了した海外の経験を真に理解し応用するには相当の努力が必要であると考えている．というのは，たとえ，地域で仕事している人であっても，また，改革が必要であると考える"改革者"であっても，隔離収容体制の文化のなかで仕事し

ていることによる限界があるからである．「社会的存在が意識を規定する」（マルクス〈Marx KH〉）からである．

　筆者は，ロバート・ゼメキス監督によるアメリカ映画"バック・トゥ・ザ・フューチャー"の発想から学んでいる[2]．目の前の患者・家族の訴えに真摯に耳を傾けて，海外の経験からも深く学ぶことによって，わが国の精神医療のあるべき姿を思い描き，それが実現している未来の世界に行ってみることである．現実の世界のしがらみから解き放され，自由な発想が可能になる．

　閉塞状況にあっては，現実志向に陥らず，夢や理想を掲げることの必要性を痛感している．

文献

1) 伊勢田 堯．連載 精神科の戦後史—第3回クラーク勧告（1968年）の検証と今日の課題．精神医学 2015；57：311-318.

2) 伊勢田 堯．日本精神保健福祉政策学会第24回大会会長講演．バック・トゥ・ザ・フューチャー〜リカバリー支援が中心となった未来から見たわが国の精神保健福祉サービスの現状と課題．精神保健政策研究 2015；24：12-19.

3) 小川一夫，長谷川憲一，源田圭子ほか（編）．コ・プロダクション：公共サービスへの新たな挑戦—英国の政策審議文書の全訳紹介と生活臨床．全国保健師活動研究会 PHNブックレット18．萌文社；2016.

4) Appleby L, Shaw J, Amos T, et al. Safer Services. National Confidential Inquiry into Suicide and Homicide by People with Mental Illness. Stationery Office；1999.

5) 伊勢田 堯，長谷川憲一（編集代表）．英国保健省「精神保健に関するナショナル・サービス・フレームワーク〜5年の経過〜」．日本精神障害者リハビリテーション学会；2005.

6) 平賀正司，竹島 正，伊勢田 堯．近年の英国における自殺対策．心と社会 2007；128：194-199.

7) 伊勢田 堯．PHNブックレット7 自治体における精神保健活動の課題—今緊急に求められる家族支援・自殺対策・人格障害への対策．萌文社；2008.

8) 伊勢田 堯．イギリスにみる自殺対策．平成20年度自殺対策白書．内閣府；2008．p36.

9) 伊勢田 堯，平賀正司，竹島 正．特集：どうすれば自殺を減らせるか？ 英国にみる自殺対策．精神科 2009；14：246-253.

10) 伊勢田 堯，岡崎祐士．イギリスにおける自殺対策．平成22年度自殺対策白書．内閣府；2010．p40.

11) INAHTA. http://www.inahta.org/

12) NICE. Psychosis and Schizophrenia in Adults Treatment and Management National Clinical Guideline Number 178. National Collaborating Centre for Mental Health Commissioned by the National Institute for Health and Care Excellence；2014.

13) National Health Servise. Mersey Care NHS Foundation Trust. http://www.merseycare.nhs.uk/

表層化していく社会における精神医療・精神療法の未来——交流しないことのメリットとリスク

生地　新
北里大学大学院医療系研究科

　私は，医療系大学の大学院教員で，児童精神医学と精神分析的精神療法を専門としている．大学病院の児童精神科外来のほかに地域の児童精神科クリニックでも診療している．そして，個人精神療法のスーパービジョン（個別指導）の仕事もしている．そのような立場で，現在の日本の社会の風潮について，感じていることを述べてみたいと思う．

1. 人と人のかかわり方の変化

　ある日の夕方，自閉スペクトラム症という診断で診療している女子中学生がクリニックにやってきた．彼女は，その中高一貫の学校に進学したばかりで，文化系の部活動では自分の居場所を見つけたのだが，クラスのなかに居場所がなく，昼食の時間は座る場所がないのだという．彼女の母親は，もっと積極的に自分から動いて，女子の輪のなかにいれてもらったり，担任や養護教諭とも相談したりしたほうがよいと助言するのだが，そういうことが自分には難しいのだと言う．それに，そんなたいへんなことをするくらいなら，校内の目立たない場所の椅子で食事をしたほうがましだし，寂しくはないという．別のケースで，親と一緒に受診した統合失調症の疑いのある内向的な中学生女子は，学校に行けずに家に閉じこもっているが，ソーシャル・ネットワーキング・サービス（SNS）では，多くの人とつながっていて，好きなアニメやゲームの話をしているのだという．学校に行って新しい友達をつくらなくても，「友達」がいるということである．こんなふうに一人でいても寂しくない人やSNS上の友達で十分という人が増えている

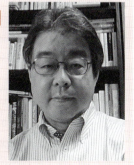

生地　新（おいじ・あらた）　　　　　　　　　　　　　　　略歴

1957年山形市生まれ．1981年山形大学医学部卒．1986年同大大学院医学研究科修了．山形大学医学部附属病院助手，同講師，日本女子大学人間社会学部助教授を経て，2007年より現職．2014年から北里大学附属臨床心理相談センター長を兼務．
専門は，児童青年精神医学および精神分析的精神療法．研究テーマは，被虐待児の心理ケアや発達障害児の親支援，親子間の情緒応答性の評価などである．2015年から日本精神分析学会会長を務めている．
主な著書・訳書として，『児童青年精神医学大事典』（監訳．西村書店，2012），『ウィニコット著作集4 子どもを考える』（共訳．岩崎学術出版，2008），『精神分析入門』（分担執筆．日本放送大学教育振興会，2007）がある．

印象がある．

外来で精神療法を受けている青年や若い成人の患者が，誰かと「話をした」と表現していても，実際に会って話をしていなくて，SNSなどのインターネット（ネット）を通じた「会話」であることも少なくない．ネット上で知り合って好きになったというが，ほとんど実際には会っていない相手のことを「彼女」とか「彼氏」と恋人のように話す患者もいるし，突然，ネットで知り合った遠隔地の人と結婚しますと言って去って行く患者もいる．恋愛のあり方もずいぶん変化している．

このような経験から考えると，私が医師になったばかりの三十数年前とは大きく社会や人の心のあり方が変わってきているように思う．それは現在の日本社会の特徴とつながっているように思うのである．しかし，今回のエッセイで与えられたお題に含まれている「現在の日本社会の特徴」ということについては，正直に言って，私には論じることは難しいかもしれない．私は日本の社会のことしか知らないし，それも東日本の一部の地域のある特殊な人たちからの情報に限られている．私が出会っているのは，精神科医や臨床心理士，患者やクライエント，大学院生，それに酒場で出会う人々だけであり，その人たちからの情報だけで日本の今を論じることは難しいようにも思う．もっとも，狭い場所から世界がまったくみえないわけでもないとも思うのでもう少し話を進めてみよう．

2. 変貌する世界のなかで

話がずれるかもしれないが，現在の日本の文化の特徴と連動しているともいえる最近の世界の状況について，私がどう感じているかについて少しふれておきたいと思う．私は，経済のグローバル化やネットの普及によって，世界が同時に似たような方向に進んでいると感じている．たとえば，日本と周辺国の政治的な指導者たちが，みんな同じような方向に進んでいるように思えるのである．単純化や歪曲を含む情報操作を行い，敵意や狭量な愛国心をあおり，つごうの良い夢を語り，そして，表層的で自己愛的な笑みを浮かべて，ちょっとでも自分の意に沿わないと激高するという指導者たちである．もともと政治家などそんなものだったのかもしれないが，背景にあるのは，知性への憎しみと根拠のない優越感や経済力や軍事力への信仰である．彼らは深く考えないようにみえる．わからないことに耐えて，深く考えて，議論を戦わせながらも，謙虚さを保ち，相互理解を深めるようなやり方は時代遅れなのかもしれない．現在の世界では，その時のカリスマ的な人物に，考えずに従い，根拠なく信じることを求められているようにも思われる．そのような怪しい人物がかなりの人気を獲得しているのは，時代の空気のせいでもあり，私たち自身の問題でもあるだろう．もちろん，そういう指導者を嫌う人たちも多いのだが，相対的に声は小さくなっている．ともかく，このような世界の変化が，私たちの臨床の世界にも影を落としているように思う．

現在の世界の趨勢として，経済はグローバル化が進み，貧富の差が拡大している．全体としては一部の地域を除いて世界の人口爆発がおさまりつつあり，少子高齢化が進行

し，「右肩下がり」の社会に移行しつつある．そして，基本的な人権の尊重や差別の解消へ向けた動きは後退しているように感じる．私たちは，家族や地域共同体に縛られることが少なくなり，職場の同僚とのつながりも薄れて，自由になったといえるかもしれないが，孤独になり，どこかでつながりを求めている．私たちは，多様性を受け入れているというよりは，異質なものとは向き合わずに，それぞれが気の合う人や文化とだけ部分的につながるという選択をしがちである．

　私が，臨床家として目指してきたことは，人と人とのつながりづくりの支援だったと思う．私の場合，つながりの回復を支援するための主要な手段は，個人精神療法と広い意味の集団精神療法であった．二十数年前に大学病院の外来に設けたたまり場は，孤立していた思春期の患者たちにグループ体験を提供することになり，そこから巣立っていった患者は社会のなかに居場所を見つけ，結婚している人もいる．一部の家族と始めた地域作業所は，地域のなかで，多様な居場所を提供する活動になった．深い交流を恐れているトラウマ体験をもつ患者やスキゾイド系のパーソナリティをもった患者も，個人精神療法を経て，外につながりをもてるようになっていった．このようにして，障害をもった人が地域社会のなかで生きられるように支援したいと思ってきた．人と人のつながりを支援するやり方が時代遅れとは思いたくないのだが，しかし，現在の日本社会，あるいは現在の世界では，少し，考え方を変える必要があるかもしれない．

3. 「自閉」の利用について

　この文章を書いていて，ふと思い出したのは，私の精神療法の師匠の一人である神田橋條治先生の「『自閉』の利用─精神分裂病患者への助力の試み」という論文である．この論文は，発表当時，精神医学や精神病理学の世界に新鮮な衝撃を与えた．精神科病院で閉鎖病棟を減らし開放処遇を増やして，地域のなかで精神障害者が生活できるように支援することが，当時の精神科医療の流れであった．逆に言えば，まだ，多くの統合失調症の患者が，十分なケアを受けることもなく，長い期間精神科病院の中に閉じ込められていた時代だった．そのなかで，先生は，あえて統合失調症の病理の中核の一つといわれていた「自閉」を尊重し，利用することを提唱したのである．私たち世代の精神科医には記憶に残る有名な論文である．先生が提唱したのは，簡単にいうと，統合失調症の患者に対しては「秘密を語らない」ように精神療法を行い，自閉の能力を高めるということである．そうした対応をした患者たちは，「自閉能力」が高まると外から観察される「自閉的行動」は減っていくということが多かったようである．ストレートに自閉の壁を砕くようなことをせずに，もっと患者の主体性を尊重して，「自閉」を温存しながら人との交流の世界も広げる支援について，先生は論じておられたのだと思う．

　現在の日本では，統合失調症の患者にしても，自閉スペクトラム症の患者にしても，一人の世界にほうっておかれることは少なくなった．ほうっておかれなくなったのは，一般的には良いことではある．同じ自閉でも統合失調症の自閉と自閉スペクトラム症の自閉とでは，そのあり方は違うのだが，どちらのタイプの人にも，人とつながることが

求められて，つながりを支援する体制が整ってきた．そして，当の患者自身も，ネットも含めて「世間」とつながる手段をもてるようになった．しかし，無前提でそれが良いこととはいえないと私は考える．

最初の自閉スペクトラム症の女子の話に戻って考えると，友達がいて交流すれば楽しいという価値観を上から押しつけることは良いことではないように思う．しかし，では，一人でいるのが好きなのだから，「それでいいよ」というのも安易すぎるだろう．彼女にとって，いろいろな働きかけをすることはひどくたいへんなことだし，仮に他の女子といっしょに食事をしても楽しい時間を過ごせないかもしれない．とりあえず，一人でもいいという彼女の言葉は尊重すべきだが，彼女の中にも交流を求める気持ちがどこかにあるように感じるのだ．彼女の場合，昼食時に座る場所の確保ということと他の人との交流の場の確保ということは別に考えたほうがよいだろうと思う．一人でいる時に食事ができる場所を提供するとか部室でも食事を摂ってよいことにするなどの柔軟な対応を保護者が学校にお願いするとよいかもしれない．とりあえず，支援する側がどう動くにしても，彼女の「自閉」を尊重することから始める必要はあるだろう．

4．ネット社会の表層的コミュニケーションを越えて

一方，精神分析的精神療法のケースで，SNSなどネット上のコミュニケーションを好む人たちの場合，さらに問題は複雑である．長期の精神分析的精神療法を行っているようなケースで，SNSによるコミュニケーションを話題にし続ける場合に，どう扱うかが意外に難しいのである．この種の人たちは共通した問題を抱えていると私は思う．SNSの話をし続ける患者さんは，多くの場合，家族や恋人とのあいだで深い情緒的な交流ができない状況に陥っており，精神療法を求めて来た背景に，誰かと情緒的につながりたい気持ちがあるように感じられる．しかし，精神療法が進んできて，セラピストとのあいだでも深い交流が起こりそうになると，その交流のなかで傷ついたり，傷つけられたりすること，あるいは自分の悪い部分が露呈することへの不安が生じるのである．そのために，セラピストとのつながりについての連想が困難になり，SNSでの「交流」の話題に終始するようになるように思われる．身近な人との親密な，しかし弱点もさらけ出すような交流を避けて，セラピストとの交流も避けて，部分的で表層的なネット上の「交流」に傾き，連想もその話題が中心になってしまうのである．ネット上のコミュニケーションは，身体と心を使った深いかかわりを避けるための防衛として働くと考えられる．もしも関係がうまくいかなくなったら，つながりを簡単に削除できて，話題をある領域に限定できるネット上のコミュニケーションは，一定以上深まらないし，傷つくリスクが少ないという特徴がある．

精神分析的精神療法のセラピスト，あるいはスーパーバイザーとしての私は，そのようなケースでも「いま・ここ」での転移解釈を試みながら，患者が表層的なコミュニケーションから抜け出す道を探ろうとする．しかし，なかなか手強いと感じることが増えている．背景には，セラピスト側も深いつながりを恐れているということがあるのかも

しれない．このような膠着した状況では，表層的なコミュニケーションを続けることのメリットとリスクについて，本人に考えてもらったうえで，精神療法をいったん中断することを考えたほうがよい場合もある気がしている．とりあえず，表層的で部分的なコミュニケーションの価値を認めて，深い交流を体験することを押しつけない姿勢が求められるときもあるかもしれない．しかし，そのような表層的なコミュニケーションの広がりが，先に述べた現在の世界の指導者たちが過度に自己愛的になっていることとどこかで連動している気がして，深い交流が良いことであるという価値観に私は傾きがちなのである．

現代日本社会の2つの特徴—「人間の自然治癒力～レジリエンスの発現／抑制」という視点からみた"変化した／変化していない"問題点

原田誠一
原田メンタルクリニック・東京認知行動療法研究所

1. はじめに

　都心の開業精神科医である筆者が，日頃感じている現代日本社会の2つの特徴を粗描する．ここでは，精神医療の本質と関連の深い「人間の自然治癒力～レジリエンスの発現／抑制」という視点[1]から，現代社会の問題点を考えてみることにする．今回は，この座標軸からみえてくる日本社会が抱える課題を，① 以前と比べて変化した部分と，② 変化していないところに分けて，それぞれのラフスケッチを試みる．

2. 現代日本社会の特徴 ① :「人間の自然治癒力～レジリエンスの発現／抑制」という視点から眺めて，以前と比べて変化した部分

　現代の日本社会の特徴～問題点を，われわれ精神科医が日々向き合っている「人間の自然治癒力～レジリエンス」という視座に基づいて考えてみよう．改めて述べるまでもなく，「人間の自然治癒力～レジリエンス」は精神医療～身体医療が成立・奏功する最も根源的な基盤である[1]．その「自然治癒力～レジリエンスの発現／抑制」というプロセスに関して，現代日本社会にはどのような"以前と比べて変化した特徴"がみられるか．

　このテーマを意識しながら，筆者は診察室で次のような話を頻回に行っている．

原田誠一（はらだ・せいいち）　　　　　　　　　略歴

1957 年東京都生まれ．1983 年東京大学医学部卒．東京大学医学部附属病院精神神経科，東京都立中部総合精神保健センター，東京都立墨東病院内科・救命救急センター，神経研究所附属晴和病院，東京逓信病院精神科医長，三重大学医学部精神科神経科講師を経て，2002 年より国立精神・神経センター武蔵病院外来部長．2006 年 7 月より原田メンタルクリニック・東京認知行動療法研究所を開設．現在，原田メンタルクリニック院長．
主な著書として，『正体不明の声—対処するための 10 のエッセンス』(アルタ出版，2002)，『統合失調症の治療—理解・援助・予防の新たな視点』(2006)，『精神療法の工夫と楽しみ』(2008)，監修として，『強迫性障害治療ハンドブック』(2006)〈以上，金剛出版〉，『強迫性障害のすべてがわかる本』(講談社，2008) など多数．

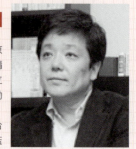

「以前の日本，たとえば江戸時代や明治時代のわが国では，精神科の病気は今より少なかったのではないかと推測されます．それでは，当時現代ほどストレスがなかったかというと，決してそんなことはないでしょう．昔ならではの大きなストレス，たとえば流行り病で子どもや若者が亡くなってしまう，凶作で飢饉に陥り餓死者が出たり人身売買が行われる，といった過酷な事態がありました．

そうした深刻なストレス因があるなか，精神科の病気が今よりも少なかったと仮定すると，そこにはどんな理由が考えられるでしょうか．もちろん，さまざまな事柄が関与している可能性があるのですが，そのなかに"経済的な余裕のなさ"と"科学技術の未発達"から派生する因子も含まれると思っています．

昔は経済的な余裕がないので，ひどくつらい出来事があっても（例：幼いわが子が急に亡くなる），ほどなく（例：葬式が終わる）自分の体を動かして生業を再開しなくてはなりませんでした．たとえば，農民ならば田畑の作業．その際，昔は科学技術が発達していないので，自分の足で歩いて田畑に行き，自分の体で農作業に精を出すことになります．

その過程で人は土や水～農作物～農機具と触れ，周囲の自然～生き物と接する機会を得ます．昔は今よりも自然が豊かで動植物が多く，里山的環境のなかで樹木～草花，鳥獣虫魚と接触する機会に日常的に恵まれていました．

さらには，外で作業をするなかで人との接触も出てきます．大家族制で地縁の絆も深いなか，質の良い人とのかかわりがあったでしょう．

つまり，大きなストレス因があっても，①その直後から自分で体を動かして仕事を行い，②豊かな自然～動植物と接し，③質の良い他者とのかかわりをもつなかでつらい問題と徐々に距離をとって癒され，バランスを取り戻すことができる可能性があったわけです．のっぴきならないさまざまなストレスと向き合ってきた人間は，自らの内なる自然治癒力～レジリエンスをこのように活性化して，何とかしのいできた面があると思います．

しかるに現代では，経済的な余裕が増して科学技術が発達した結果，このプロセスに変化が生じています．つらい出来事や屈託があるなか，①必ずしも自分で体を動かして仕事を行わずにすみ，②豊かな自然～動植物と接する機会が少なくなり，③ダイレクトな人間関係をもたないで過ごす場合が相対的に多くなったのです．

人間の生活が豊かで便利になり，つらい出来事があった後で"体を動かして仕事に従事しなくともよいオプション"があることは，基本的に好ましい変化でしょう．しかしそのことで，人間に備わっている自然治癒力～レジリエンスが活性化するプロセスの発動が妨げられてしまい，心身の不調から脱するのが難しい事態に陥りうることには，十分留意すべきですね．」

上記の内容は，エビデンスのない筆者の空想的ナラティブであるが，ある程度の妥当性はあるのではないかと（勝手に）考えている．そしてこうした問題点への対応法とし

て，筆者は ① 神田橋による「気持ちがいいこと」を養生の中心に据える見解[2]を紹介し，② 必要時に認知行動療法の行動活性化に言及するようにしている．

3. 現代日本社会の特徴 ②：「人間の自然治癒力〜レジリエンスの発現／抑制」という視点から眺めて，以前と変わっていない旧態依然のところ

　精神科の診察室では，いじめ〜ハラスメントの類の話が語られて治療的対処を模索する機会が多い．そうした経験を通して，筆者は「以前と比べて変わっていない，旧態依然たる現代日本の特徴」も痛感している．このテーマと関連がある内容について，以前エッセイを記したことがある[3]ので引用させていただく．

ある演劇人をめぐる断想

　今年 5 月 12 日，ある高名な演出家が亡くなった．享年 80 歳．逝去後に NHK と民放で追悼番組が放映されたので，ご覧になった方も多いだろう．酸素カニューレを鼻にあてて車椅子に座り，役者に次々と怒声を浴びせかける鬼気迫る姿．わたしはいささか複雑な想いを胸にしながら，"彼の様相＝N 氏の白鳥の歌"を味わった．

　激すると俳優に物を投げつけることがしばしばだった，ハラスメントすれすれの彼の所作は，見る者をして両価的な心情を生み出す類のもの．恐らく多くの方は，彼のやり方を総体的には肯定的に受け止めたのではないか．実際のところ，（追悼番組なので当然だが）薫陶を受けた俳優たちは口々に感謝〜賛辞を述べていたし，番組の取り上げ方も「N 氏・讃」というニュアンスが色濃かった．

　しかるに TV 画面と対峙していたわたしの中では，暗雲が垂れ込め不穏な風が吹きすさんだ．その内実を分析すると，① ああいう演出法で手傷を受け，外傷体験になった俳優が少なくないという推測，② あのようなやり方をとらずとも，優れた指導はできるとの判断（例：落合博光，カルロス・クライバー，パオロ・ソレンティーノ，神田橋條治），③ この種の接し方を是とする，我が国に残存する文化的風土への反発と危惧，④ そうした文化を維持する要因の一つになっている（一部の）教育への問題意識，がありそうである．

　わたしが N 氏に抱く個人的な想いは，どうやら最後の「教育」のテーマに由来するところが大きいようだ．彼の最終学歴は開成高校であり，それはわたしの母校でもある．開成の教育に素晴らしい点が多々あることは充分自覚し感謝もしているが，（少なくとも，わたしが通っていた当時の）開成の風土に N 氏的な（≒旧・日本軍的な）色彩が残存していたことも確かである．つまり私の屈託は，「彼の振舞には，我らが母校の影響が少なからずあるのではないか」という仮説から，かなり影響を受けている．

　このような感慨から，現在なお残っている N 氏〜開成〜プチ旧・日本軍的な風潮が社会の中で様々な形で顕現して，わたしたちが被害者の相談にのっている図柄が改めて意識される．加えて一部の精神療法の指導〜SV（スーパービジョン）において，今も N 氏流が皆無ではないことも想起されるところだ．

　　ここで忘れてならないのは，N氏的要素が確実にわたしの中にも残っている事実．中・高を開成で過ごし，大学でも体育会系クラブに属していたわたしには，彼と同質の因子が濃厚に遺伝している．すべての体験がそうであるように，この経験には陰陽の両側面があるが，その負の要素を様々な形でわたし〜周囲の人が味わってきた/いるのですね．こうした総括をしたわたしは，たった今も同窓の先輩との対話を試みている．

　　幸いにして，今のところNさんは穏やかな口調で平和裡に，物など投げずにこやかに対話に応じて下さっているので，皆さんご安心下さいませ．（SH）

　　引用文中にあるように，筆者は"N氏〜開成〜プチ旧・日本軍的な，攻撃性の表出を安易に容認する風潮"が社会のなかに色濃く残存しており，さまざまな悪影響を及ぼしていると考えている．この特徴が，いろいろな表現型で出没して周囲に悪影響を及ぼす場は枚挙に暇がなく，家庭〜地域社会，学校〜企業〜役所，部活〜各種サークルなどきりがない．

　　そして，こうした根強い風潮がいじめ〜ハラスメント，無茶なしごき〜強要，さらにはクレーマーやモンスターペアレントが生じる土壌の一部になっていると感じている．たとえばこの傾向には，中井[4]が「いじめの政治学」で抽出した「孤立化」，「無力化」，「透明化」を誘発する要素が内在しているだろう（そもそも中井自身が酷いいじめを体験したのが，戦時下の旧・日本軍的な風潮が濃厚な息の詰まる閉鎖社会であった[4]）．そしてプチ旧・日本軍的な風潮〜いじめ〜ハラスメントの類が，人間の自然治癒力〜レジリエンスの発動を妨げて抑制しがちな事情の理解は至極容易に違いない．

　　しからば，この"N氏〜開成〜プチ旧・日本軍的な，攻撃性の表出を安易に容認する風潮"のルーツがどこにあるか．この問いにはさまざまな解答が存在しうるが，筆者には丸谷才一の一連の論がしっくりきて合点がいく．ここでは，丸谷のエッセイ集『どこ吹く風』[5]から2編を引用してみよう．丸谷は"プチ旧・日本軍的な，攻撃性の表出を安易に容認する風潮"の起源〜伝播〜繁茂を明快に論じ，それがわが国の（アマ〜プロを問わない）スポーツ界で跋扈している事情をみごとに描いている．

殴るな

　　日本軍の名物は殴ることだつた．古参兵が新兵を殴るのである．畫も夜も，理由のあるなしにかかはらず，これをやつた．それが厭さに脱走して処罰される兵隊も多かつた．このへんのこと，詳しく知りたい人は野間宏さんの『真空地帯』をお読みになるといい．

　　あれは西洋の軍隊の真似なんですね．殊にイギリス海軍の私刑は有名で，バットで尻を打つ．帝国海軍はあれを採用した．帝国陸軍も負けちやゐなくて，いろんな体罰をプロシヤ陸軍から学んだ．

　　で，日本の小学校の教員が軍隊にはいつて，さんざんひどい目に会つたあげく，満期除隊で帰つて来ると，今度は自分が生徒を殴つた．このせいで体罰が近代日本風俗として定着し，愛の鞭なんて称して，乱暴なことをするのが教育法になつた．今でもこれを

やつてる小学校や中学校の先生が多いと聞く．服装がどうとか，髪がどうとか言つて殴りつけ，自分は教育熱心だと思つてゐるのだろう．

そしてこれが，体育関係では公認されてゐて，高校でも，大学でも，体育部は殴るらしい．プロのスポーツでもさうだといふ．どうやら日本のスポーツの指導者は，角兵衛獅子の親方みたいな連中が揃つてゐるやうだ．虎は死んで皮を残し，日本軍は解体して角兵衛獅子の親方を残したわけだ．

しかし，顔を殴るとか，尻を打つとか，さういう侮辱を加へながらでなくちや，ものを教へられないのは，智恵がないね．訓練法として間違つていると思ふ．相手を人間として尊重し，礼節を守つて仕込むのがいい．立派なチームは，野蛮な人間関係からは生れない．

それなのに「星野鉄拳野球」なんて幕を外野にひろげて，おだてる奴がゐる．大洋の大杉コーチは記者会見で，大いにぶん殴るなんて公言してゐる．よしたほうがいいなあ．もう，そんな時代ぢやないよ．もしも本当に殴る気なら，日本人の選手だけぢやなく，外国人選手も殴つてみろよ．

忠勇義烈

読売ジャイアンツは巨人軍といふ別名を持つ．この「軍」は象徴的だね．といふのは，日本の野球はをかしなところで旧日本軍と縁が深いからだ．

旧日本軍は兵隊を殴るので有名だつたが，同様に日本野球の一特色は，アマとプロとを問はず，選手を殴ることである．これは本場の野球にはない．（中略）

明治維新以前の日本では，人を殴つたりしたら大変なことになつた．めいめいが自分の名誉をうんと大事にして暮らしてゐた．これは歌舞伎を見ればわかる．ところが維新以後，じつに安直に人を殴るようになつた．軍隊のせいですね．

村や町での人間関係と違ひ，軍隊では天皇の威光をかさに着て威張りちらすことができるし，それに除隊になればもうその相手と顔を合わす恐れがない．そこでしたかビンタを取つたんです．（中略）

この悪風が学校の体育部に取り入れられ，ひいてはプロ野球でもしきりに殴るやうになつた．コーチが殴る，監督が殴る．観客に見えないところで殴る．見えるところでもついうつかり殴る．

このあひだヤクルトの野村監督が新井選手をポカリとやりましたね．スポーツ新聞その他は，殴ること自体を非難しなかつた．衆人環境のなかでやるのはまづい，と批判しただけだつた．

ああ日本の野球は忠勇義烈だなあ．

ヤクルト飛燕軍と呼びたいくらゐだなあ．

ヤクルト飲んで出征しよう．

　諸兄姉は，どのような感想を抱かれただろうか．筆者は，"① 英独軍隊の私刑・体罰の悪しき伝統→② 旧・日本軍への導入→③ 軍隊に入った教師が体験する→④ 満期除隊した教師が，学校で同じ行動パターンをとる→⑤ さまざまな現場（例：スポーツ）への伝播"という形で，"プチ旧・日本軍的な，攻撃性の表出を安易に容認する風潮"が広がり根づいた経緯をコンパクトに論じた，丸谷ならではの名論と思っている．

　言わずもがなであるが，この風潮は決して教育～スポーツ界に限定されない広がりをもつ．たとえば「いじめ～ハラスメント」問題を声高に語り，対策を講じようとしているマスコミ～行政の世界の一部にも，"プチ旧・日本軍的な，攻撃性の表出を安易に容認する風潮"が根強く残っている．

　すると，次の命題が改めて生じることになる．「こうした悪しき風潮～伝統と，われわれ精神科医はどのように向き合うべきだろうか？」

　当然のことながら，"プチ旧・日本軍的な，攻撃性の表出を安易に容認する風潮，いじめ～ハラスメント"に対する自らの見解をしっかりと抱き，精神科医としての対応を工夫し行動することが本筋となるだろう（本項を記して自身の見解を表明している営為も，こうした行動の一環のつもりである）．

　加えて筆者が感じているのは，先に引用したエッセイ「ある演劇人をめぐる断想」で記したように，われわれ精神科医自身も「N氏（＝ある演劇人）と同質の因子」を（程度はさまざまにしても）遺伝しており，「その負の要素をさまざまな形でわたし～周囲の人が味わってきた/いる」事実を自覚することが重要と考えている．

　最後に，こうした論旨と関連のある武田泰淳のエッセイの一節[6]を引用する．文中の傍点は，筆者がつけた．

　悪玉は，他人の迷惑におかまいなしに行動する．しかも次から次へと，「善玉」には思いも及ばぬ方法で，むずかしい目的に到達する．そこが映画や芝居の悪玉に人気のあるゆえんだ．ただぼんやりしている「悪玉」はあり得ない．映画「男の争い」で，選りすぐった札つきの連中が，金庫やぶりに苦心する場面の，あの数十分のスリルは，善玉には永久に味わえぬものだ．善玉のほうは，「暴力教室」は児童の教育上よろしくないなどと，安全地帯で心配していればすむ．

　スクリーンや舞台では，悪玉の活躍に拍手しながら，近所づきあいでは，わずかの悪事にも眉をひそめずにはいられない，僕ら善玉の矛盾ははなはだしい．悪玉より悪知恵はたらく善玉が，自由自在に動きまわる「劇」が，舞台でも現実でも進行するようにならないかぎり，この矛盾は消え失せないにちがいない（悪徳について）[6]．

　善をすすめ，悪をこらしめなければなりません．それはなお継続するでしょう．そしてそれは方程式の解法の無限の可能性を信じることでもありましょう．つまりはそれを解く困難さを身にしみること，そのことによってまず自分自身の動揺転倒を愛すること（勧善懲悪について）[6]．

4. おわりに

　—精神科医からみた現代日本の特徴を，「人間の自然治癒力〜レジリエンスの発動／抑制」という視点から眺め，以前と比べて"変わった部分"と"変わっていない旧態依然としたところ"に分けて述べた．本項のなかに，諸兄姉にご参考にしていただける点があれば幸いである．

文献

1）八木剛平，滝上紘之．医学思想史—精神科の立場から．金原出版；2017.
2）神田橋條治．改訂 精神科養生のコツ．岩崎学術出版社；2009.
3）原田誠一．ある演劇人をめぐる断想．精神療法 2016；42：760.
4）中井久夫．いじめの政治学．アリアドネからの糸．みすず書房；1997．pp2-23.
5）丸谷才一．どこ吹く風．講談社；1997.
6）武田泰淳．新編 人間・文学・歴史．筑摩書房；1966.

原田論文へのコメント

神田橋條治
伊敷病院

簡単な前書き

　この文章の前に掲載されているエッセイ「現代日本社会の2つの特徴―『人間の自然治癒力～レジリエンスの発現／抑制』という視点からみた"変化した／変化していない"問題点」の原稿を，著者である原田が神田橋條治先生にお届けした．するといつも通り師は，すぐに啓発的なコメントを送ってくださった．

　その内容が，読者諸賢にとってもご参考になるところがあるだろうと，原田には感じられた．幸い，神田橋先生と中山書店編集部の許可を得ることができたため，以下転載させていただく．諸兄姉におかれましては，神田橋先生の思索をご満喫ください．おそらく，近年の神田橋先生の発想世界への格好の手引きになると思う．

(原田記)

短いコメント

　暑いですねェ．

　先生の論考，嬉しく拝読しました．ボクが20年ほど考え続けているテーマを，先生も考えて下さっていることが嬉しいのです（考える人がほとんどいないという，淋しさがありました）．

　ボクの現時点での考えは，ほとんどノート[1] に書いていますが，抽出してみますと……

神田橋條治（かんだばし・じょうじ）　　　　　　　　　　略歴

1937 年鹿児島県生まれ．
1961 年九州大学医学部卒．1962～84 年九州大学医学部精神科，精神分析療法専攻，1971～
72 年モーズレー病院ならびにタビストックに留学．1984 年より伊敷病院（鹿児島市）．
主な著書に，『精神科診断面接のコツ』(1984〈追補版 1994〉)，『発想の航跡 神田橋條治著作集』
(1988)，『精神療法面接のコツ』(1990)，『精神科養生のコツ』(1999〈改訂版 2009〉)〈以上，
岩崎学術出版社〉，『治療のこころ 1-16』(2000～2010)，『対話精神療法の臨床能力を育てる』
(2007)〈以上，花クリニック神田橋研究会〉，『技を育む』(2011，中山書店)，『治療のための精
神分析ノート』(2016，創元社)など，多数がある．

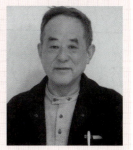

① "イジメ" や "殴る" やらは，双方に「殴る⇄殴られる」の構図が伝わってゆきます．文化の伝承とはこれです．「情けは人のためならず」とは，他者に情けをかけることは，「かける⇄かけられる」の構図が，双方に伝わってゆくとの意です．
ある程度の中枢神経系をもつ生物における学習の本質です．「見よう見まね学習」とボクは呼びましたが，学習の影響は双方向的なのです．

② イジメや殴るなどは，単純化されたシステムです．システム化されていない世界（複雑系）に接することで，生命体にはその資質が許す限度まで，文化学習と同じことが生じます．「なじむ」「溶け合う」です．システムの単純な構図が関与すると，単純な文化学習になります．

③ おそらく江戸時代のシステムがルーズであった庶民では，ルーズな（複雑な）外界をとり込み，そこに自然界の春夏秋冬などのような不思議な流れとなじみ（フラクタル），似たような複雑系が動き続ける．これが「自然治癒力」の本質であり，自然界の生物はみなこのプロセスを共有しています．おそらくシステムが確立していた武家社会では，精神異常は多かったと思います．

④ システムを硬直化させる文化の最たるものが，文字文化です．文字のない時代は，自然治癒力が力強く作動していたでしょうし，文字を介さない人と人の関係が多いほど，自然治癒力が育つでしょう（大家族はその典型であり，スラム街なども精神健康度が高いはずです）．戦後の闇市などの「学ばざれば憂いなし」の真髄は，それだと思っています．

⑤ 「退行」はシステムの崩壊であり，内側のシステムがルーズな複雑系を取り戻すし，外界とのシステムがゆるむのでしょう．「リオのカーニバル」を含め，祭りの治癒力はそのせいだと思っています．

まあ，こんなところです．近く新刊書[2] を贈ります．

原田誠一 先生

　　　　　　　　　　　　　　　　　　　　　　　　　神田橋條治

文献

1）神田橋條治. 治療のための精神分析ノート. 創元社；2016.
2）神田橋條治，白柳直子. いのちはモビール─心から 身体から. 木星舎；2017.

II

「児童〜思春期〜青年期」の現在

1 子どもたちはどう変わったか

山登敬之
東京えびすさまクリニック

1 子どもたちは「変わった」のか？

　子どもたちはどう変わったか？　この問いに答えるのは難しい．変わったというなら，いつから，何が，どう変わったのか．確かな根拠に基づく説得力のある回答を出せる者がいるだろうか．

　思い出すのは「17歳の犯罪」が世間を騒然とさせた2000年のことである．この年，少年たちが起こした事件がメディアを賑わした．豊川市主婦殺人事件，西鉄バスジャック事件，岡山金属バット母親殺害事件，大分一家6人殺人事件，歌舞伎町ビデオ店爆破事件など，いまも記憶に残るものが多い．

　頻発する十代の少年たちの凶悪犯罪は，世間を震撼させ，彼らの「心の闇」とやらがいろいろと取り沙汰された．大人たちにとって，思春期の子どもたちは，まるで理解不能のモンスターと化したかのようだった．その3年前に，あの少年Aによる「13歳の犯罪」，神戸連続児童殺傷事件が起きていたから，すでにその下地はあった．

　このように一連の事件は当時の少年たちがさも「凶悪」化しているかのような印象を世間に与えたが，後に一部の識者が指摘したように，実は犯罪件数は増えていなかったのである．殺人，強盗，放火，強姦などの凶悪犯についていえば，ピーク時の1960年前後に比べ，2000年は1/3以下に減っていた[1]．

　さらに言うなら，同級生を殺害し首を切り落とすような凶悪事件にしても，もっと昔から起きていた．1969年4月のサレジオ高校事件がそれである．加害者も被害者

山登敬之（やまと・ひろゆき）　　　　　　　　　略歴

1957年東京都生まれ.
1987年筑波大学大学院博士課程医学研究科修了. 医学博士. 国立小児病院精神科などを経て,
2004年東京えびすさまクリニックを開設.

著書に『拒食症と過食症―困惑するアリスたち』（講談社現代新書, 1998）,『芝居半分, 病気半分』
（紀伊國屋書店, 2007）,『新版・子どもの精神科』（ちくま文庫, 2010）,『母が認知症になってから考えたこと』（講談社, 2013）,『子どものミカター不登校・うつ・発達障害―思春期以上, 病気未満とのつきあい方』（日本評論社, 2014）, ほか.

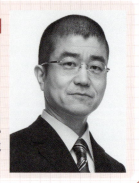

も高校 1 年生だった．だが，さすがに切断した首に細工を加えたり，それを校門の上に置くような真似はしていないから，神戸の事件と並べて論じてはいけないかもしれない．

ともあれ，2000 年当時には多くの人々がマスコミの加熱した報道に躍らされ，少年犯罪は凶悪化しており，少年たちは心の闇を深くしているかのような印象をもつに至った．しかし，少なくとも少年犯罪に関していえば，それは誤りだった．統計をみればわかることである．ちなみに，最近 10 年のあいだにおいても，少年の刑法犯はどんどん減っている．凶悪犯にいたっては，2000 年の 2,210 件からもさらに減って，2015 年には 691 件となっている[2]．

こうしたデータをみると，少年たちは凶悪化どころか，年を追っておとなしくなっているようにもみえる．だが，いったん人々の心に染みついた印象はなかなか拭えないようで，ひとたび事が起これば，誤解や不安に基づいたネガティブな視線が十代の少年たちに注がれる．それは，彼らにとって不幸なことだろう．

「子どもは変わったか」という問いが投げかけられるとき，気になるのはその出どころである．おそらく，変わったと感じるからこそ，その問いは発せられるのだろう．上の世代が「まったく最近の若いもんは…」と嘆きたがるのは，いつの世であれ同じであろうが，その嘆きはいつも若い世代に対する批判や嫌悪のニュアンスを含んでいる．上記の問いが，大人たちの同様の嘆きやボヤキから発せられるものだとしたら，それもまた子どもたちにとって気の毒なことである．

2 いまどきの「不良」少年

社会学者の土井隆義が『〈非行少年〉の消滅』という魅力的なタイトルの本を上梓したのは，2003 年の年の瀬であった．本書のなかで土井は，戦後の少年犯罪の動向を分析し，少年による凶悪犯罪の減少を指摘するとともに，その質的変化に言及している．すなわち，「逸脱キャリア型」から「いきなり型」への変化である[1]．

かつて，少年による凶悪犯罪は，非行グループに属する少年が非行サブカルチャーを学習し，同時に犯罪も軽微なものから徐々に手を染めながら，社会的に逸脱していく先で起こるはずのものだった．しかし，「17 歳の犯罪」に代表される一連の事件では，非行キャリアのない少年たちが突発的に起こした犯罪が話題になった．突発的なだけに大人たちの感じる「わけのわからなさ」も大きく，それが社会的な不安を煽ったというわけである．

本のタイトルが示すように，いまでは非行少年はどこかに「消滅」したかのようである．町に「不良」を見なくなって久しい．ひと頃なら，見るからにヤンキーという少年たちがたむろする姿を町のどこかで見かけたものだが，彼らはどこに行ってしまったのか．学校からもいなくなったのだろうか．いわゆる底辺校のような学校には，まだ生息しているのだろうか．

そんなことを考えていたら，まったく種類の違う「不良」のことを思い出した．7

〜8年前に私のところに通って来ていた高校1年生の男子である．学校で暴力沙汰に及び，学友に怪我をさせたかどで停学中の身だった．生徒どうしの喧嘩であったが，手を出したのが先であり怪我も負わせていたので分が悪かった．学校側の処分には本人も納得していた．というより，あまり気にとめていなかった．

少年は黒い詰め襟の制服姿で診察室に現れた．椅子にかけると上体を折って身を乗り出し，上目遣いに私を見た．いくぶん態度がデカかったが，きちんと敬語を使って話した．どうということのない普通の高校生に見える．キミの学校に「不良」はいないの？ と聞くと，「ボクがそうですよ」と言う．そうは見えないなと笑うと，「いやぁ，ボクなんか相当なもんですよ」と得意げである．

私は，洋ラン，ボンタン，リーゼントという不良のファッションから説明したい衝動に駆られたが，そんな昔の話をしてもしかたがない．少年にとっては，喧嘩で相手を怪我させ謹慎をくらうような生徒は，十分「不良」ということなのだろう．

彼の通う高校は都内の有名進学校であり，入学してくる生徒のレベルは高かった．周囲の生徒に比べ，彼の言動は多少幼かったのかもしれない．クラスメイトのなかには，それをおもしろがってからかう者もいた．もとから短気で手も早い少年である．一度火がつくと大騒ぎになった．家でも壁に穴を開けることがたびたびあった．だが，鎮まればあとはケロッとしていた．

学校は停学処分を解くにあたって，週に一度の養護教諭との面接と定期的な精神科の通院を条件につけた．おかげで彼は受診を余儀なくされたわけだが，幸いなことに両親はドライな人たちで，子どものやることにも学校からの通達にもオタオタしなかった．子どものために頭を下げることにも慣れていた．

学校に戻ってからも，少年は懲りずに似たような騒ぎを起こしたが，大事にはいたらず無事に進級した．養護教諭との関係は良好で，毎週必ず保健室に話をしに行っていた．私のところには長い休みのときだけ顔を出せばよいと言っておいた．2年生の時に読書家の友人ができて，彼もまた小説に目覚めた．3年に上がり，進学先を私学の文学部に決めてからは，勉強にも身が入るようになった．受験した大学は軒並み合格，晴れて病院通いからも解放され，少年はみごとに「更生」を果たした．

この自称「不良」少年を不良と呼ぶ者はおるまい．われわれ昭和の世代はもちろん，彼の同世代であっても，そうとは認めないだろう．学友たちの目には，キレるとヤバイやつぐらいに映っていたかもしれない．では，学校側はどうかといえば，教員らは彼に何らかの精神障害があるとみなしたのではないか．停学後の処分をみれば，当然そうも取れる．しかし，本意はわからなかったし，こちらも確かめる気もしなかった．

この事例は，現在の精神医療の文脈で読めば，注意欠如・多動性障害（ADHD）にあたるだろう．というか，私はそういうニュアンスで書いている．もし，家や学校以外で悪さを重ねていたら，素行障害の診断も加わったかもしれない．周囲の対応次第では，「いきなり型」の犯罪予備軍となったかもしれない．だが，少なくとも洋ランにリーゼントの不良どもが幅をきかせていた時代なら，この程度の素行が学校で問題にされることはなかったはずだ．まして，病院を紹介されるなどということは．

3　ADHDの「流行」に思う

　ADHDは，周知のように，不注意，多動，衝動性を主たる症状とし，DSM-5では神経発達障害群の一つに位置づけられている．診断が慎重に行われないと，ひと頃なら腕白，やんちゃ，おっちょこちょいですんでいたはずの子どもたちも，この病名を与えられてしまう心配がある．実際に，過剰診断が流行を生み，流行が過剰診断を生んだ結果，ADHDの疑いで精神科を受診する子どもの数は激増した．

　この流行は，もちろん医者の乱暴な診断が問題視される以前に端を発する．微細脳機能不全症候群（minimal brain dysfunction syndrome）が装いを新たにした障害の概念が日本に輸入されたのは，1990年代半ばを過ぎてからの出来事であり，それがたちまち巷間に知れわたるまでになったのは，メディアの力によるところが大きかった．2000年半ば以降のさらなる患者数の増大は，治療薬発売に伴う製薬会社のマーケティングによる影響が大きいともいわれる．

　DSM-IVのチェアパーソンであったアレン・フランセス（Frances A）は，彼の編纂によるこのマニュアルが，3つの新たな流行を「はからずも」引き起こしたと述べ，そのうちの1つにADHDをあげた．DSM-IV発行の前と後で，ADHDの有病率は3倍にもなったそうだが，その背景にはDSM上の記述の改訂，メディアの報道，製薬企業の宣伝，親や教師の圧力，精神刺激薬の処方の乱発などがあったと分析している[3]．同じことが，わが国でも後追いで起きているといってよいだろう．

　私は，親が「うちの子ADHDでは…」と心配して診察室に連れて来た子どもを見るにつけ，いまの世の中は子どもたちにとっても住みづらくなっているんだなぁと感じ，同情の念を禁じえない．実際に診断がつこうがつくまいが同じである．

　子どもたちは，診察室の中をうろつき回る，机の上の物をかまわずいじる，短く刈った医者の頭を触る，床に寝転ぶ，かと思えば跳ねる，跳ねながら歌う，話しかけても返事をしない，あるいは見当違いの話を始める，うれしそうに電車の話をする…．

　こうした様子を，一つひとつ拾い上げ，発達障害の症状として記述することは可能である．しかし，医者の眼鏡をはずせば，彼らは子どもらしい子どもに見える．親の話を聞けば苦労はわかるし，学校の教師たちが手を焼くのもわかるが，大きくなるまで少しぐらい待ってやれないものかと思う．

　かつてのやんちゃ坊主だのきかん坊だのが，「子どもらしい」とみてもらえず「脳に障害があるらしい」と疑われてしまうのは，逆にみれば，それだけ子どもらしい子どもが珍しくなったということなのか．それとも，おとなしい子どもが増えた分，彼らが悪目立ちしてしまうのだろうか．

　また別の視点からみると，世の中が全体に不寛容になってきたことも，腕白どもには不利に働いているのではないか．何しろ，公園で遊ぶ子どもの声がうるさいと役所に苦情を言ったり，近隣に保育園ができるのに反対したりする輩がいるというのである．小さな子どもをもつ親たちは，神経質にならざるをえないだろう．

　子どもたちは，ただでさえ日頃から静かにしなさい，良い子でいなさいと言われて

いるのに，さらにあちこちから外圧が加えられるようになる．あげく，その要求に応えられる段階に達していない子は，発達上の問題を問われるハメになる…．

　以上は，いずれも私の推論にすぎない．だが，ADHD の流行という現象一つをみても，子どもをとりまく状況が世紀をまたいで大きく変化してきたことは確かだ．それにつれて子どもが変わったのか，大人たちの子どもを見る目が変化したのか，これもまた判断の難しいところである．

4　子どもへのまなざしと「子ども時代」

　この文章の初めに，私は「子どもたちは変わったか」という問い自体に抵抗する姿勢を示した．その後の論調からもわかるとおり，私の中には子どもがそう簡単に変わってたまるものかという思いがある．一方で，これだけ世の中が変わってきているのだから，子どもだって変わるだろうという思いもある．

　どちらにしても，物差しにしているのは，私自身の子ども時代をベースにしたイメージだ．社会学者なら統計を物差しにするのだろうが，個人のイメージがデータの読み方を左右する可能性もなくはない．

　フランスの精神科医，ギィ・ブノワ（Benoît G）とジャン＝ピエール・クラン（Klein JP）は，児童精神医学の歴史を紐解きながら，その原理原則が一般精神医学ではなく「子ども時代」に関する考え方や理論に由来していると主張した[4]．そして，次のように述べる．

　子どもは，「子ども時代」に，フィクションを人格化する役割を担い，われわれ大人はそのフィクションの中に，希望や郷愁，さらにはそうした感情を綯い交ぜにして持ち込んでいる．

　「子ども時代」という考えには，つねにわれわれ大人の転移が見られる．それを認めたとき，子どもの問題がわれわれの問題ともなるのである．

　これらの言葉に耳を貸すなら，「子どもたちは変わったか」という設問をめぐって検証すべきは，上述した子どもに向ける大人たちのまなざしに加え，われわれ自身の感情ということになる．

　ADHD の考え方に抗う私の気持ちの底には，遠く過ぎ去った子ども時代へ寄せる郷愁がある．クラスの陽気な乱暴者や，教師にゲンコツをくらう学友や，廊下に立たされる生徒たちのいる懐かしい風景．あるいは，いまは姿を見なくなった「不良少年」への憧れ．

　一方，子どもたちの変化を認めようとする気持は，成長していく子どもの姿に希望や理想を重ねようとする心の動きから生じるものだろう．日々成長しつつある存在，可能性に向けて開かれた存在に，果たせなかった夢やありえたかもしれない違う人生

を見たいのかもしれない．

　表題の問いに戻れば，子どもがどう変わったかは切り口によっていかようにも答えられるだろうが，臨床に携わるわれわれに言えることは，おそらく個人的印象の域を出るまい．それよりも面白い問いかけがあるとしたら，それは次のようなものかと思う．すなわち….

　「あなたは子どもが変わったと思いたいですか，思いたくないですか？ それはなぜですか？」

文献

1）土井隆義.〈非行少年〉の消滅—個性神話と少年犯罪. 信山社；2003.
2）法務省. 平成 28 年版犯罪白書. 2016.
3）アレン・フランセス（著），大野　裕（監），青木　創（訳).〈正常〉を救え—精神医学を混乱させる DSM-5 への警告. 講談社；2013.
4）ギィ・ブノワ，ジャン＝ピエール・クラン（著），阿部惠一郎（訳). 児童精神医学—歴史と特徴. 白水社；2013.

2 不登校の背景の変化

山崖俊子
臨床心理士，元津田塾大学国際関係学科

1 「不登校」とは何か

　2014年度の長期欠席者のうち「不登校」を理由とする児童生徒数は，小学校では0.39％，中学校では2.76％であり，高校中退率（2015年度）は1.4％と，スクールカウンセラーの導入等さまざまな対策が講じられているものの減少の兆しはみえない．

　文部科学省は「何らかの心理的，情緒的，身体的あるいは社会的要因・背景により，登校しないあるいはしたくともできない状況にあるために年間30日以上欠席した者のうち，病気や経済的な理由によるものを除いたもの」と定義している（1991年以前は年間50日）．

　わが国において「不登校」を問題として取り上げるようになったのはいつの頃であったか．わが国における学校教育制度の歴史（『学制百年史』より）をみると，日本で最初の学校制度を定めた教育法令である「学制」が発布されたのが1872年（明治5年）であり，義務教育については，1890年に改正された小学校令に記載されている．しかし現代の学校教育の礎となったのは戦後であり，日本国憲法に，国民の「教育を受ける権利」，保護者の「教育を受けさせる義務」が明記されてからである．

　したがって，1940年代から1950年代の戦中・戦後には，国民のあいだに，まだ，学校教育を受けさせる義務感は弱く，子どもたちには学校に行くより労働力を期待することが強かったため，現在をはるかに上回る長期欠席児童が存在したことを滝川[1]

山崖俊子（やまぎし・としこ）　　　　　略歴

東京生まれ．
お茶の水女子大学児童学科卒・筑波大学大学院カウンセリング専攻終了．
大妻女子大学児童臨床相談室主任相談員・津田塾大学国際関係学科教授を経て，現在は臨床心理士として病院・相談室でカウンセリングやスーパービジョンを担当．
主たる著書として，『思春期のこころが壊れるとき』（主婦の友社，1998），「不登校の理解と対応」（『日本小児科学会雑誌』2010：114〈3〉：18-24）．共著として，『事例を中心とした登校拒否児の治療教育』（東京書籍，1981），『育つ・育てる』（建帛社，2003），『健康教育─表現する身体』（勁草書房，2015）．

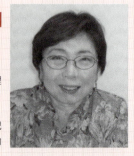

は指摘している．

　ところが経済の安定した 1960 年代から 1970 年代後半にかけて，すなわち，日本経済が飛躍的に成長を遂げた時代になって親たちは子どもたちに高い教育水準を強く求めるようになった．それはサービス業を中心とした第三次産業，いわゆるホワイトカラーへの希求が背景にあり，学歴がものをいう世界になってからである．

　こうした学歴への過大な期待こそ，子どもの養育を学歴重視へと傾斜させ，客観的に理由が認められないのに「学校に行かない」子どもの出現に大騒動することになった．つまり，子どもの生きる道は学校しかないという選択肢のない絶対的価値観が，「不登校」を増大させたといっても過言ではない．

2　神経症圏の不登校児理解と対応の変遷

原因論をめぐるむなしい論争

　客観的にみて理由のわからない長期欠席児童に対して，当初は「不登校」とは言わず，「学校恐怖症」，そして「学校嫌い」，続いて「登校拒否」と呼称は変化し，やがて「不登校」に落ち着いた．それは必ずしも学校が怖いからでも，嫌いだからでもなく，また自覚的に「拒否」をしているわけでもなく，状態像としての「不登校」と呼ぶことが最も相応しいと，1989 年に国として初めてこの呼称が用いられた．

　まさに呼称の変遷・混乱が示すように，周囲の大人たちは学校教育に多大の期待を寄せていたにもかかわらず，また，「登校できない健康状態」でもないのに登校しない子どもたちが，大都市の中産階層以上の裕福でしかも学校教育に理解を示す家庭の子どもたちのなかから出現したことに社会は驚愕した．いわゆる「神経症圏の不登校」出現である．

　当初は，担任の教育力不足を責めたり，精神科医の久徳は「母原病」という言葉で母親の養育力不足を不登校の原因とした結果，学級に不登校児が出現したり，わが子が不登校になったことを「自らの恥」としてひたすら隠そうとする動きにつながった．1988 年 9 月の朝日新聞夕刊の一面に，児童精神科医の稲村 博は「30 代まで尾を引く登校拒否症」，「早期完治しないと無気力に」という見出しで不登校に対して警鐘を鳴らした．こうした「学校絶対視」の考え方に対して多くの批判が噴出し，渡辺 位や奥地圭子は「登校拒否は病気ではない」と学校に行かないで生きることも，子どもの権利として肯定的にとらえようとした．しかしながら，いずれも大人の一方的な観念論争で，不登校が良いか悪いかといった子どもにとってはむなしい議論で終始した．

子どもの内界に添った「不登校」理解と援助のあり方

　こうした不登校をめぐる多くの議論のなかで，子どもたちがどういう思いのなかで不登校に至ったか，彼らは周囲の大人からのどのような援助が必要なのかに焦点を当てた実践的研究が報告された．代表的なものとして平井[2]は，自主性・主体性の発達

の欠如が不登校を生みだす最大の要因であり，子どもを信頼し，子ども自身が納得して動き出すまで徹底して「待つこと」の重要性を強調した．この主張が「登校刺激を与えない」という不登校児をとりまく大人たちのとるべき態度として今日まで定着している．

　続いて山中[3]は「思春期内閉」という言葉を世に送り出した．つまり江戸時代の"鎖国"が後の日本文化成熟におおいに貢献したことと，不登校児が内閉することで彼らの内界においてアイデンティティ形成を遂げることを重ね合わせたのである．すなわち，不登校児はそれまでの成育過程において，何らかの理由により安心して自分自身との対話を重ねる機会をもてなかったことから，アイデンティティ（主体性）の形成に不具合が生じたというのである．思春期は不登校児でなくても，それまでの親や教師といった身近な指導者から距離をおいて，「自分たち」もしくは「自分自身」の思いや考えを形成する時期である．したがって，「第二反抗期」ともいわれるように，自分自身に大きな影響を与えかねない大人たちからしばらく距離をおくことで，ようやく自分自身の内界から発せられる「内なる声」を聴くことができる．これを醸造し発酵させるには，そこに専念するための時間が必要であり，そのためには登校し，学業に専念するいとま（暇）がないというのである．

　平井も山中も，不登校にならざるをえない子どもたちの状況を「意味あるもの」として肯定的にとらえようとした．

　最近急増している，「帰国子女」，「ハーフ」，「性的マイノリティ」等々，いわゆる社会におけるマイナーな存在にある子どもたちは，自らのアイデンティティの根幹をなす文化同一性や帰属意識等に混乱を生じやすく，アイデンティティ形成に困難を伴いやすい．ハーフである，ある男子高校生は父の国で生まれ育ち，高校入学を機に母の母国である日本に母子で帰国した．成績優秀で偏差値の高い私立高校に入学したものの二学期から不登校になった．昼夜逆転の生活を送り，その間，彼が行ったことは，幼少期から長期休みには帰国し，日本語を習得するために与えられたたくさんの絵本を何度も繰り返し読んでいたという．そして夜になると山手線を何周もしたり，ラーメン店で食事をするなど，日本で育った高校生がたどる15年間にわたる生活を2年間かけて一気に駆け抜けた．こうして彼はようやく日本で生きる男子高校生としての根幹を確たるものとして，学校に戻っていった．

　平井にしても山中にしても多くの悩みを抱えた不登校児やその家族と，丁寧に時間をかけてのかかわりのなかから導き出された，子どもたちの思い，そして援助のあり方についての持論は十分に納得のいくものである．ほとんどの子どもたちが学校に行っているにもかかわらず，そして周囲の大人たちもそれを望んでいるにもかかわらず，自分だけは登校できていない状況はほかの誰よりも本人がつらい思いをしていることに思いを致すべきである．彼らがいかに多くの葛藤を抱えていたかは，日中は音も立てずにあたかも不在であるかのように装う，昼夜逆転の生活からも想像できる．そのとき，山中（前出）が強調する「長崎の出島」の存在が重要な意味をもつ．放っておかれた孤独な不登校児は自らの思いを「信頼する他者」とのかかわりのなかで確認す

る作業が滞る．その結果，社会から置き去りにされ，「ひきこもり」が定着することになりかねない．「じっくり納得するまでひきこもっていていいんだよ」と，鎖国における「長崎の出島」のように細い糸で「信頼できる他者」とつながっていることが子どもたちの安定と成長に貢献する．そう考えると，当時多くの非難を浴びた稲村も，不登校児を放っておいてはいけない，何らかの援助の手を差し伸べなければいけないという意味での警鐘であったと考えれば納得がいく．

　特に現代は，一歩外に足を踏み出さなくても，居ながらにして社会とつながり，飽くことのない刺激的情報が次から次へと送られてくるネットの存在は，ひきこもっている子どもたちに「一見社会とつながっているかの錯覚」をもたらし，現実逃避に拍車をかけることになりかねない．

 3 発達障害児と不登校

● 葛藤を抱えない不登校児の出現

　筆者の経験によれば，1990年代に入ってそれまで出会ったことのないタイプの不登校児と出会うことが多くなった．つまり，それまでは「悩み」，「不登校であることを世間に知られたくない」という心に葛藤を抱えた子どもたちであったのに，「悩まない」，「不登校であることを世間に隠そうとしない」，心に葛藤を抱えない不登校児の姿である．

　不登校でありながら，誘うと登校してくる，しかも友達に対して後ろめたさが感じられず，下校時間に校門の前で友達の帰りを待っている等々，それまでとは様相がまったく異なる一群におおいにとまどった記憶がある．

　こうした新しいタイプの不登校児に対する理解は，その後，「軽度発達障害」の概念を得て急速に進んだ．今でいう自閉症スペクトラムの裾野に位置する子どもたちである．この頃から不登校と発達障害との関係についての報告が数多くみられるようになり，杉山[4]は「不登校児童の約半数に何らかの発達障害が認められ，その8割（全体の4割）は高機能広汎性発達障害と診断された」と述べ，齊藤[5]も2009年度の不登校を主訴とした自身の初診患児の背景精神疾患の分析のなかで，19％が広汎性発達障害，5％が注意欠陥・多動性障害であることを報告している．いずれも発達障害圏の不登校児に対する対応は，神経症圏の不登校児に対する「信頼して任せて待つ」といった対応では好転しないことを強調している．すなわち，発達障害が背景にあることで集団不適応となった不登校児が増えているという問題提起である．

● 発達障害児は増えているか

　前述した杉山も齊藤もその他多くの研究者は，不登校のなかで発達障害児の占める割合が激増していることを指摘している．文科省は平成24年度特別支援教育に関する調査結果のなかで，通級による指導を受けている児童生徒数の増加が続いており，

なかでも発達障害の児童・生徒は過去6年間で約4倍の増加をみていると報じている.

わが国における自閉症スペクトラム（autism spectrum disorder：ASD）の疫学調査をみると，鷲見 聡は1991年には0.185％だったのが，2006年では2.07％に増加しているとし，田村 立らは広汎性発達障害（pervasive developmental disorders：PDD）の疫学調査で1.9％と報告している.これらに対して，土屋[6]も「この50年弱の間の診断基準・診断習慣の変化，症例を見出す技術の向上，早期発見の機会が増えた」ことが理由であって実際に増えたわけではないと強調する.

以上からASDが実際に増加していると結論づけるのは性急すぎるといえよう.ただし，ASDの概念が広く定着するようになり，早期に診断が確立され，早期に療育が実施され，加えて，2007年から発達障害児も特別支援教育の対象とされる等，ASD児が通常学級に通学する率が高まってきたなど，学校現場におけるASD児童が引き起こす問題が増加していることは事実である.

● 発達障害圏の不登校児理解と対応

辻井[7]は，発達障害児がクラス担任にその特性を理解されないことが，つまずきの大きなきっかけになることを強調している.不登校の出現時期についても，発達障害を背景としない不登校よりも早い時期，小学校3年以前に現れやすいのが特徴という.一方で知的障害児の場合は小学校5年以降に多くみられるなど，神経症圏の不登校児と傾向が似ているという.「もともと環境の変化への弱さが特性である発達障害児にとって，緩い枠組みの保育園や幼稚園から学校という枠組みに生活の場が移行することは大きな負担となる」と述べ，関係者が発達障害児の見立て能力をもち，その特性を十分に理解したうえで，彼らにみあった指導がなされるべきことを強調している.

こうした子どもの特性理解が不十分な状況下では，子どもにとっては心身への負担が増し，加えて発達障害児の特性として「あるべき自分」の育ちが十分でないことが不登校の増加に拍車をかけていると考えられる.特に発達障害児のなかでも，杉山のいう知的レベルが高い「軽度発達障害」は，知的に高いがゆえに周囲から大きな誤解を受けやすく，「勉強ができる」ことで，何ら障害を抱えていないと自他ともに思いこんでしまうことが誤解の発端となる.「わがまま」，「やる気がない」などと批判され，抑うつ状態に陥ることが多い.アスペルガー障害や高機能自閉症児は「悩める自閉症」ともいわれるように，発達障害児のなかでも独特のつらさを抱え，家庭でも学校でも「居場所」を得られずに不安定な状態に陥っていることが少なくない.

4 不登校の背景の変化

不登校の背景の変化について概観したが，不登校研究の初期の小泉英二のいう「神経症的登校拒否以外の無気力傾向の怠学，発達遅滞を伴うもの」のなかに，ASDが含まれている可能性が高い.ASD研究の進歩のなかで，これまで明確な診断ができなかった不登校児がASDと診断が可能になったことにより「背景に発達障害を抱え

た不登校児」が見かけ上増加したと考えられる.

　1960 年頃から注目を集めるようになった不登校は，その背景についてさまざまなタイプが混在していたにもかかわらず，社会の眼が釘付けになったのは，「大都市の中産階層以上の裕福でしかも学校教育に理解を示す家庭の子どもで，客観的にみて理由のわからない長期欠席児童」の出現であった．それまでの児童精神医学では説明がつかない子どもの登場に，多くの研究者たちは驚愕した．実はその神経症圏の不登校の陰に隠れていたのが発達障害圏の不登校であったと考えることができる.

　たとえ知的に高い発達障害児であってもその特徴として何らかの凸凹発達があり，神経症圏の不登校児の思春期に至るまで何の心配もなかった「優等生の挫折」とは大きく異なるはずである．加えて，発達障害児の場合，問題の出現は早期である傾向を考えると，周囲の印象は優等生の挫折といった「晴天の霹靂」感はなく，「めんどうな子」の烙印を押すことで顧みられなかったのではないかと推測される.

　それが近年の発達障害研究の目覚ましい進歩のなかで，それまで放置されていた発達障害圏の不登校児ににわかに光が当てられるようになり，これまでの「不登校といえば神経症圏の子どもであって，その対応はアイデンティティ形成を目指しての働きかけをしすぎない対応」では適切な支援にはならないという理解が，今日の不登校児をとりまく研究者たちの主張ではなかろうか．同じ不登校といってもその背景をしっかり見定めることなくしては，適切な対応は不可能である.

文献

1）滝川一廣．不登校理解の基礎．田嶌誠一（編著）．不登校．金剛出版；2010．pp58-72.
2）平井信義．思春期における登校拒否症．小児の精神と神経 1968；8（2）：51-59.
3）山中康裕．思春期内閉．中井久夫，山中康裕（編）．思春期の精神病理と治療．岩崎学術出版；1978．pp17-62.
4）杉山登志郎．発達障害の子どもたち．講談社；2007.
5）齊藤万比古．発達障害が引き起こす不登校へのケアとサポート．学研；2011.
6）土屋賢治，自閉症は増えているか．教育と医学 2013；61：26-35.
7）辻井正次，望月直人．発達障害と不登校．田匌誠一（編著）．不登校．金剛出版；2010．pp73-78.

3 いじめ被害／加害の影響

大西彩子
甲南大学文学部人間科学科

1 はじめに

　　小学校，中学校は，同じメンバーと毎日のように集団生活を過ごすことが求められる特殊な世界である．小学校高学年になり，心理的居場所が親から友達関係に移行し始める年代にとっては，その特殊な世界が全世界にも感じられる．いじめはその特殊な世界の環境を最悪なものにする．

　　近年，いじめを受けた被害者はもちろん，いじめの加害者やいじめを周囲で見ていた傍観者でさえも心身の健康な発達に問題が生じることが明らかになりつつある．そこで本項では，国内外の先行研究の知見を事例に基づく具体例を交えて紹介し，いじめを経験した児童・生徒に現れるさまざまな影響について考える．

2 いじめの現状

　　文部科学省はいじめを「当該児童生徒が，一定の人間関係のある者から，心理的，物理的な攻撃を受けたことにより，精神的な苦痛を感じているもの．なお，起こった場所は学校の内外を問わない」と定義している．これは，加害者の攻撃行動よりも被害者の苦痛に焦点を当てた定義となっている．

　　全国のいじめの教師の認知件数は，文部科学省の平成 27 年（2015 年）度「児童生徒の問題行動等生徒指導上の諸問題に関する調査」[1] によると，小学校 151,190 件，中

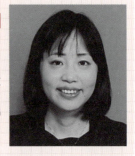

大西彩子（おおにし・あやこ）　　　　　　　　　　　　　略歴

1980 年京都府生まれ．
2009 年名古屋大学大学院教育発達科学研究科博士後期課程修了，博士（心理学）取得．
2009 年浜松医科大学子どものこころの発達研究センター特任助教を経て，2016 年甲南大学文学部人間科学科准教授（現在）．
著書として『いじめ加害者の心理学－学級でいじめが起こるメカニズムの研究－』（ナカニシヤ出版，2015），共著書として『ゆがんだ認知が生み出す反社会的行動－その予防と改善の可能性－』（北大路書房，2015），ほか．

表 1	いじめの種類
直接的いじめ（身体的いじめ）	被害者自身に危害を与えるタイプのいじめ 例：叩く，蹴る，本人に聞こえる悪口を言う
関係性いじめ	被害者の対人関係を阻害し，被害者を集団のなかで孤立させるタイプのいじめ 例：無視，仲間はずれ
ネットいじめ（電子いじめ）	被害者の悪口や個人情報をインターネットを通じて，SNS に書き込んだり，メールで送信したりするタイプのいじめ ※被害者は学校を休んでも攻撃を回避できない

学校 59,422 件，高等学校 12,654 件，特別支援学校 1,274 件の合計 224,540 件（前年度 188,072 件）であった[1]．なお，いじめが原因で自殺した児童・生徒は 9 人（前年度 5 人）であった．

3 いじめの種類

　いじめはその攻撃手段によってさまざまに分類されており，児童・生徒に異なる影響を与えていることが先行研究で明らかにされている．したがって，いじめ被害者，加害者のケアを考えるうえでも，対象の児童・生徒がどのようないじめとかかわっているのかを把握することが重要である．主ないじめの分類とその説明を表1にまとめた．

　直接的いじめとは，加害者が「悪口を言う・はやしたてる」などの言語的攻撃や「叩く・蹴る」などの身体的攻撃を用いて被害者に直接苦痛を与えることを目的としたいじめである．関係性いじめとは「無視・仲間はずれ」など対人関係やその受容感に危害を加えることを目的としたいじめである[2]．ネットいじめとは，被害者の悪口や個人情報などを SNS に書き込んだり，電子メールで送信したりするいじめであり，近年のインターネットの普及に伴い，問題になっている．これらのいじめの攻撃手段は，ある種類に特化して加害者に用いられることもあれば，複合的に使用されることもある．

4 いじめ被害の短期的影響

　いじめ被害とその短期的影響については，まず，中学生 1,271 人を対象とした国内調査を紹介する[3]．殴る・蹴るなどの直接的いじめを受けた被害者は，「さみしい気持ち，悲しい，泣きたい気分，不安を感じる」など抑うつ・不安感情が高く，「頭の回転が鈍く，考えがまとまらない，難しいことを考えることができない」など無気力的認知・思考が高くなっていた．無視・仲間はずれといった関係性いじめの被害者は，「学校が楽しめない，今のクラスが好きではない」など学校適応が低く，「腹立たしい気分，いらいらする」などの不機嫌・怒り感情，抑うつ・不安感情および「頭がくらくらする，手足がしびれるような感じがする」などの身体的なストレス反応が高くな

っていた．パソコンや携帯電話を使用したネットいじめの被害者では，抑うつ・不安感情が高くなっていた．なお，これらのいじめを複合的に受けているいじめの被害者は，不機嫌・怒りの感情，抑うつ・不安感情，無気力的認知・思考が高くなっていた．また，国外の調査でも，直接的いじめや関係性いじめの被害経験がある 13～16 歳の生徒は社会的不安と孤独を強く示す傾向が示されている[4]．

　いじめを現在受けている被害者には，いじめからの保護が最優先だが，いじめの被害によって引き起こされる上記のような抑うつや怒り，不安などの感情が，思春期特有の感情の不安定さと重なることで，突発的な自殺や加害者への報復などの極端な自他への攻撃行動を引き起こさないよう，被害者を安心させ，感情を安定させることを目的としたケアも必要であると考えられる．

5 いじめ被害の長期的影響

　いじめ被害の長期的影響については，小学校高学年の時期に親しい友人からのいじめを体験した高校生は，高校生活において「クラスのなかで孤立感を覚えることがある」，「クラスのなかで自分は浮いていると感じることがある」などの学校不適応感が強く，「友達が自分のことを本当はどう思っているのか気になる」，「友達が考えていることがわからなくなり，不安になることがある」など友人に対する不安や懸念が強いことが先行研究で示されている[5]．国外の調査では，子ども時代や青年期前期に何度もいじめの被害を受けた若者は，その後に反社会的行動を起こすリスクが高いことが示されている[6]．

　無視・仲間はずれなどの関係性いじめの予後に注目した研究では，友人関係に依存した自己感をもった男子生徒が関係性いじめの被害を受けると，第一調査時の抑うつ傾向を統制してもなお，数か月後の抑うつ傾向が高まることが報告されている[7]．また，小学生の時に受けた仲間はずれによるいじめ経験は，大学生時の自尊感情を低下させることで特性不安を高め，主観的幸福感を低下させるという[8]．このように関係性いじめなどの親しい友人からのいじめは，被害を受けた児童・生徒のその後の対人関係や社会生活に大きな影響を与えていることがわかる．

6 いじめ加害の影響

　いじめの加害者は，「新しいラジオを壊されてしまう」というような曖昧な状況において相手の意図を敵意的に読み取りやすく[9]，それがいじめの攻撃行動を生じさせる一因になっているといわれている．

　いじめ加害が児童・生徒に及ぼす影響については，いじめ加害経験のある児童・生徒は，学校での人間関係の悪化や非行の増加[10]，退学[11]，低学力[12] など，その後の外的適応に悪影響があることが海外の先行研究で明らかにされている．国内の研究では，小学 4 年生から中学 3 年生 4,936 人を対象とした調査によって，いじめ加害を経験し

表 2 選択的道徳不活性化の４つの側面と７つの下位分類

行動側面	● 道徳的正当化 目的の正しさを強く主張することで，手段の悪さを過小評価する 「あの生徒は皆に迷惑ばかりかけるから，それをわからせるために仲間はずれにしてるの」
	● つごうの良い比較 他の物事と比較して，自分の行為を軽く考える 「殺したりはしないよ．気に入らないから殴るだけ」
	● 婉曲なラベル 印象が柔らかくなる名前を付けて，実際の行為の悪質さを隠す 「いじめてないよ．遊んでるだけ．ボクシングごっこ」
発動側面	● 責任の転嫁と拡散 行為の責任を他者に押し付けたり，分け合ったりすることで自分の責任を軽くする 「私が悪口を言い始めたんじゃないよ．それにみんな言ってたし」
結果側面	● 結果の無視や矮小化 いじめの結果を無視したり，被害を小さく見積もったりする 「鈍感なやつだから，あいつには何しても大丈夫だよ」
受容側面	● 非人間化 相手を人間として扱わないことで，罪悪感を減少させる 「あいつは虫だから，駆除してやる」
	● 非難の帰属 被害者に非があるとし，いじめ行為を正当化する 「友達の秘密をばらすような人は，みんなから無視されて当然よ」

ている児童・生徒は攻撃性が強く，いじめ加害および被害の両方を経験している児童・生徒は強い非行性を示すことが報告されており，海外の先行研究と同様の結果が認められている[13]．

7 いじめ加害者，いじめ傍観者の認知の歪み

　近年，バンデューラ（Bandura A）が認知の歪みとして社会的認知理論をもとに提唱した，選択的道徳不活性化（selective moral disengagement：SMD）が青少年の反社会的行動やいじめを理解するうえで注目されている[14]．SMD が生じると，これまでに学習した善悪の基準によって自己の行動を決定する自己調整機能が正常に働かず，攻撃行動や反社会的行動を行う際に現れる恥や罪悪感などのネガティブな感情を抑制すると考えられている．SMD を引き起こす認知の歪みについては，4 つの側面と 7 つの下位分類が存在する[15]．表 2 はそれらについて，いじめにおいてよくみられる具体例とともに説明したものである．

　筆者は SMD を参考に，中学 1 年生の認知の歪みといじめ経験との関連について調べるための質問紙調査を行った[16]．その結果，いじめの加害経験と傍観経験が多い生徒は他の生徒と比べて，「気に入らない人にはひどいことをしてもよいと思う」，「気に入らない人は人間として価値が低いと思う」などの自己中心性の認知の歪み，「自分の家族の悪口を言う人は暴力で黙らせてもよいと思う」，「友達を守るためにケンカをするなら問題はないと思う」などの道徳的正当化の認知の歪み，「汚い言葉を使う友達が多い人は汚い言葉を使うようになっても仕方がないと思う」，「しつけがされていなければ，その子どもが間違った行動をしても仕方ないと思う」などの責任転嫁の

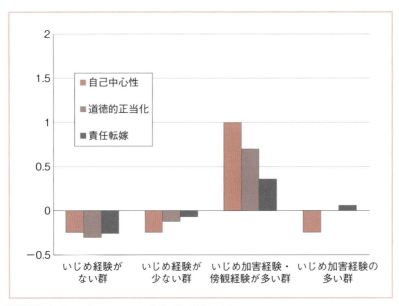

図 1 各群の認知の歪みの平均値（標準化得点）

認知の歪みがそれぞれ統計的に有意に高かった（図 1）．この生徒たちは，いじめの加害経験や，特に傍観経験を繰り返すなかで，被害者の苦痛に対して良心が痛むたびに認知を歪ませることで，いじめが存在する環境に適応してきたのだと考えられる．しかし，このように人間関係に関する認知を歪ませた生徒たちは，おそらく今後の対人関係でも問題を生じさせ，多くの葛藤を経験するだろう．

　いじめが深刻な学級では，1 つのいじめを解決してもターゲットを変えていじめが継続されることがしばしば問題になるが，子どもたちが上記のような認知の歪みを抱えながら学校生活を送っている状況では，いついじめが再発しても不思議ではない．いじめを早期に発見し解消するとともに，いじめの加害経験や傍観経験のある子どもたちの認知の歪みに対するケアが必要である．

文献

1) 文部科学省．平成 27 年度児童生徒の問題行動等生徒指導上の諸問題に関する調査．
http://www.mext.go.jp/b_menu/houdou/29/02/__icsFiles/afieldfile/2017/02/28/1382696_001_1.pdf

2) Crick NR, Grotpeter JK. Relational aggression, gender, and social-psychological adjustment. Child Dev 1995；66：710-722.

3) 黒川雅幸．いじめ被害とストレス反応，仲間関係，学校適応感との関連―電子いじめ被害も含めた検討．カウンセリング研究 2010；43：171-181.

4) Storch A, Brassard MR, Masia-Warner CL. The relationship of peer victimization to social anxiety and loneliness in adolescence. Child Study Journal 2003；33：1-18.

5) 三島浩路．小学校高学年で親しい友人から受けた「いじめ」の長期的な影響―高校生を対象にした調査から．実験社会心理学研究 2008；47：91-104.

6) Smith PK, Talamelli L, Cowie H, et al. Profiles of non-victims, escaped victims, continuing victims and new victims of school bullying. Br J Educ Psychol 2004；74：565-581.

7）Kawabata Y, Onishi A. Moderating effects of relational interdependence on the association between peer victimization and depressive symptoms. Child Psychiatry Hum Dev 2017；48：214-224.

8）水谷聡秀，雨宮俊彦．小中高時代のいじめ経験が大学生の自尊感情と Well-Being に与える影響．教育心理学研究 2015；63：102-110.

9）Crick NR, Grotpeter JK, Bigbee MA. Relationally and physically aggressive children's intent attribution and feelings of distress for relational and instrumental peer provocations. Child Dev 2002；73：1134-1142.

10）Kumpulainen K, Rasanen E. Children involved in bullying at elementary school age：Their psychiatric symptoms and deviance in adolescence. An epidemiological sample. Child Abuse Negl 2000；24：1567-1577.

11）Altenbaugh RJ, Engel DE, Martin DT. Caring for Kids：A Critical Study of Urban School Leavers. Falmer Press；1995.

12）Spriggs AL, Iannotti RJ. Nansel TR, et al. Adolescent bullying involvement and perceived family, peer and school relations：Commonalities and differences across race/ethnicity. J Adolesc Health 2007；41：283-293.

13）村山恭郎，伊藤大幸，浜田　恵ほか．いじめ加害・被害と内在化／外在化問題との関連性．発達心理学研究 2015；26：13-22.

14）吉澤寛之，大西彩子，ジニ G ほか（編）．ゆがんだ認知が生み出す反社会的行動－その予防と改善の可能性．北大路書房；2015.

15）Osofsky MJ, Bandura A, Zimbardo PG. The role of moral disengagement in the execution process. Law Hum Behav 2005；29：371-393.

16）大西彩子．中学生のいじめ経験と認知のゆがみ．日本教育心理学会第 59 回総会発表論文集．2017.

4 発達障害をめぐる問題——現状と展望

清水康夫
横浜市総合リハビリテーションセンター

　発達障害(developmental disorders)はいくつかの診断カテゴリーを束ねる集合概念として『精神障害の診断・統計マニュアル第3版(DSM-III)』(1980) ではじめて精神医学の表舞台に登場した. 現在, 発達障害(群)は当初より多くの診断カテゴリーを含むようになり, またその存在も医学の領域を超えて広く知られるようになっている.

　わが国では2005年に発達障害者支援法が施行され, それによって発達障害は医療, 教育, 福祉, 労働の各分野において配慮され支援される対象であるとされた. 以来, 発達障害への対応は早期発見から早期支援, 特別支援教育, 就労・職場定着支援へと幅広い年齢帯で展開されている. これらの支援は主に福祉と教育の行政が担っており, 医療はこれらを先導することもあれば並走することもあり, ときには連動したりもする.

　以下, 国際診断システムとしてのDSMにおける発達障害の変遷を振り返りつつ, いくつかの課題について考える.

1 「発達障害」の登場と定着

誕生

　長く精神病の一種とされてきた自閉症であったが, それを帰属させるべき精神障害の種別をめぐる議論の末, DSM-IIIが出した答えが「発達障害」であった. このとき,

---

清水康夫（しみず・やすお）　　略歴

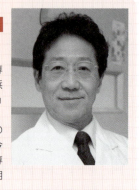

1949年群馬県生まれ.
1975年東京大学医学部医学科卒. 同年, 東京大学医学部付属病院精神神経科. 児童精神医学専攻. 1989年横浜市総合リハビリテーションセンター (医療部長, 副センター長), この間, 横浜市北部地域療育センター長兼任 (1994〜95, 2012〜14). 2014年より横浜市リハビリテーション事業団参与.
共著書に, 『発達障害の臨床的理解と支援2 幼児期の理解と支援—早期発見と早期からの支援のために』(編著. 金子書房, 2012), 『現代児童青年精神医学 改訂第2版』(永井書店, 2012), 『今日のリハビリテーション指針』(医学書院, 2013) などが, 共訳書に, 『自閉症スペクトル—親と専門家のためのガイドブック』(ローナ・ウィング著. 東京書籍, 1998), 『新訂 自閉症の謎を解き明かす』(ウタ・フリス著. 東京書籍, 2009) がある.

いわゆる学習障害（DSM-III での名称は特異的発達障害）が同じ種別内の対概念となった．ただし特異的発達障害は第 2 診断軸におかれ，第 1 軸にある幼児自閉症を含む広汎性発達障害と扱いを異にした．

　DSM は版を改めるにつれ発達障害に属する診断カテゴリーを追加していき，DSM-5 (2013)では知的発達障害(intellectual developmental disorder),注意欠如・多動症(attention-deficit/hyperactivity disorder：ADHD)，チック症群(tic disorders)，ほかが新たに加わっている．DSM-5 における発達障害とは，発達期にすでに存在する持続的な脳機能異常に起因する精神障害群と考えてよいであろう．たとえ状態像に類似性があるとしても，脳機能異常に起因しない反応性愛着障害などは発達障害と区別される．

新しい障害群としての発達障害

　わが国の発達障害者支援法は，既存の身体，知的，精神のいずれの障害領域にも属さない，いわば新しい障害分類として発達障害を支援対象に定めたものである．つまり発達障害への支援は，既存の障害群の間隙を埋めるような形で船出した．しかし本法が施行され,関連法規が改正されるなどして 10 余年が経った今,発達障害（群）は，後に述べるような高い有病割合とともに臨床的課題の多様さにおいて他の障害群に比肩する大きな存在になっている．

予想外に高い有病割合

　発達障害の有病数について厚生労働省からの正式な発表はないが，文部科学省が 2012 年に行った全国公立小中学校通常級の調査では，6.5 ％もの高い率で発達障害の可能性がある児童生徒が教師によって把握されていた．しかし筆者らによる横浜市港北区（約 34 万人）における悉皆調査[1] では，発達障害と診断された児童がさらに高い数値にのぼることが確認された．すなわち，小学校 3 年生で医療機関において何らかの発達障害と診断されている児童の割合は 8.3 ％であった．5.8 ％の主診断は広汎性発達障害（自閉性障害，アスペルガー障害，その他を含む）であった．

　発達障害，とりわけ広汎性発達障害の有病割合の高さについては，横浜市と同時に調査された広島市，福岡市，豊田市，宮崎市などにおいても同じ傾向があった．

　発達障害は中高生やそれ以降になってはじめて診断される場合も少なくないことから，成人における発達障害の有病割合は 10 ％前後にのぼると推定すべきであろう．この有病割合は，他のいかなる精神障害と比べても驚くべき数値である．

2　発達障害の診断

診断カテゴリー

　発達障害の診断と分類の方法が DSM-5 で大きく改革された．その例を発達障害の中心にある自閉症でみてみよう．

　DSMの第4版（1994）では広汎性発達障害のなかに，自閉性障害，レット障害，小児期崩壊性障害，アスペルガー障害，特定不能の広汎性発達障害（非定型自閉症を含む）が下位カテゴリーとしておかれ，それらは広汎性発達障害に特異な症状の典型度と早期の臨床経過(特に退行変化)によって細分類されていた．しかしDSM-5では，これらすべての下位カテゴリーを連続体としてとらえ，全体が一つの自閉スペクトラム症（autism spectrum disorder：ASD）という単数形でまとめられた．

　このような改革によって，医師によるカテゴリー診断の微妙な違いが回避されると同時に，医師にとっては広汎性発達障害のサブカテゴリー同士の中間形に遭遇したときに味わうカテゴリー分類のジレンマから解放されたのではなかろうか．

● 疾患概念から障害概念へ

　DSMの診断基準には，社会不適応あるいは生活支障に関する一項目がおかれている場合がある．その場合，個々の障害を特徴づける症候がいくらそろっていても，それが社会的，職業的または他の重要な領域における機能を損なっていないかぎり，診断は非該当となる．ADHDでは第4版の時からこの項目が診断基準に登場していたが，ASDではDSM-5になってから付加された．知的能力障害（精神遅滞）では，第3版からすでに診断基準に含まれていた．

　この一項目がおかれる臨床上の意義は，症候が非典型で弱い例をその診断カテゴリーに該当するか否かの弁別に決定的な役割が演じられることである．一方で，生活支障の項目が診断の必須条件として明示される意味を問えば，その診断カテゴリーが「疾患」(disease) よりも「機能障害」(disability) の性格が強調されることである．

　たとえば，第3版で幼児自閉症についてみれば，一度はそう診断されたものの，時が経ってもはや症候が軽快して基準に合致しなくなったとしても，「残遺状態」という名前を被せつつも同じ幼児自閉症の診断カテゴリーにとどまらせていた．つまり，当時の幼児自閉症は「慢性疾患」に近い考え方であった．

　一方DSM-5では，一度ASDと診断されても，後になって症候的に軽快するか，生活支障が軽微になるか消滅すれば，ASD診断がはずされるかもしれない．すなわちDSM-5では，ASDの精神病理に加えて生活支障が診断にとっての必須条件となっている．その点が，DSM-5における発達障害の主要な診断カテゴリーでは慢性疾患というよりも機能障害としての性格が強められているとする理由である．

　別の視点からこの一連の流れをみれば，精神障害に対する社会モデルの要素がDSMに順次取り込まれてきた過程とみることができるかもしれない．

● ディメンション診断の導入

　DSM-5では伝統的なカテゴリー診断に加えてディメンション診断が取り入れられている．たとえば第4版の広汎性発達障害のもとにあった下位カテゴリーへの診断分類は，DSM-5ではASDとの診断のもとにレベル1から3の重症度水準（社会的コミュニケーションと限定された反復的な行動様式に基づく）を特定する作業に置き換

えられた．知的能力障害においても，第4版では軽度精神遅滞から最重度精神遅滞までがそれぞれ独立した診断カテゴリーであったが，DSM-5では一つの診断カテゴリー内での軽度，中等度，重度，最重度の重症度判定に変更された．

このようにDSM-5では，診断カテゴリーをさらに細分化して下位カテゴリーをつくるのでなく，大きくまとめたカテゴリーのもとで，しかるべき重症度にディメンション診断するようになっている．たしかに第4版に比べてDSM-5は，臨床ニーズに即した診断の仕方に進化したように思われる．

●● 発達障害群にもディメンション診断が必要か

DSM-5によるディメンション診断の導入には一定の評価がなされるとしても，実のところまだ中途半端な印象を否めないと感じるのは筆者だけであろうか．というのは，ディメンション診断は発達障害群の個々の診断カテゴリー内においてなされるだけでなく，発達障害群そのものに対して個々の診断カテゴリーのディメンション診断を考える必要があると思われるからである．

発達障害の診断にあたっては，一人の症例が一つの診断カテゴリーだけでなく，複数の診断カテゴリーに該当することが決してまれではない．たとえば，ある症例はASDと診断されるが，ADHDとも，さらに限局性学習障害（specific learning disorder：SLD）とも診断されることがまれならず生じる．発達障害群の診断カテゴリーが三重に該当することになる．

ところが，同じ3つの診断カテゴリーに該当する例であっても，ASDが前景に立ってADHDやSLDは比較的軽い場合もあれば，逆に前景に際立つのはADHDであってASDやSLDはむしろ背景になっている場合もある．仮にADHDの薬物療法を検討するならば，前者は適応からはずれ，後者はまさに適応となるという違いが出る．

発達障害群内の診断カテゴリーが多重に診断される症例では，そのうちのどれに最も焦点を当てた治療や教育を考えるべきかが，それぞれの症状の強さ，生活支障への影響の強さによって違ってくるのである．すなわち，発達障害群内の該当する診断カテゴリー間での治療優先順位を定める必要性に迫られるがゆえに，診断カテゴリーそのものに対するディメンション診断が求められるのである．

しかしDSM-5の段階では，そこまでのディメンション診断は想定されていない．今後それは，発達障害の診断に関する重要な課題となるかもしれない．

3 臨床の課題

●● 患者数の爆発的増加

先述のように発達障害の患者数が近年，各地で爆発的といってよいほど増加している．おそらく国際的にみてもわが国は，発達障害の診断が最も進んでいる国の一つであろう．ちなみに先に述べたように横浜市の小学校3年生におけるASD児の割合5.8

％を，同じく学童の ASD 有病割合についてアメリカの疾病管理予防センターが 2012 年に発表した数値 1.46 ％と比較すれば，違いは一目瞭然である．いずれにしても今後は，人口の約 10 ％が発達障害として何らかの支援の対象となりうることを想定しておかねばならない．

発達障害に対応する診療科として，従来は児童精神科や小児精神科が一般的であった．しかし診療の需給バランスが全国各地で大きく崩れており，予約から診察までの長い待機期間を余儀なくされることが日常化している．その一方で一般の小児科や精神科においても，それぞれ小児，成人の発達障害への関心の高まりとともに発達障害の診療が担当されることが増えつつある．

専門医の育成については，育成システムの整備で専門医が増えることを計算に入れたとしても，現在の激しい需給バランスの崩れを容易に解決できるとは思えない．発達障害の診療を関連診療科のサブスペシャリティとのみ位置づけるのでなく，一定の範囲で一般診療として受けもてる内容を規定し，診療枠を確保することは不可能であろうか．発達障害の臨床を卒後研修の課題に含ませることによって診療枠が拡大される可能性はあろう．ともあれ専門診療と一般診療との分業体制なくして，発達障害診療の膨大なニーズに対する満足な答えは得にくいのではなかろうか．

● 発達障害児が特別支援教育の正式な対象に

一口に発達障害の支援といっても，支援にかかわる専門分野は多様である．そのうち最も重要な役割を果たすべき位置にあるのは，医療や福祉よりも教育ではなかろうか．学校教育は専門家（教師）によって計画的，組織的に長期間，しかも発達の重要な時期になされる．それゆえ義務教育課程において発達障害に対する支援体制をしっかりと整備できるか否かが発達障害者の予後を決定的に左右する，といっても過言ではなかろう．

発達障害に知的障害や身体障害も伴っていれば，従来から特別支援学校や特別支援学級が特別支援教育の場を提供していた．しかし，知的な遅れがなく身体障害も伴わないタイプの発達障害児に対する特別支援教育は，1993 年の通級指導教室の法制化によってはじめて保障されたといえる．それ以前から通級指導を進めていた自治体もあったが，その数は限られていた．この法制化以来，通級指導教室は急速に全国に広まっていった．2007 年には学校教育法（施行規則）が改正され，通級方式の特別支援教育の対象として，自閉症，学習障害，注意欠陥多動性障害などの具体的な診断名が明記された．通常級に在籍する発達障害児に対しては，現在では通級方式に加えて「取り出し指導」や「入り込み指導」なども採用され，個々の児童生徒のニーズにみあった形式と内容で教育的対応ができるようになっている．

学校教育では発達障害児に対する特別支援教育の体制が整いつつある．次には，ハードウェアの整備にみあったソフトウェア（教育技法の開発）とヒューマンウェア（人材の育成）を質的にも量的にも保障するという喫緊の課題が教育側にあるのではなかろうか．

● 教育と医療の連携

　教育と医療の連携については，総論あって各論なし，という批判を甘受せざるをえない状況が長く続いてきた．しかし発達障害に対する多くの医学的知見が得られ，教育体制の整備が進んだ現在では，教育と医療の連携のあり方を具体的に切り開いていくべき段階にきていると思われる．

　教育が医療をそのシステムのなかに取り込む形として学校医があるが，一般小児科や内科の医師が中心であって，発達障害の専門家の関与は少ない．児童生徒の精神保健に関しては，担任，養護教諭，そして必要に応じて非常勤のスクールカウンセラーがあたる．発達障害（疑いも含め）の児童生徒については特別支援教育コーディネーターも加わる．

　発達障害児教育に対する医療からの助言やスーパービジョンについては，教育側に大きなニーズが潜在しているのではなかろうか．筆者らが行った全国 43 都市の情緒障害通級指導教室担当教師に対するアンケート調査[2] では，82.5 ％が「医療との連携があまりとれていない」とする一方で，93.0 ％もの大多数が医療との連携を「是非必要」または「できれば必要」と答えていた．連携がとれない理由は，「連携のシステムが確立されていないから」と過半数が回答していた．

　横浜市では全市の小中学校情緒障害指導教室の担当教師と市内地域療育センターの医師，心理士，ワーカーなどとが合同で年 2 回定期の事例検討会を行い，必要に応じて児童精神医学の立場からスーパービジョンを行っている[2]．これは一都市における教育と医療の連携体制の試行であるが，発達障害児の学校教育を医療が補佐する機能を発揮できるシステムの開発が切に望まれる．

4 おわりに

　ここでは言及できなかったが，発達障害をめぐる重要な課題はほかにも多い．たとえば，二次障害の対応と予防，保護者のメンタルヘルス，きょうだいのコーピングスキル，女性や外国人の発達障害者，中年以降の年齢になった発達障害者，薬物療法の効用と限界，成人期の精神障害のハイリスク因子としての発達障害，小児期に発症する精神病との鑑別，就労と職場定着，社会の啓発，などの課題である．

文献

1) 清水康夫, 岩佐光章, 原　郁子ほか. 発達に問題のある学童についての精神医学的診断および特別支援教育に関する疫学研究—横浜市港北区における悉皆調査. 平成 27 年度厚生労働科学研究費補助金（障害者対策総合研究事業）報告書. 発達障害児とその家族に対する地域特性に応じた継続的な支援の実施と評価（研究代表者 本田秀夫）. 2016.
2) 清水康夫. ADHD を含めた発達障害にかんする医療と教育の連携のあり方. 精神科治療学 2010 ; 25 : 947-954.

エッセイ

現代思春期事情
──思春期の「異能感」と「異質感」という視点から

岩宮恵子
島根大学人間科学部人間科学科
島根大学こころとそだちの相談センター

1. 思春期と声優

　スクールカウンセラーとして最初に派遣された年（1995 年）のことだ. 中学生の相談者が, 次々と「声優になりたい」と口にしてきて驚いたことがある. 芸能界へのあこがれは思春期あるあるだが, 相談室に来談する子は圧倒的に声優志望が多かった. その後, 現在に至るまで声優志望のクライエントは多く, 思春期心性と声優へのあこがれとはかなり関係が深いのだと感じる.

　では, なぜ「声優」なのだろうか.

　個人差はあるが, 思春期は自分には何か特別な能力が備わっているかもしれないという淡い「異能感」をもつ時期である. 人前で言うことはなくても, 自分には人とは違う能力があるという根拠のない感覚をもつ子は多い（それを「中二病」という言葉で揶揄されることもあるが）.

　特に対人関係に困難を抱えていて自己不全感が強く, 困りごとを言葉にして語ることができにくい人たちは, その欠落を埋め合わせるためか驚くべき「異能感」を心のなかで熟成させていることがある.

　さまざまな登場人物（人間以外にも動物や妖精や幽霊や魔物なども）を自由自在に演じることができるアニメの声優は, "日常性を越えた自分" というイメージを通して「異能感」とつながりやすい. そして容姿での査定は受けず, 歌のうまさも台詞の暗記能力も問われず, 手元にある台本を読むことができれば表現が可能になる, という（勝手な）

岩宮恵子（いわみや・けいこ）

略歴

1960 年鳥取県生まれ. 1982 年聖心女子大学卒. 鳥取大学精神神経科教室研究生を経て, 島根大学教育学部心理学教室准教授, 同心理発達・臨床講座教授. 2017 年から島根大学人間科学部人間科学科心理学コース教授. 島根大学こころとそだちの相談センターセンター長兼任.
著書に『生きにくい子どもたち─カウンセリング日誌から』(岩波現代文庫, 2009), 『フツーの子の思春期─心理療法の現場から』(岩波書店, 2009), 『好きなのにはワケがある!─宮崎アニメと思春期のこころ』(ちくまプリマー新書, 2013), 『増補 思春期をめぐる冒険─心理療法と村上春樹の世界』(創元こころ文庫, 2016) などがある.

イメージで声優をとらえたとき，他の芸能界の職業よりも自己投影のハードルがぐっと低くなる．

　その当時は，声優になりたいと大人に言うのは，中学生までがほとんどだった．高校卒業後の進路が進学なのか就職なのかと具体的になってくると，そのような現実味のないことは学校の先生や親にはなかなか言えないという客観視が生まれていたからだ．だから面接現場でも，実際の進路の選択肢への言及としてではなく，あくまで思春期心性の「異能感」の表現の一つとして「声優志望」をとらえることができていた．つまり自分のなかにある何らかの可能性の萌芽を「声優」というイメージに託しているのだという視点でみることができていたのだ．

　しかしその頃と比べて，声優志望の人たちをめぐる社会状況はずいぶん変わった．声優になりたいという潜在的なニーズがかなりあるということをビジネス感覚のある人たちが察知したからか（どうかはわからないが），声優の専門学校がここ20年でものすごい勢いで増えたのだ．

　そのため，勉強に関心がもてず，高校を終えてもすぐに就職やバイトをする気持ちも自信もなく，アニメやゲームだけにはかろうじて気持ちが動くという子と，その子の卒業後の過ごし方を心配する保護者や教員にとっての有力な進路候補の一つとなっている．つまり，日常との接点が見出しにくい人たちの「異能感」の受け皿に声優の専門学校がなっているのだ．

　「声優になりたい」という希望を後押しするほうが，夢を支えて応援しているという痛みのない立場になれるので，親も教員も，声優の専門学校への進路選択を後押しすることが増えてきた．経済的な理由が深刻な場合以外には保護者が真剣に反対することが少なくなってきている（声優の専門学校は，私立大学よりも高い学費がかかる）．このような逃げ道（というのも語弊があるのかもしれないが）が用意されると，「異能感」に基づいた甘い夢をぶちこわし，現実に着地できるように地道な進路を勧めるようなことがしにくくなる．そんなことをして子どもに嫌われたり恨まれたりするリスクを冒してまで，子どもとガチで向かい合おうとするパワーを大人も出せなくなっているのを感じる．

2. 悩みを語れない子

　最近は悩みを悩みとしてとらえることができないままに，周囲の大人から勧められて来談する思春期の子どもたちが増えてきている．特にスクールカウンセラーの現場ではそのタイプの子と会うことが多い．

　そういう子たちのなかには，「学校がイヤ」とか「ゲームがやめられない」，「周りの人と話が合わない」などと主訴を最初は口にするものの，ここは悩みを話さなくてはならない場所だからとりあえずそう言っただけ…という印象が否めない子がいる．続けて話を聞こうとしても，それ以上のことを語る言葉は出て来ない．話したいことがあって来ているわけではないのだ．話したいことを何でも聴くよとゆっくり待っていると，そ

ういう子は逆にどうしていいのかわからず困惑する．こちらから何か訊くのをひたすら待っているので，その子が話し始めるのをじっと待っていると，気まずい沈黙ばかりが長引くのである．相手に合わせることしか考えていないのだ．

　ところで今の思春期の子にとっては，将来に結びつくような「やりたいこと」や「目標」があるというのは，「リア充」の証である．そのため，周囲の人たちやSNSで承認されるために必要だから，とりあえず適当に何か将来の目標があ・る・こ・と・に・し・て・い・る子もいる．

　また思春期の子が「学校に行く意味がわからない」と言うときには，何らかの反抗心がその底にはあるに違いない，と反射的に思ってしまうが，最近はその言葉の裏にそんなニュアンスがまったく感じられないことがある．「将来やりたいことを見つけるため」とか，「目標をかなえるため」に学校に行くという前提自体がピンと来ないという意味で言っていることもあるのだ．

　そのような子に対して，いやいや，絶対に誰もが何かしらの「やりたいこと」はあるし，今，なかったとしてもそれは必ず見つかるはずだという前提で接近していっても，彼らの真実に近づくことはかなわない．逆に，そのような接近の結果，「何かになりたいと言葉にすることが期待されている」と彼らが考え，大人たちの期待に合わせて「やりたいこと」があたかもあるかのようにふるまうこともある．そのようなときに，自分が少しでも関心をもっているものを「やりたいこと」として口にした結果，「声優」が選ばれることもあるように思う．

　つまり，思春期の子どもが何か「やりたいこと」を見つけていくことを周囲の大人たちが大切に思い，その部分を育てようとした結果（このこと自体はものすごく大事なことなのであるが），現実から遊離した「異能感」だけを大きく育ててしまう可能性もあるということだ．

　ちなみに「声優」以外でクライエントからよく出て来る進路希望としては，「カウンセラー」が多い．これも彼らにとって身近であると同時に，ある種の「異能感」を刺激するものなのだろう．そしてこのような苦し紛れともいえるような状況で「異能感」から無理やり絞り出した「目標」のために，子どもは現実的な努力を重ねることなどとてもできない．そういう彼らをみて，大人は「口ばっかりで何の努力もしない」と嘆いている場合もあるように思う．

　子どもから「やりたいこと」を引き出すという熱も大事だけれど，この子が「できること」は何なのかという平熱の感覚を周囲の大人たちがもつことが，思春期の「異能感」を現実に着地させるためには必要なことだと痛感する．

3．異能感の裏側にある異質感

　相談室で会う声優志望の高校生の多くは，地道な進路を勧めたとしても，継続して通えない可能性も高く，卒業後，家から出ることができなくなってしまうかもしれないという不安定さをはらんでいる．それならばせめて「好きなこと」をしながら，人と接す

ることを学んだり，規則正しい生活が送ることができたら…という周囲の大人たちの祈りとともに（どこかデイケアのような効果を求めて）声優の専門学校という進路が選ばれることもある．

　しかしいずれにしても，思春期の「異能感」のイメージ表現としてとらえることが可能だった「声優志望」が，そのまま職業のスキルを身につける手段としての「専門学校」という現実的な枠組みに入ると，思春期の「異能感」は成仏しにくくなる．本気で声優を目指して必死になるのであれば，たとえ結果的に挫折が待っていたとしてもその体験を活かすこともできるだろうが，もともと適応が難しかった子が声優の専門学校を"夢をかなえるための"進路として選んだ結果，普通のバイトもできずに動けなくなってしまうことも多い．

　また思春期の「異能感」は，「努力なんかしなくても，いつかできるようになる自分」という甘い幻想とセットになって客観視を奪うことも多い．特に現代は，子どもの「やりたいこと」，「好きなこと」を仕事にするということを大切にしようという発想が強くなってきているため，それが「異能感」の処理の問題と複雑に絡み合っているのを感じる．「やりたいこと」，「好きなこと」だけをしていきたいし，自分はそのようなことが許される存在なのだという思春期の「異能感」をもったまま成人する人もいる．そして声優の専門学校は，卒業後も継続して所属できるような養成所や事務所という長期的で壮大なモラトリアム機関も併せてもっている．素人が作成してネットにアップしているゲームやアニメのアテレコを一度しただけでも（もちろんギャラなしの無料で），「声優になった」とカウントできてしまうこともあるため，「異能感」は中途半端に残り，現実感がどんどん乏しくなっていく．

　最近はYouTuberとかゲーマーをあこがれの仕事として口にする子も増えてきている．特にYouTuberなどは，自分がどれほどの人たちに承認されているかということがアクセス数という目に見える形で示されるだけに，承認欲求が生存欲求とイコールになっているのではないかと思わされるような現代の思春期の子どもたちにとって，大きな魅力になっているのだろう．ゲーマーのための専門学校はもうできているが，そのうち異能感の受け皿としてYouTuber育成の専門学校などもできるのではないだろうか…．

　そして思春期の「異能感」は，自分は他者から排斥されるような異端者なのかもしれないという孤独な「異質感」も同時に呼び起こすものだ．相談室ではこの両極を振り子のように行き来している子とよく出会う．その往還が日常生活をあまり壊さない範囲で行われているあいだは，等身大の自分はこんなもんだという感覚をつかみ，普通の人として生きていくためにも，ある程度は必要なプロセスである．しかしこの「異質感」が強まると，現実の適応がとても困難になる．不適応状態に陥っている子の「異能感」の裏側には，どうせ自分は普通の人ができることが何もできないから，一般社会では誰にも相手にされないという強力な「異質感」がぴったりと張り付いていることが多い．

4. 成人でも思春期

　最近，新入社員が，周囲からみるとよくわからない理由で「仕事に行けない」と休職してしまったり，「自分のしたかった仕事と違う」とすぐに辞めたりすることが増えてきている．このような人たちは，もしかしたら思春期の「異能感」を抱えたままで就職したのかもしれない．「したい仕事」など最初からできるわけはないのだが，「異能感」に突き動かされているとどうしてもそこが納得できなくなる．何とか頑張って，ただのイチ新人社員として仕事をしようとしても，そこでは「異能感」の副作用としての「異質感」に襲われて，その感覚をどう処理してよいのかわからなくなる．そのため周囲からみると些細なきっかけでその場からドロップアウトしてしまうのだ．しかも「異質なもの」としてその「場」から排除されるより先に，「異質感」に襲われた瞬間，先手を打って自分のほうからその「場」を去るのである．突然の辞職や休職の裏には，そうしなくては自分を保てないほどの強力な「異質感」が存在しているのではないだろうか．

　これは，思春期の「異能感」と「異質感」の問題が20歳代（どうかすると30歳代）にまで引き延ばされることがあるということを示している．本来，思春期の終わり頃に向かい合わなくてはならなかった「等身大の自分は社会との接点をどうもてるのか」というテーマを「異能感」に紛れて先延ばしにしてしまうと，年齢相応の社会的な適応の課題とも絡んで問題がより複雑になる．

　社会の変化に伴い，今はかなり上の年代になってから思春期テーマに取り組まなくてはならない人も増えてきている．現代の思春期事情は，20歳代，30歳代の人たちの問題にもあてはまるのだ．

現在の家族の特徴

渡辺俊之

東海大学健康科学部，日本家族研究・家族療法学会

　週末，私は故郷の病院で仕事をしている．群馬の夏は暑くて有名だが，昨日は特別に暑かった．実家の草むしりをやるには暑すぎるため予定を変更，午後が空いた．県道を車で走っていると，歩道を脳性麻痺の子どもを連れた母親が歩いているのが見えた．母親は子どもの汗を拭いてあげている．ふと，亡き母が勤務していた養護学校が病院の近くにあったことを思い出した．おそらく，この締め切りを過ぎた原稿テーマが，若い時代に私の心を引き戻したのであろう．ナビに母の養護学校の名前を入れた．くねくねと榛名山に向かう田舎道を走りながら，中学生・高校生の頃，思春期・青年期の時代の自分を思い出していた．これまで一度も足を運んだことがない生前の母が勤務していた学校に向かった．

　田んぼのなかにその養護学校はあった．古い校舎は大きな欅の木に囲まれていた．私は車を止め，校舎の周りを歩いた．窓から車イスや遊具が見えた．

　私と母が住んでいた町には鉄道がない．その養護学校には自動車でも私の実家から1時間以上もかかる．あの不自由な足で，こんなに遠くまでバスを3本も乗り継いで通っていたのかと驚いた．こうして母子家庭を支えていたのである．昭和50年代，母が朝5時に起きていた理由を知った．中学生の私が起きた時には，台所におにぎりが2つ置かれ，母はすでに出かけていた．

　母の苦労を思い浮かべると今でもつらくなる．賭け麻雀ばかりして奔放にしていた高校時代，「群馬は嫌いだ」と躁的防衛で東京や湘南に逃げていた大学時代．今でも母を思い出すたび，私の心に空虚の風が吹いてくる．

渡辺俊之（わたなべ・としゆき）　　　　　　　　　略歴

1959年群馬県生まれ．
1986年東海大学医学部卒，同年東海大学精神科学教室に入局．力動精神医学と家族療法を学ぶ．
現在，日本家族研究・家族療法学会会長．

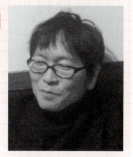

　私は小学生や中学生にかかわることは好きなのだが，苦手な部分があることも自覚している．否応なしに自分の過去が引き出されるからだ．それがときに，彼らの体験している孤独感や空しさとシンクロすることもあり，妙に患児や家族から好かれることもある．しかし，事例によっては，私は子どもたちを診た後に，どうしようもなく空しくなることを研修医5年目くらいから自覚するようになった．

　児童精神科の山崎晃資教授は「渡辺は顔が丸いから，児童精神科医になれ」と言い，ずいぶんと研修医の私を引っ張ってくれた．実際，自閉症や不登校の治療もずいぶん経験し，箱庭療法などで論文も書いたりした．今だって若い児童精神科医よりも子どもを診ることができる自信はある．しかし，私の中にいる「児童・思春期・青年期の渡辺俊之」という存在がときに罪悪感をかき立てる．

　結局，私は精神分析と家族療法の道を選択した．故狩野力八郎先生の導きもあった．狩野先生は，「お前には家族療法が向く」と言っていた理由もわかる．「自分の家族をもっと考えろ」ということだったのだと思う．

　さて，原田先生の「自由に書いていいよ」という言葉に甘えて自分のことばかり書いてしまったが，少し専門的なことも書いておこうと思う．

1. 自身の児童・思春期・青年期を考えてみること

　児童・思春期・青年期にかかわる精神科医は，自身がその時代を送った時代をもう一度考えてみる必要があると思っている．それは何に役立つのか．

　第一に患者の親の価値観（教育，モラル，人生の目的など）や思考パターンを理解することに焦点づけできる．第二に，知らないうちに入り込む逆転移（それは若い頃においてきた家族葛藤かもしれぬ）を意識できる．

　もう一度，自分の「あの当時」を整理しておくとよいと思う．

　私は母子家庭で育ったので，高度成長期の一般家族のありようは実体験としてはない．しかし同世代の一般家庭の読者ならば，当時は，「夫は仕事，妻は家事と子育て」が家族のなかに一般的な家族モデルとして台頭していたことを思い出すであろう．「男は仕事，妻は家を守る」というモデルは高度成長期にはうまく適合した．高度成長期の家族の目的は，経済的に豊かになり，子どもに立派な教育を受けさせることであった．受験戦争など懐かしい言葉も当時は流行した．高度成長期における豊かさとは，金銭的，物質的な豊かさであった．愛情はモノやサービスで代償され，夫婦関係は性別分業意識にのっていた．生活の質的量的な向上，次々と開発される電化製品や車，そして最終的には家を買うことが家族の目標になった．もちろん，地域や社会階層で体験は異なるが，それ自体も国の社会的，経済的環境の影響を受けている．

　高度成長期の離婚率は低かった．それは，夫婦に共通の目的意識があったからである．夫は会社のために仕事をして，妻が家事をして，夫が昇進し，給料が増え，生活水準が向上していくことが夫婦の目的でもあった．仕事で休日返上の夫，長期にわたって海外赴任する夫に対しても，妻には「留守は自分が守る」といった性別役割分業意識があっ

たからこそ，夫婦そして家族は安定していたのである．しかし，1973年にオイルショックが家族形態に影響を与える．共稼ぎ夫婦が増大した．山田昌弘の分析[1]では1975年頃が専業主婦のピークであり，平均初婚年齢の上昇が始まり，出生率の低下がこの時期から始まり，この年が「少子高齢化」の開始点であると述べている．高度成長時代の豊かさを維持するために妻はパート勤務や就労をするようになり，女性の社会進出が急増した．そうした傾向は女性の結婚への考えを変え，晩婚化が始まる．女性は高学歴化し，就職する人が増えた．その結果，女性の結婚対象の希望水準は高まる．女性からすれば，独身時代の水準を落とさないためには，晩婚や未婚が増えるのである．父親の収入や資産が高い層で，女性の晩婚化が進行しているという．現在の日本では未婚成人の7割が親と同居している．しかし，この時代の日本はまだ裕福であった．その後，1991年にバブル経済は崩壊し，時代の様相は変わり，家族環境の変化は子どもたちにも影響を与え始める．1992年から日本は本格的に不況な状況へと入る．いじめ自殺，阪神淡路大震災，オウム真理教事件などが続く．1997年には神戸で少年Aの事件が起きる．1998年は90年代の少年犯罪数のピークである．

　1998年を区切りにして戦後家族モデルの解体が始まったと山田は述べる．失業率が増加し雇用悪化が深刻となったのも1998年以降である．自殺者が1万人も急増し3万人を突破して，男性の死因の4位になったのも1998年である．またこの年から，乳幼児虐待が増加しはじめ，少年犯罪が目立つようにもなる．ひきこもり，ドメスティックバイオレンス（DV）などの問題もこの時期から増えた．不景気という国の経済状況（上位システム）の問題が家族システム，そして個人システムに影響した結果である．

　1998年までは，家族は戦後家族モデルを再び目指して，家族も個々人も，生活スタイルを微妙に修正しながら対応できていた．しかし1998年以後は，そうした生活スタイルの修正では，これまでのような関係を維持できない家族が増えた．戦後家族モデルからはみ出してしまう家族が増えたのである．自殺者の増加，ひきこもりの増加，虐待やDVの増加などはこうした家族の変容が関係している．

2. 現代の家族の特徴

　家族の構成メンバー数は平成に入り減少を続けており，二人家族や単独世帯の増加が目立っている．わが国における年少人口（14歳以下）は，出生数の減少により，第二次世界大戦後，減少傾向が続き，1997年には，65歳以上の老年人口よりも少なくなった．総務省「人口推計」によると，2009年10月の時点で年少人口は1,701万1千人（総人口に占める割合は13.3％）であるのに対し，老年人口は2,900万5千人（同22.7％）となっている．日本は人口減少が始まっており，このままのペースで行くと21世紀末には4,000万人，350年後には日本人は一人もいなくなる計算になっている．

● 平成における家族の変化

　少子高齢化と長引いた不況がもたらした家族の変化について，湯沢雍彦は以下のようにまとめている[2]．こうした社会的変化と家族状況や個々人の内面は関連しあっている．

マイナス面

① 不況が長引き正規の就職収入が困難化

② 生活難家庭が多発

③ 高齢化が急増

④ 少子化と人口減

⑤ いじめや虐待などの病理現象

⑥ 離婚は増加後減少したが子どもを
　　めぐる争いの増加

⑦ 社会資源の老朽化

⑧ 自然災害の打撃が多発

⑨ 都市も農村も自然環境が悪化

プラス面

① 土日休業制の普及

② 共働き家庭が過半数を超える

③ 都市ではイクメン

④ パソコン・携帯・スマホの普及

⑤ 介護保険制度の創設と一般化

⑥ 成年後見制度の創設と一般化

⑦ 社会資源拡大
　　（ベビーカーで外出しやすくなる等）

⑧ 禁煙の徹底とアルコール依存の減少

⑨ 健康改善

● 家族のケア機能の変化

　家族は，子育て，看病，介護などのケア機能をもっているが，障害をもつ子どもの増加，認知症の増加，要介護者の増加，在宅ケアの増加に家族のケア機能が追いついていない．戦後家族モデルのなかで育った今日の親世代（40歳代，50歳代）は，多くのケアの恩恵を受けてきたが，ケアする側になった途端にそのたいへんさや過酷さに耐えられない状態となり，家族レベルでも個人レベルでも問題（子育てや介護の放棄，虐待，うつ病への罹患など）を引き起こすようになった．

　ケア機能が低下した理由には，ケアが外注化，外在化したことも関係するし，戦後家族モデルを生きてきた家族が，新たな社会的ニーズに適応していないことも関係する．戦後家族モデルでは，親も子も競争に勝ち抜き，生活水準を高めることが目的である．その結果，障害をもつ子や障害者のケアの世界は家族モデルからは外され，表舞台とはかかわりのない世界におかれた．1984年，バブルに向かう好景気のなか，入院患者への人権侵害事件，宇都宮病院事件が生じたことがそうした傾向を象徴している．

　ただ，湯沢の報告にあるように，平成になってからプラスの変化もある．介護保険制度，成年後見制度の一般化，イクメンの登場，土日休暇や，介護休暇が申請できるようになったことだ．

　今日の発達障害と精神疾患の増加は著しい．その増加に家族のケア機能が追いついていない現状もある．発達障害の増加は子育て支援や特別支援学級のニーズ，精神疾患の増加は精神医療や精神保健のニーズを増やしている．支援が必要な障害児増加を特別支援学級の増減からみると，少子化の影響で1995年までは障害児は減少傾向だったが，その後は再び増加に転じ，2006年には10万人を超えた．2008年5月の段階では全児童生徒数の2.13％が障害を抱えて支援が必要な状況にある．

　精神科診療に求められることは，患児や患者の家族に焦点を当て，彼らのケア機能を最大限に活用するような支援や教育を提供することだと考えている．

　そのために重要なことは，対象とする家族の個別的な特徴を把握することである．家

族理解で重要になる方法の一つがジェノグラムであろう．その理論と方法は関連書籍などで詳細に紹介されているので割愛するが，ジェノグラムをとることにより，対象とする家族の成り立ち，価値観，経済的側面，夫婦や親子の関係性が明確になり，個別的援助を行っていくときの助けになる．

● 情報通信技術（ICT）の家族への影響

電車に乗るとほとんどの乗客がスマホを見ている．私が学生時代，まだ携帯のない時代，乗客のほとんどは新聞，雑誌，漫画を読んでいたし，乗り合わせている家族は窓の外の景色を見て会話をしていた．情報通信技術（information and communication technology：ICT）が家族に与える影響は多大であり，功罪があろう．日本は機械やツールは進歩しているが情報コントロールが遅れているとの指摘がある．その結果，自殺サイト，児童ポルノ，学校裏サイト，ネットいじめ，チェーンメールなどの社会的問題が生じている．自室にひきこもり，家族とはほとんど会話をしないが，外部の匿名で不特定多数とコミュニケーションをもつ青少年も少なくない．夫との関係に葛藤がある妻が，ネットで疑似性行為にとらわれていることもある．自分の素性をさらすことなく，意見や感情や欲望を吐露できるし，嫌ならば遮断することもできる．私は詳細に検討したことはないが，精神医学的には，衝動や欲望の制御，対話能力の低下，社会適応力の低下などに影響するのではないかと思う．新しいツールや技術というのは使い手の意識次第なのであろう．それは原子力と同じである．

しかしICTは，一方で家族関係の凝集にも役立っている．ラインなどのクローズな関係で，家族が写真を共有したり情報を共有したりできる．スカイプは遠方の家族との関係維持を可能にしている．

78歳の認知症の妻を介護している80歳の老人がいた．

「お一人で介護しているんですか，たいへんでしょうね，お子さんはどこにいらっしゃるのですか」，「娘が2人いますが，2人ともアメリカです」，「え，それはたいへんだ……」，「先生，そうでもないんですよ，スカイプってのがあるでしょ，あれを使って……」

この老人は，スカイプをフルオープンにして娘夫婦とコミュニケーションしていたのである．「昼夜が逆転するからちょうどいいんですよ」と老人は笑った．

文献

1）山田昌弘．迷走する家族—戦後家族モデルの形成と解体．有斐閣；2005．
2）湯沢雍彦．データで読む平成期の家族問題．朝日新聞出版；2014．

エッセイ

貧困と子どものメンタルヘルス

池上和子
東北福祉大学

　貧困は子どもにとり，どのように体験されるのか？　そして子どもが大人へと成長する過程でどのような影響を及ぼすのか？　いま「子どもの貧困」への社会的関心は，これまでになく高まっている．

　しかしその社会的関心は，たとえば子ども食堂の全国的な広がりや進学の機会の拡充を図るべく給付型奨学金の創設など，主として物質的，経済的な側面からの支援や施策の取り組みが取り上げられることが多い．一方，貧困という厳しい状況を日々の生活として持続的，長期的におくっている子どもたちにとり，その生活はこころのなかでどのような気持ちの体験となっているのか，そしてそのことはどのような心理的状態におかれることになるのか，こうしたこころの健康や心理的な危機にはなかなか目を向けられることが少ないのが現状である．

　ここでは，貧困という状況が子どものこころのなかでどのように体験され，心理的な危機に迫られ，こころの健康の問題，メンタルヘルスとしても看過できない問題であることについて考えていくこととしたい．

1. 逆境としての貧困

　貧困は，子どもにとり逆境である．子どもの逆境は，親の逆境をそのまま背負うことを余儀なくされる状況に子どもがおかれることでもある．子どもの時期の逆境には貧困だけではなく，親の精神疾患，薬物や物質濫用，犯罪や反社会的行動や服役，不利な教育年数，などがある．

池上和子（いけがみ・かずこ）　　　　　　　　　　　　　　　　　略歴

東京都生まれ．法政大学大学院後期博士課程修了（学術博士）．東北福祉大学特任准教授，および淑徳大学，東京成徳大学，淑徳大学短期大学部にて兼任講師．臨床心理士として東京医科大学八王子医療センター小児科，東京共済病院心療内科等を経て，赤坂アイ心理臨床センター代表．児童養護施設，里親への支援，研修等にも携わる．
共著として，『社会的養護の未来をめざして』（筒井書房，2014），『日本の大課題 子どもの貧困—社会的養護の現場から考える』（ちくま新書，2015），『逆境を生きぬく読書』（ちくま新書，2018 年刊行予定）が，翻訳書として，『フロイトを読む』（ジャン - ミシェル・キノドス著，福本 修監訳．岩崎学術出版社，2013），『社会的養護から旅立つ若者への自立支援—英国のリービングケア制度と実践』（マイク・スタイン著．福村出版，2015）がある．

　子どもの逆境とその影響を研究しているイギリスの社会学者リー（Lea A）は，社会的排除におかれている子どもたちにはいくつもの逆境が重なっていることが少なくないことに着目し，このことを「多重逆境」として取り上げ，「多重逆境」とは親自身の逆境であると同時に子どもも負うものであり，問題が複数併存している状況であると定義している[1]．イギリスではブレア政権当時，子どもの貧困対策の取り組みの一環として，イギリス国内の子どもがいる家庭の社会的不利の状況について，全国的な調査を実施した．その調査結果では，社会的不利と定められた7つの項目のうち5項目以上を同時に経験している家庭を「多重逆境家庭」とし，その割合は全体の1.9％であることが明らかとなった．

　わが国においては政府主導による全国規模の調査はないものの，児童養護施設の入所児童の逆境的状況についての調査などから児童養護施設の入所児童が入所前から多重な逆境状況におかれており，その心理的な影響は深刻な問題であることが明らかになってきている．

　子どもの時期の貧困を逆境という視点からみていくと，貧困が子どものこころのなかで体験として積み重なっていく過程で，そこから，生きる基盤となる自己肯定感や将来や社会に対する希望の育みを圧迫し，将来や社会に対する希望のみならずこころの健康をも脅かす深刻な問題であることが浮き彫りとなっていく．

2. 子どもの貧困対策取り組みの調査から明らかになったこと

　東京都は都内の ① 小学校5年生，② 中学校2年生，③ 高校2年生を中心とした16〜17歳の子ども本人とその保護者約2万世帯を対象に「子供の生活実態調査」を実施し，その結果の概要を2017年2月に発表した．

　そのなかで特に着目されるのは，生活困難ななかでも「困窮層」と位置づけられた家庭の高校生では，「ほぼ毎日が2食である（食生活の窮乏）」21.9％，「医療負担金が支払えないため必要であっても医療を受診せず（受診抑制）」18.8％，「自宅で勉強できる場所がない」10％であった．この最後の項目である「自宅で勉強できる場所がない」は，ユニセフの先進31か国の子どもの幸福度に関する国際調査において子どもの物質的剥奪の指標8つのうちの1つに該当する項目でもある．すなわち，これらの回答結果から食生活の窮乏や必要な医療を受けることができない受診抑制という基本的な生活の基盤がままならないだけでなく，物質的な剥奪状況という深刻な生活を余儀なくされている若者が決して少なくないことを明らかにしている．

　さらに着目すべきは，「自分は価値のある人間だと思うか？」の問いに対して13.1％が「そうは思わない」と回答している．このことは，高校生における物質的な困窮・剥奪状況が心理的な基盤となる自己肯定感を圧迫していることがうかがわれ，貧困は子どもたちを物質的な困窮・剥奪状況に追い込むだけでなく，人生を前向きに生きる基盤となる心理的状態をも追いつめているといえよう．

3. 物質的な困窮・剥奪状況が子どものこころの状態に及ぼす影響

　このように子どもをとりまく生活困難は子どもの生活の実態としてどのように経験され，そのことによってどのような心理的状態におかれていくのかについてその一端を明らかにした調査は，東京都だけではなく全国各地の地方自治体で実施されてきている．

　たとえば長野県では「子どもの貧困対策推進計画」策定の一環として，「長野県子どもの声アンケート」を県内の一人親家庭や児童養護施設などで暮らす小学校4年生から18歳までの児童・生徒約4,500人を対象に実施している．

　この調査の自由記述欄には，子ども自身による文章で自分自身や親についてが表現されている．

　「母が病気になったりしたらと思うと心配」

　「母子家庭で，大学進学したいけど無理なのはわかっている．本当は進学したい気持ちはあるが，母には言わず，私は高校を卒業したら働くからねと言っている」

　「『夢がない』と言われるが，夢をもってもなにもならない．劣等感が大きくなり，消えたくなるだけ．劣等感に勝てる気がしない……」

　ここには，子どもたちがまず親を気遣い守りたいという思いの強さと，それに呼応して，自分の希望や将来を考えるときに，自分の現実の厳しさを理解し現実に合わせて自分の希望や将来を位置づけ直して親を安心させようとするこころの動きが浮かび上がってきている．夢をもつと実現困難な現実に直面するばかりで，それは劣等感を膨らませるだけであり，それなら夢など最初からもたないほうがよいと追いつめられていく心理的状態が，短い文章のなかにこころの叫びのように凝縮されている．進学や勉学の希望を諦め働くということにより親を安心させ守ることができると，自分の将来の希望を組み替えている懸命なこころの格闘が表現されている．

　長野県ではこうした調査結果等もふまえて，2014年度の「県内大学進学のための入学金等給付金」の創設をはじめ，経済的な理由で大学進学が困難な子どもたちのための施策を打ち出している．

　また「あしなが育英会」に寄せられた高校生の声には，

　「自分が早くじりつできたらと，なんどもふさぎこんだ」（原文ママ）

　「手をさしのべられるとふりはらってしまう自分がいる．私は，こんな自分を好きになれないでいる」「金額をみてあきらめたりすることが多い」

　「けれど誰にも話せない．誰もわかってくれない」

　「こういうふうに考えてしまう自分が，嫌いです」

　「生きたいのかもわからない．自分のことがわからない」

等々が綴られている．

　こうした高校生の声からは，生活の困難や物質的な困窮・剥奪状況が将来への希望や自分について考えることさえも奪ってしまうこころの剥奪状況に追い込まれている，深刻な心理的状態が手に取るように伝わってくる．貧困は，子どもたちに無力感，不信，

諦め，孤立，自己否定，絶望を経験させ，ひいては子どもたちから自分や将来について考える機能を奪い，こころの剥奪状況へと追いつめていくものである．

4. 貧困は子どもたちのこころのなかでどのように体験されているのか
─イギリスにおける子どもの貧困と社会的排除の研究より

　イギリスでは，子どもの時期の貧困と社会的排除を中心に研究しているテス・リッジ（Ridge T）がその著書『子どもの貧困と社会的排除』において，イギリスの 10 ～ 17 歳の青少年を対象とした調査により，子どもたちが貧困をどのように体験し自分自身や人生を考える心理的状態への繊細な影響を詳細に分析し，描き出している[2]．

　ここでも，子どもたちはまず親を守ろうとし，そのためには進学はもとより学校の課外活動や友達との外出など自分の欲求を自制し，要求を引き下げ，社会的活動を自粛する心情が語られている．そうした子どもたちの語りからリッジは，子どもたちが「自分の家族の生活の経済的現実を十分に意識しそれに合うよう自分の要求を体系立てる」ことにより自分の将来や可能性を閉ざしていくと述べている．このことはまさしく，日本の子どもたちにもあてはまるものといえよう．また，子どもたちの親を守ろうという気持ちの根底には，親の経済的・社会的不安定と自分の将来への恐れと不安とが重なり，投影させていることが理解される．そして調査のなかでは，もし現状の生活が変わるとしたならばという問いかけには，子どもたちが望む最大の変化は機会をめぐる変化であることであり，子どもたちがいかに機会を自分の意思で選択できる自由を切望しているかを示している．

5. 物質的剥奪が希望の剥奪とならないために

　これまでみてきたように日本および海外のいずれにおいても，貧困あるいは物質的な困窮・剥奪状況という逆境にある子どもたちは，親の逆境を背負っていることでもある．そのことで子どもたちは親を責めるのではなく，むしろ親を守ることを何よりも優先して懸命に生きようとしている．そして親を守ることを何よりも重んじるがゆえに，貧困の出口の見えなさは，自分を責め，自己の尊厳や希望を損ない，それは社会に対する孤立と差異への恐れを生じさせ，社会にも自分自身の人生の可能性にもこころを閉ざしてしまうこころの状態へと追いつめてしまう．物質的な剥奪は，子どもも大人もこころの剥奪へと追い込んでいく．ここに，子どもの貧困は社会全体が取り組まなければならない課題であることの理由がある．

　子どもの貧困について社会全体が取り組まなければならないのは，次の時代の社会を担う人たち誰もが等しく自分自身をも社会をも信頼でき希望がもてるものとして生きていくことができる，すなわち生きる基盤としてのこころの健康，安らかさを育み，守ることだからである．

文献

1）Lea A. Families with complex needs：A review of current literature. Leicestershire Country Council；2011.

2）Ridge T. Childhood Poverty and Social Exclusion. Policy Press；2002／テス・リッジ（著），中村好孝・松田洋介（訳），渡辺雅男（監訳）. 子どもの貧困と社会的排除. 桜井書店；2010.

参考文献

- 池上　彰（編）. 日本の大課題 子どもの貧困—社会的養護の現場から考える. ちくま新書. 筑摩書房；2015.
- 湯浅　誠.「なんとかする」子どもの貧困. 角川書店；2017.
- ユニセフ・イノチェンティ研究所，阿部　彩，竹沢純子. イノチェンティレポートカード 11 先進国における子どもの幸福度—日本との比較，特別編集版. 日本ユニセフ協会；2013.

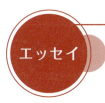

"カワンセラー"からみた現代の子ども

山中康裕
京都ヘルメス研究所
京都大学名誉教授

　私への原稿依頼は，「"カワンセラー"からみた現代の子ども」というものである．本書の読者の方々において，"カワンセラー"と聞いて，ああ，アノことか，とおわかりになる方はまず皆無と思う．ひょっとしたら，これは，カウンセラーの誤植であろう，と思われた方のほうが多いのではないか？　というのは，私がこの呼称を名乗るために，一等最初に名刺屋さんに依頼してこれを書いたら，見事に「カウンセラー」と書き換えられていたので，まったく最初から刷り直してもらったくらいだから．

1.　"カワンセラー"とは

　"カワンセラー"とは，漢字混じりで書けば，"川ンセラー"となる．無論，川を売ったり買ったりするのではまったくないし，明らかに，"カウンセラー"を意識してのもじりであるから，半分冗談のような命名ではあるが，実は，真相をお聞きになったらすぐわかられる通り，すごく真面目な深刻な話なのだ．というより，この名称を付して書いた論文は，すでに18本もあり，それを掲載した雑誌は，岩波書店発行の『科学』なのだと言えば，信じてもらえようか？　ちょうど，私が25年勤めた京都大学を定年で辞めた翌日から，この名称を名乗ったのだったから，2005年からのことなのだ．

　私は，この名称を名乗るにあたって，朝日・産経・京都などの大新聞に，まず，以下の理由でカワンセラーになる，という宣言をしたのだった．それを，再び書いておく．

山中康裕（やまなか・やすひろ）　　　　　　　　　　　　　略歴

1941年名古屋市生まれ．
1971年名古屋市立大学大学院医学研究科卒，医学博士．
名古屋市立大学医学部助手，講師，南山大学文学部助教授を経て1980年京都大学教育学部助教授，1995年同教授，2001年同学部長・研究科長，2005年同大学退職，京都大学名誉教授．

主要著書に『少年期の心』（中公新書，1978），『老いのソウロロギー（魂学）』（ちくま学芸文庫，1998），『山中康裕著作集・全6巻』（岩崎学術出版社，2004）ほか多数．
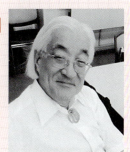

2. そもそも，なぜ "カワンセラー" なのか？

　私の立論の根拠は，現代という時代を，以下のような特徴的な事態が起こっている，ととらえたからである．

① つまり，社会一般では各種のとんでもない事件，たとえば，何の因果関係もない，何の怨恨関係もない人を，いきなり殴りつけたり，いきなり殺してしまったり，というような，いわゆる突然発生的な，偶発事件が多発するようになった．

② 以前なら，それなりに，ちゃんとした理由があり，ちゃんとした根拠があった国政選挙や東京都議会議員の選挙の類などでも，まるでAKB48とか，乃木坂46といったアイドルグループの，半ば冗談を承知での選挙とまったく同列に行われてしまうというような風潮．

③ 子どもたちの世界では，ほんの些細な差異だけで「いじめ」が頻繁に行われ，一見すれば，本当にたいしたことではないと思われるようなことで，すぐに，とても深刻な事態に発展し，すぐ自殺してしまう，と，即・大事件になってしまう風潮．

　こうした，事態は，なぜ起こってくるかということを，私は，以下のように考えた．

　それは，これまでは，何らかの関係性や，何らかのつながりが存在していて，こういうことはしてはならない，こういうことは，許されない，という，【見えない不文律】のようなものが存在していたのが，現代では，そういった，【見えないものは，全く「ない」】ということに，いつのまにか，なってしまって，一言で言えば，《バラバラ》つまり，《キレギレ》になってしまったからだ，と把握したのである．

　よって，こうした事態を，《修復する》というか，《直す》ためには，どうしたらよいか？という命題を樹（た）て，以下のように考えたのだった．

　古来，山と海，村と村，村と町，町と町，などを，繋（つな）いで来たものは，《川》であった．つまり，川は，山に発し，村と村，村と町を繋いでいき，最後には，海に出て，結局は，山と海を繋いできたのである．

　つまり，《キレギレ》に切れて《バラバラ》になってしまったモノやコトを，再度《つなぐ》モノとしての《川》に着目し，この川を，いかにしてそれのもつ《結合機能》を復活させるか？ **いかにして，これらを守り育てるか？** という点に着目したのであった．

　ただし，間違ってもらうと困るのは，《川》というモノの，**正確な性格**を，きちんと把握することがその基底になくてはならない，ということである．

　つまり，

① 川とは，本来，**大自然に属するモノ**である．

② よって，確かに，命の水をもたらし，灌漑に資し，水運の便をはかり，電力エネ

ギーすらもたらしてしまう，**莫大な positive な要素を秘めているが，**

③ 一方で，洪水や津波をもたらす**甚大な negative な要素ももっている**ことをこそ，きちんと知らねばならない．

④ そして，これら，「川を保全する」ということは，その上流に木を植え，保水量を増し，汚染から守ることであるが，まかり間違って困るのは，硬い護岸をすればよい，ということとは正反対で，周辺の生態系を壊さない護岸への配慮が必要であり，昨今，よく起こってくる河川の氾濫への配慮がなくてはならぬ．

⑤ そして，今や，まったく逆の方向性に向かっている，「子どもは川で遊ばない」というキャンペーンが間違っているのだ．子どもが川で危険なく遊ぶにはどうするか，というコンセプトで考えていくと，子ども自身が，キレルことを防ぐどころか，自分の体は自分で守る，という力をも養成していくのである．

ところが，必ずしも昔はよかった式の思想ではないが，昔は誰も，夕陽の赤く沈む夕焼け空を眺めて明日のよい天気を予測し，風の強さや風向からやがてもたらされるであろう雨の予感ももっていたし，たとえば，六甲山に，1時間に30 mm もの雨が降れば，やがてその2時間後には，神戸市を流れる小川の水量が倍以上になって氾濫すらするであろうことも，以前は予測の中にあった．

ところが，「親水公園」という名前にほだされて，2時間前に六甲に大雨が降ったということにすら気づこうとしないでいたために，かの神戸の都賀川事故は，起こってしまったのだった．

無論，たとえば，かの東日本大震災時の，陸前高田や気仙沼などに発生した30 m をはるかに越す津波をあらかじめ予測することは，到底不可能であったことは認められる．

しかし，「原子力発電所」という，いわば，《制御の効いた原子爆弾》のごときものは，いかなる事態と言えども，「想定外」という言い訳は，通用しない．なぜなら，そもそも，原子エネルギーなるものそのものが，すでに，全くの《不自然》なものなのであって，通常想定されるエネルギー量の指数関数的な莫大な量を産生することは，あらかじめ，想定されていることでなければならず，そういう，「危機意識が全くない」ところで，計画され経営されていること自体が犯罪的なのである〈しかし，この議論は，優れて政治的であるので，これ以上は敷衍しない〉．

少しく脱線してしまったが，一言でいえば，「川」といえど，大自然の一部であること，というごくあたりまえのことが認識の片隅に，必ずあることが，想定されていなければならず，その上に，先ほど述べたポジティヴなものが載るのである．

さて，私は，この大雑把な概念のもとに，「現代のバラバラになってしまった状況を，どう突破するか，どう癒していくか，というふうに命題を樹て，その答えは，「繋（つな）

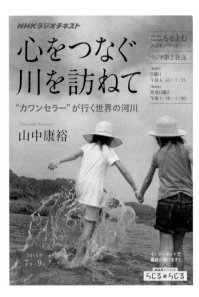

NHK ラジオテキスト『心をつなぐ川を訪ねて―"カワンセラー"が
行く世界の河川』(NHK 出版, 2014) 表紙

ぐもの」こそが希求される, とみて,《川ンセラー》を名乗り, 当時 108 本の日本の一
級河川のみならず, ナイル・ミシシッピ・揚子江・黄河・ライン・ドナウなどの世界有
数の河川を巡って, 先述の 18 本の論文を書いたのだったし, NHK のラジオ放送で, 3
か月, この間の成果の報告と, 提言を行ってきた. 著書では, 『子どもの心と自然』(東
方出版, 2006) や, 『心をつなぐ川を訪ねて―"カワンセラー"が行く世界の河川』(NHK
出版, 2014) を, 世に問うたのである.

　これら現代の風潮を, 芸術の分野で最も先鋭に映し出している例は, 例えば, 日本の
現代吹奏楽の作曲家・天野正道の新曲「L'être-pour-autrui」(2017) をあげたい. この
タイトルは, サルトルの『存在と無』の第 3 部から引用したものであるが,《他者存在》
という, 自らの為ではなく, 他者を想定した体の在り方というのも, 現代の特徴の一つ
と思われる. つまり, 「見られるからだ」を問題としたもので, 哲学的・医学的には,
その後, メルロー・ポンティが深化していった主題であるが, 音楽でこれを追求したも
ので, 他に, 現代音楽のジャンルで, ソフィア・グバイドゥーリナ (София Асгатовна
Губайдулина〈Sofia Gubaidulina, 1931.10.24〜〉)〔ロシア連邦タールスタン共和
国出身の作曲家〕のいくつかの作品などが先駆であった.

　ここから, 現代の子どもたちをどうみるか, という本エッセーの「本論」が来るはず
であるが, その大前提を示すことだけで, 紙数が尽きてしまった. 心ある読者の方々は,
この提言のみでも, 私が言わんとすることを見抜いてくださるはずだと思うのである.
　ちなみに, このテーマで, 私はある雑誌で特集を組んだことがある.
⇒「子どもたちは変わったか?」精神療法 (2014 ; 40〈4〉).

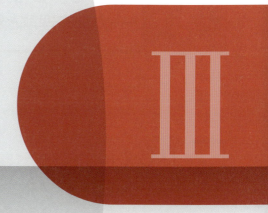

III

職場のメンタルヘルス

1 職場のメンタルヘルス不調者への対応
——力動的理解と精神療法的アプローチの効用

神山昭男
有楽町桜クリニック

1 はじめに

　職場でメンタルヘルス不調者（以下，不調者）への対応に苦慮する事態が続いている．ちなみに，地方公務員の長期病休者に関する過去20年間のデータによれば，新生物，循環器疾患，消化器疾患が横ばいもしくは微減傾向であるのに，精神および行動の障害は1997年に比し2012年は約4倍増加している[1]．

　こうした背景のもとで，職場では不調者に対するメンタルヘルス対策が喫緊の課題として重視され，人事，上司，産業保健専門職ら（以下，産保スタッフ）による問題発見，早期介入から休業措置，復職準備，さらに安定就労の各段階で健康面，就労面にまたがる広範なサポートを実施していくことが公式化されつつある[2]．そして2015年11月，労働安全衛生法の改正により，一次予防をめざしたストレスチェック制度の運用が開始され，産保スタッフと主治医との連携の契機が新たに加わることとなった[3]．

　他方，全国の精神科クリニックを対象とした調査[4]は，不調者の診療では職場との連絡・連携，業務上の力量低下への対応，再発・再休業への対応，の3点が主治医の主要な課題であることを示した．診断や治療方針の決定，進め方に加え，職場との連絡，調整にどこまで，どのように具体的に取り組むのかなど，効果的な連携を実践できるスキル，専門性の中味に焦点が移ってきたといえよう[5,6]．

　そこで本項では，主治医と産保スタッフの連携の視点から今後の不調者対応にかかわるうえで必須の事項，有効なノウハウ等をとりまとめることとした．なお，実務に

神山昭男（こうやま・あきお）　　　　　　　　　　　　　略歴

1976年　北海道大学医学部医学科卒.
1993年　北海道大学医学部助教授.
2000年　外務省在フランス大使館参事官兼医務官.
2006年　有楽町桜クリニック院長.
2014年　外務省参与，医療法人社団桜メデイスン産業保健サポートセンター開設.
2015年　東京精神神経科診療所協会会長.
2016年　日本精神神経科診療所協会理事.

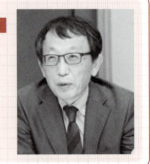

関する参考資料は紙数の関係で割愛したので，文献から適宜参照いただければ幸いである．

2 治療と就労の両立支援をめざす

　まずはわが国の行政面における最近の動向から．近年の人口の少子高齢化，日本経済の先行き不安などの要因を背景として，2017年3月に政府の新たな労働政策として，「働き方改革実行計画」が発表された．本計画には「病気治療と仕事の両立」をはじめとする戦略目標が盛り込まれ，厚生労働省を中心に癌対策，発達障害者支援など広い範囲で具体化されつつある．

　「病気治療と仕事の両立」が必須な課題である理由について，本計画では以下のように述べられている．すなわち，「病気を治療しながら仕事をしている人は労働人口の3人に1人と多数を占め，病気を理由に仕事を辞めざるをえない場合や仕事を続けていても職場の理解が乏しいなど，治療と仕事の両立が困難な状況に直面している人々も多い．自分の仕事に期待してくれる人々がいることは，職場に自分の存在意義を確認できる，いわば居場所があると感じさせ，病と闘う励みにもなる．（中略）また，倦怠感やうつ症状など本人以外には理解しにくい病状もあり，やる気がないと思われがちで，そう思われたくないために必要以上に頑張り，体を壊してその職場を離れるという選択をする場合もある．（中略）具体的な方策としては，治療と仕事の両立に向けて患者に寄り添う両立支援コーディネーターが，主治医，産保スタッフの連携作業の担い手となるサポート体制が有効である」とされた[7]．

　さらに本計画では，子育て，介護，障害者雇用等についても言及しているが，大筋においてこれまでの知見，研究成果の方向性と合致しており，今後の本領域の基本ポリシーとして重要な一歩と考えられる[8]．今後の職場のメンタルヘルス問題にも大きく影響するため，主治医の立場から不調者の所属する職場の姿勢，対応がこれらに照らしてどうなのか，おおいに注目していく必要がある．

3 職場に課せられた安全配慮義務を知っておく

　全国で過労自殺，過重労働，ハラスメント問題などが相次いで表面化，悪質な労働基準法違反事案の現場立ち入り調査や社名公表など労働行政の職場への介入が強まったことは記憶に新しい[9]．そこで，この話題の本質をしっかりと押さえておく必要がある．

　労働契約法に従い職場に働く労働者は職場管理者と雇用契約を結ぶ．この法律には使用者の債務として，「賃金支払義務」，「職務遂行能力開発のための配慮義務」，「安全配慮義務」があり，労働者の債務として，「労働義務と職務専念義務」，「業務命令に従う義務」，「誠実義務と職務秩序順守義務」などを定めている．

　たとえば，職務遂行力が低いからとの理由で一方的に降格，配転をする事例を散見

するが，これらの契約義務に従えば，業務力が低いことを単純に労働者の能力に帰結するのではなく，その現状に応じた業務調整もしくは業務力の改善に向けた研修，指導を行うことが使用者の義務となる．無論，労働者側も多くの義務を負うところ，双方を網羅する全体的視点が欠かせない．

とはいえ，主治医からは目が届きにくくわかりづらいテーマである．そこで，参考資料として2014年3月の最高裁判決を紹介する[10]．本判決は，長時間かつ重い管理業務が連続する過程でうつ病を発症，増悪した不調者の事例について，安全配慮義務とは何か，どうすべきなのか，を具体的に述べている．結論を要約すると，① 不調者本人が医療にかかわる個人情報を職場に申告しないことは当然の前提である，② 上司・同僚ら（非専門家）は，欠勤，会議欠席などの行動，消耗し憔悴した表情等から体調不良を想定可能である，③ そうであれば，不調者に対する職場の安全配慮義務として使用者側は相応の業務負担軽減措置を行わねばならない，とした．

これにより，不調者が個人情報を職場へ伝えずともしかたないこと，管理者は日常のなかでわかりうる事実に基づき不調者の病状に配慮すべき，との基本線が明らかとなった．したがって，職場側の原則的な対応を促す必要がある場合は，診断書，意見書等において，「本人の病状管理ならびに職場の安全配慮義務の観点から，業務負担，業務環境に十分配慮することが望ましい」と記述することも一案である[11]．

4 不安定就労と休業の要否判断

治療初期は不調者との関係性づくりが大きなテーマとなる．主治医は診察室で不調者の悩みにしっかりとふれる姿勢が大切である．仕事生活の一部始終から業務の専門性の中身までトレースし，不調者の内側，外側に存在する話題を丹念に拾い上げていくことが基本である．

そして，病状が就業に影響を及ぼす場合，休業のタイミング，要否を判断しなければならない．休業には身心の保養というメリットと就業の中断に伴うデメリットがある．不安定就労が就業規則上に明確でない場合，過去4週間の労働日に5日以上の勤務の乱れとすることが多い．職場側から不調者に主治医と就業継続か休業か相談するようにと促す根拠の大部分は勤怠の乱れに起因する．

不安定就労が認められた場合，不調者の態度は大きく二通りに分かれる．すなわち，積極的に病状を受け入れ休業を希望する場合と，病人扱いを拒み就業継続にこだわる場合である．後者の場合，主治医は不調者の主張を受け入れつつも，職場側との関係性への配慮も忘れてはならない．そこで，原則として1か月の猶予をおき，猶予期間中はケアを続け，なお不安定勤務が続く場合は1か月後に休業の必要性を検討する．

具体的には，休業の背景の理解，休業中の過ごし方，ケアの課題と目標，休業しない場合のリスク，見通し，休業期間，就業規則などを確認し，さらに休業に入るための職場の引継ぎなどを固めていく必要がある．にもかかわらず不調者が休業に納得しない場合は，産保スタッフとの連携を試み，職場側の見解を求め調整する．不安定就

労対策は安定就労への第一歩であり，不調者の同意をしっかりと得るべく丁寧に取り組んでいく必要がある．

5 不調者と職場との関係性への配慮

　不調者が職場の対応ぶりを被害的，侵襲的に受け止めるなど，不調者と職場の関係性が芳しくない場合，さらには職場だけではなく家族とも関係性，信頼関係が弱い場合もある．単身生活者の場合，孤立した環境でのリスクも大きい[12]．

　このような状況では，職場の現実と不調者の認識にはずれがある可能性，さらにそのずれには病態としての受け止め方の偏り，歪み，被害感情，被害念慮，被害妄想，恣意的解釈などが介在する可能性を想定する必要がある．そのため，不調者の主張を鵜呑みにしたまま職場側の言い分を聞かず，以後の判断，対応をしていくことは，これらの病態を見逃し誤診のリスクをかかえることとなる．

　そこで，まずは主治医として受容と共感に徹しつつ．安定就労に向けて職場側と不調者間，双方の関係性の改善をめざす観点に立ち，不調者と話し合いによる解決を合意し溝を埋めていく作業，すなわち連絡，連携が大切である．そのためには不調者の同意を得ることがさしあたりの目標であるが，職場側が提案する窓口担当者を不調者が拒否する場合は，職場側に理解を求めつつ不調者が信頼する人物との接触を実現し，関係性の修復をめざす[13]．

　そして，次のテーマは連携しながら復職準備をいかに進めるか．不調者は復職に対してアンビバレンツな心境に陥りやすい．つまり，予期不安，緊張，否定的な気分，とらわれが復職願望に対して抑制的に作用しやすい．この心境を克服するためには，就労再開への強い動機づけが必要である．具体的には不調者の次の配属先の決定を最優先課題とし，配属先の選択においては，こだわりの対象となった業務内容，人物，言動などの特定要因を避けること，人事決定プロセスとしては例外的であるが安全配慮の視点を導入した事前承諾のすりあわせが理想的である．動機づけが実現するとその他の準備過程も順調に推移しやすくなり，関係性の改善ばかりでなく，病態の回復，安定化にも大きく作用することが多い．他方，この過程で不調者が所属先への復帰を断念することもありうる[14]．

6 職場適応力を見立てる必要性とその方法

　不調者にとっては職場での安定就労達成が大きな目標であるから，主治医は働くことを可能とする要因，すなわち職場適応力に着目し，病状がどのように作用，影響しているのか，もし影響しているとすれば回復，改善，向上にはどのような手立てが効果的，もしくは阻害的なのか，を見極めておくことが要求されている[15]．

　いうまでもなく，これは休業の要否，復職の可否，就業上の配慮などに関する主治医の見解の根拠にも通じる．休業，復職等の最終決定は使用者側が行うが，主治医の

意見を尊重しなければならないと厚生労働省の指針には明記されている．そこで，職場はそれを手がかりに安全配慮義務を実行するため，近年では産保スタッフから主治医へ，自動車運転の可否，時間外労働や出張等の可否など就業条件にかかわる具体的な項目について照会するケースが多い．

　職場適応力の構成要因として，最大公約数的な観点から最低限必要な要素をまとめると，大きく3要因に分けられる．第1は日々の通勤，自宅生活を営むうえで必要な勤勉性，労働意欲，自律力などを含む自己管理力，第2に業務遂行を可能とする順応性．対人関係力，学習力などの基礎業務力，そして，第3に技能や相性と呼ぶ適合感覚などの職業適性である[16]．

　基礎業務力と職業特性の一部は，ウェクスラー成人用知能検査3版（Wechsler Adult Intelligence Scale-Ⅲ：WAIS-Ⅲ），厚生労働省編職業適性検査（GATB）等により定量的評価を実施し，不調者にフィードバックしながら回復練習に活用し反映させる方法が有効である．また，不調者が職歴をふりかえり，得意種目，不得意種目を整理することも役立つ．特に病状によっては記憶力，計算力などに加えて持久力，判断力，読解力，文章力などが大幅に低下する場合もあり，データ類を根拠として業務負担の軽減措置を提案することは大きな意義がある．

　また，最近の「社会脳（social brain）」に関する研究を活用して，相手とのやりとりを可能とする力（connecting），相手のこころを読む力（reading），さらに共調力（harmonizing）などから形成される社会適応力の成熟過程を養育歴，家族歴，教育歴，職業歴などでしっかりと見極めることも大切である[17]．

　他方，職場では業務力の回復度合いをふまえつつ，作業管理，作業環境管理，健康管理の3軸において業務環境への配慮を行うことが基本である．具体的には，① 仕事のスピード，② 仕事の難易度，③ 時間密度，④ 時間締め切り，⑤ 指示出し，⑥ 新規作業，⑦ 抽象的内容，⑧ 上司への報告，など各業務共通項目における強弱，濃淡を抑えめ，低めにする配慮のほか，⑨ 並列処理，⑩ 対人交渉作業，⑪ 集団でのプレゼンテーション，⑫ 集団研修をなるべく避ける，などを主治医と産保スタッフで共有し，調整することも連携における実践課題である[18]．

7 精神療法的かかわりが職場を救う可能性

　これまでみてきて明らかなように，不調者への対応においては，不調者の立場に立ち，不調者の心模様を理解し援助しようとする．言い換えれば「力動的理解と精神療法的アプローチ」を駆使しながらさまざまな取り組みが試みられてきた．この手法は精神科医が最も得意とする方法の一つである．不調者への理解を進め，職場とのわだかまりを解消し，病状ならびに就業状態の回復，改善，安定化を確保しようとする目的に向かって[19,20]．安全配慮として適用され，治療と就労の両立支援に効用が活かされている．

　他方，日本医師会の調査[21]によれば，職場で取り組む産業医の6割が内科系，2割

が外科系であり，精神科，心療内科は 0.5 割にすぎない．産業医が最近の業務における問題点として指摘していることは，専門知識が必要な業務の増加，職場内の他部門との連携業務も増加，職場内外の専門家が少ない，など背景にあるメンタルヘルス関連業務の渋滞を示唆している．

そこで，この状況を打開し，不調者対応や職場のメンタルヘルス対策の実効性をあげるには，産業医の力量を備えた精神科医の役割発揮に大きな期待があるが，多数を占める産保スタッフと関係者が，「力動的理解と精神療法的アプローチ」を身につけ，主治医と連携，協働して取り組んでいく方策がさらに有力と考えられる[22]．

では，どのようにスキル，方法論を磨いていけばいいのか．従前の日本医師会認定産業医研修会のグレードアップ版として，グループワーク，ロールプレイなどを織り込んだ実務研修がまずは実際的である．ただし，講師役は前もって職場に入って，職場のなかで働きぶり，職場の動きぶり，人のありさまを見て，感じて，受け止めるという職場体験を経た精神科医が担当する必要があろう．また，これを通じて主治医としての診療においても大きなインパクトがもたらされ，連携効果の向上にもプラスの影響が期待できる[23, 24]．

8 おわりに

21 世紀は脳の世紀といわれてから久しいが，いまだ客観的な指標に頼る精神疾患の類型化は困難な状況にある．アメリカ精神医学会編集の精神医学診断分類は改訂を重ねているが，なお議論が絶えない．現実には，正確な診断そして治療という類型学的な構図では解決できない問題が多数存在する[25]．

主治医も産保スタッフも不調者に向き合ううえでは，「社会適応，職場適応の解」を模索していかざるをえない状況にある．これを乗り越えるには，事例性の観点から「力動的理解と精神療法的アプローチ」が有用であり，これを普及し連携していくことが，やがてわが国の職場を救う可能性があることを本項でふれたつもりである．なお，障害者雇用，若年性認知症など，今回取り上げることができなかった話題については次の機会を待ちたい．

文献

1) 一般社団法人地方公務員安全衛生推進協会．地方公共団体における職員の健康管理施策推進に資する「地方公務員の健康状況等に関する実態調査」．2016.
2) 神山昭男．職場と主治医との連携を軸としたメンタルヘルス不調者の就労支援．原田誠一（編）．外来精神科診療シリーズ メンタルクリニックが切拓く新しい臨床―外来精神科診療の多様な実践．中山書店；2015．pp 144-152.
3) 神山昭男．精神科医による産業医活動―ストレスチェック時代の新たな展開に向けて．高木俊介, 神山昭男（編）．外来精神科診療シリーズ メンタルクリニックでの主要な精神疾患への対応 [3] 統合失調症, 気分障害．中山書店；2016．pp341-346.
4) 神山昭男．職場メンタルヘルス不調者の対応に関するアンケート報告書．日精診ジャーナル 2015；41：171-

196.

5) 神山昭男，新井由美，間山一枝ほか．職場と主治医の効果的な連携に寄与する要因をめぐって―第1報 休業率の改善を指標とした比較研究から．産業精神保健 2015；23：35．

6) 神山昭男，新井由美，間山一枝ほか．職場と主治医の効果的な連携に寄与する要因をめぐって―第2報 休業率の改善を指標とした事例研究から．産業精神保健 2015；23：36．

7) 内閣府．働き方改革実行計画（概要）．2017．

8) 神山昭男．労働者の治療過程における主治医と産業医等の連携強化の方策とその効果に関する調査研究（分担）．黒木宜夫（班長）．厚労省平成26年度「労働者の治療過程における，主治医と産業医等の連携強化の方策とその効果に関する調査研究」研究報告．厚生労働省；2015．pp17-48．

9) 電通過労自殺 再発防止で遺族と「和解」謝罪と解決金．2017年1月20日付記事．毎日新聞社；2017．

10) 平成23年（受）第1259号 解雇無効確認等請求事件．2014年3月24日 第二小法廷判決．最高裁判所；2014．

11) 神山昭男．第9回産業メンタルヘルス講演会．職場のメンタルヘルス対策において安全配慮をどのように確保すればよいのか．日精診ジャーナル 2015；41：81-124．

12) 神山昭男．メンタルヘルス不調者の職場復帰 主治医と産業医の関わり方 休業時の対応をめぐって―休業を渋る場合．日本医事新報 2013；4650：45-50．

13) 神山昭男．主治医と職場の連携をどのように進めていけばいいのか？―診断書をはじめとする情報伝達をめぐって．精神科治療学 2016；31：55-62．

14) 神山昭男．メンタルヘルス不調者の職場復帰 主治医と産業医の関わり方 休業時の対応をめぐって―休業を急ぐ場合．日本医事新報 2013；4649：65-70．

15) 神山昭男．医療機関における業務遂行力回復への試み．日精診ジャーナル 2016；42：71-79．

16) 神山昭男．安定就労を達成するための方策をめぐって―連携力を軸とした治療導入期・休業期・復職期の対応．産業ストレス研究 2016；23：125-133．

17) Lieberman MD. Social：Why Our Brains are Wired to Connect. Crown Publishers；2014. pp11-20.

18) 神山昭男．「主治医」と「職場」の異なる視点からみた産業メンタルヘルスの臨床．心身医学 2012；5：413-419．

19) 神山昭男．適応力を上げるための支援とは．健康管理 2016；63：18-25．

20) 神山昭男．職場不適応と適応障害をめぐって．健康管理 2016；63：2-17．

21) 日本医師会．産業医活動に対するアンケート調査の結果について．2015．pp1-9．

22) 神山昭男．メンタルヘルス不調者の職場復帰 主治医と産業医の関わり方 復職時の対応をめぐって―復職を急ぐ場合．日本医事新報 2013；4651：45-49．

23) 神山昭男．メンタルヘルス不調者の事例性と疾病性の形成過程と相互関連性に関する分析的研究（分担）．廣尚典（班長）．厚労省平成28年度「職場におけるメンタルヘルス不調者の事例性に着目した支援方策に関する研究」研究報告書．厚生労働省；2017．pp81-99．

24) 神山昭男，渡辺洋一郎．長期療養・休復職事例における主治医及び産業医の休復職判断要件に関する研究（分担）．桂川修一（班長）．厚労省平成28年度「精神疾患により長期療養する労働者の病状の的確な把握方法及び治ゆに係る臨床研究」研究報告．厚生労働省；2017．pp69-94．

25) 神山昭男．メンタルヘルス不調者の病状回復と安定就労に効果的な産業医と精神科主治医の連携のあり方．産業精神保健 2016；24：84-92．

2　勤労者の精神障害——頻度と仕事関連要因

渡辺和広，川上憲人
東京大学大学院医学系研究科精神保健学分野

　厚生労働省が 5 年ごとに実施している「労働者健康状況調査」によれば，過去 1 年間にメンタルヘルス不調により連続 1 か月以上休業または退職した労働者が一人でもいる事業所の割合は 8.1 ％となっている（2012 年）[1]．事業所規模が大きくなるほどその割合は大きくなっており，1,000 人以上の労働者を雇用する事業所では 90 ％以上がメンタルヘルス不調により休業する労働者の対応を経験している．各職場において，精神障害を抱える勤労者への対応は重要な課題の一つであると同時に，クリニックにおいても，来院する患者が勤労者である（あった）こと，また彼らがどのような仕事をしている（していた）のかといった情報は，ケース対応のうえで役立つことも多いだろう．ここでは，勤労者における精神障害の有病率，およびその発症に関連する仕事関連要因について述べる．

1　勤労者における精神障害の有病率

 世界精神保健調査に基づく日本の勤労者の有病率

　一般地域住民における精神障害の有病率を知るための大規模な疫学調査として，世界保健機関（WHO）が主導し，世界 28 か国の国際共同研究として実施されている世界精神保健（World Mental Health：WMH）調査が知られている．この調査は，20 歳以上の一般地域住民を無作為に抽出し，WHO の調査法である統合国際診断面接

渡辺和広（わたなべ・かずひろ）　　　　　　　　　　　　　　略歴

1991 年岐阜県生まれ.
2013 年広島大学教育学部第五類心理学系コース卒. 2015 年広島大学大学院教育学研究科心理学専攻臨床心理学コース修了. 2015 年東京大学大学院医学系研究科博士後期課程.
日本学術振興会特別研究員（DC1, 2015 年 4 月〜2018 年 3 月）.
主な共著書として，「ダイバーシティの尊重と LGBT 対応—生物学的性, 性的指向, 性自認の観点から」（丸山総一郎〈編〉.『働く女性のストレスとメンタルヘルスケア』. 創元社, 2017）.
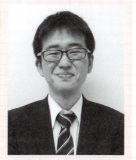

表 1 世界精神保健日本調査（WMH-J）における勤労者の精神障害の有病率（DSM-Ⅳ）

精神障害		12か月有病率（%）(SE)
気分障害	大うつ病性障害	2.6 (0.7)
	気分変調性障害	0.3 (0.2)
	双極Ⅰ型およびⅡ型障害	0.3 (0.3)
	いずれかの気分障害	2.9 (0.8)
不安障害	特定の恐怖症	2.3 (0.4)
	社会恐怖	1.1 (0.7)
	パニック障害の既往歴のない広場恐怖	0.1 (0.1)
	全般性不安障害	1.0 (0.3)
	パニック障害	0.6 (0.3)
	外傷後ストレス障害	0.5 (0.3)
	いずれかの不安障害	5.1 (0.9)
物質使用障害	アルコール乱用	1.6 (0.6)
	アルコール依存	0.3 (0.2)
	いずれかの物質使用障害	1.7 (0.6)
間欠性爆発性障害		0.7 (0.3)
いずれかの精神障害		9.1 (1.1)

DSM：精神疾患の診断・統計マニュアル，SE：標準誤差.

（Tsuchiya M, et al. Psychiatry Res 2012[4]より改変）

（Composite International Diagnostic Interview：CIDI）を用いて面接調査を実施していることが特徴である[2]. 日本もこの国際共同研究に加わっており（WMH-J 調査），2002 年から複数の地域で調査が実施されている[3]. この WMH-J 調査に基づき，Tsuchiya ら[4] は週に 20 時間以上雇用されている 20 歳から 60 歳までの勤労者（自営業を含む）における気分障害，不安障害，物質使用障害，および間欠性爆発性障害の 12 か月間有病率を報告している（表1）. なお，この報告は 2002 年から 2005 年までの WMH-J 調査をもとにしており，精神障害の分類は『精神疾患の診断・統計マニュアル』第4版（Diagnostic and Statistical Manual of Mental Disorders 4th edition：DSM-Ⅳ）に基づいている.

　勤労者において最も有病率が高かった精神障害は大うつ病性障害（2.6 %）であり，特定の恐怖症（2.3 %），アルコール乱用（1.6 %）と続いていた. また，いずれかの

川上憲人（かわかみ・のりと）　　略歴

1957 年岡山県生まれ.
1985 年東京大学大学院医学系博士課程（社会医学専攻）単位取得済み退学.
専攻（専門）：社会医学（公衆衛生学）.
1985 年東京大学医学部助手（公衆衛生学講座）. 1992 年岐阜大学医学部助教授（公衆衛生学講座）. 2000 年岡山大学医学部教授（衛生学講座）. 2006 年東京大学大学院医学系研究科教授（精神保健学分野）.
主な著書として，『基礎からはじめる職場のメンタルヘルス』（大修館，2017），『社会と健康―健康格差解消に向けた統合科学的アプローチ』（共著. 東京大学出版会，2015）.

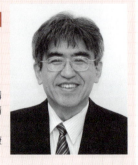

精神障害の有病率は 9.1 ％であった．したがって，日本における勤労者の約 11 人に 1
人は過去 12 か月間において，WMH-J 調査で報告された精神障害のうちのいずれか
の診断にあてはまっていたことになる．また，これらの有病率は，一般地域住民の有
病率と大きな違いがなかったことも報告されている[5,6]．

●勤労者におけるその他の精神障害の有病率

日本においては，Tsuchiya ら[4]のほかに一般集団からの無作為標本に基づく勤労
者の精神障害の有病率を報告している文献は認められず，2005 年以降の日本の勤労
者における精神障害の有病率については不明である．また，WMH-J 調査で報告され
ている精神障害以外の精神障害の有病率についても不明である．

◆パーソナリティ障害

海外では，その他の精神障害の有病率についても報告が認められる．パーソナリテ
ィ障害については，日本を含まない 13 か国における WMH 調査に基づく一般成人地
域住民の有病率が報告されており，就業状態との関連についても報告されている[7]．
これによると，DSM-IV の分類に基づく A 群，B 群，および C 群パーソナリティ障
害の有病率はそれぞれ 3.6 ％（SE：0.6），1.5 ％（SE：0.1），2.7 ％（SE：0.2）で，こ
れらのうちいずれかを有する者は 6.1 ％（SE：0.3）と推定されている．また，就業
している者は，職についていない，もしくは学生，専業主婦（夫），退職者のいずれ
でもない者に比べていずれかのパーソナリティ障害を有する者が 0.7 倍程度であるこ
とも報告されている．

◆成人の発達障害

近年，注目を集めている成人の発達障害についても知見が蓄積されつつある．なか
でも注意欠如・多動性障害（ADHD）については勤労者を対象とした有病率が複数
報告されており，WMH 調査では世界 10 か国における 18 歳から 44 歳までの勤労者
（自営業を含む）の有病率が 3.5 ％（SE：0.4）と報告されている[8]．また，アメリカ
のある大規模製造業企業の勤労者を対象とした調査では ADHD の有病率が 1.9 ％
（SE：0.4）と報告されている[9]．2017 年に発表された最新の WMH 調査[10]では，世界
20 の国と地域の 18 歳以上の一般地域住民に対象を拡大しており，ADHD の有病率
は全体で 2.8 ％（SE：0.3），11 の高所得国に限った結果では 3.6 ％（SE：0.4）と報告
されている．自閉症スペクトラム障害については，無作為に抽出された 16 歳以上の
一般地域住民を対象とした疫学調査が 2007 年に初めてイギリスで実施され，2011 年
にその結果が報告されている[11]．これによると，成人の自閉症スペクトラム障害の有
病率は 0.98 ％（95 ％信頼区間：0.03-1.65）であり，就業形態による有病率の差は認
められなかった．

◆統合失調症

統合失調症については，勤労者における有病率を報告したものが認められていない．
一般地域住民における有病率については，Simeone ら[12]の系統的レビューが最新の結
果を報告している．これによると，統合失調症の 12 か月有病率は中央値で 0.33 ％

（interquartile range：0.26-0.51 %），また生涯有病率は中央値で 0.48 %（interquartile range：0.26-0.51 %）であったとされている．

これらの知見はいずれも日本を含まない海外の調査結果である．一般的に，精神障害の有病率は国によってばらついており，またアジア地域の国々では欧米諸国に比べて精神障害の有病率が低いことが知られている[2,6,13]．したがって，日本の勤労者に対して知見を般化することには注意が必要である．

2 勤労者における仕事関連要因と精神障害の発症との関連

● 仕事関連要因とは

仕事関連要因とは，ある勤労者が抱える業務の特徴，置かれている労働状況，あるいは他者との人間関係など，仕事にかかわる多様な要因を意味する[14]．職業性ストレスの理論では，このうち勤労者の健康障害を引き起こす要因を特に仕事のストレス要因（仕事のストレッサー）と呼ぶ[15]．たとえば，長時間労働[16]や交替制勤務[17]は代表的な仕事のストレス要因として知られており，これまでに健康影響についての知見が蓄積されている．また，自記式の尺度によって評価される主観的な仕事のストレス要因についても，以下に紹介するようにさまざまな理論が提唱されている．

◆ 仕事の要求度-コントロールモデル

このモデルは，① 仕事の要求度（量的負担），および ② 仕事のコントロール（裁量権や技能の活用）の 2 要因で説明されるモデルである[18]．このモデルにおいては，仕事の要求度が高く，かつコントロールが低い「高ストレイン」の状態で健康障害が起きやすいとされている．また，この 2 要因に職場の社会的支援（上司や同僚からの支援）を加えた仕事の要求度-コントロール-社会的支援モデル[19]も後に提唱されており，このモデルでは仕事の要求度が高く，コントロールが低く，かつ社会的支援が少ない状態（アイソ・ストレイン）になると健康障害が起きやすいとされている．

◆ 努力-報酬不均衡モデル

このモデルでは，① 勤労者が組織に対して投資する努力と，② その見返りとして期待される報酬（尊重，金銭，キャリア）の 2 要因が用いられる[20]．この両者のバランスが崩れた際，特に高努力かつ低報酬の状態のときにストレスが高く，健康障害が起きやすくなるとされている．

◆ 組織の公正性（組織的公正）

近年，個人の仕事の特徴を決定づけている職場組織の公正なあり方が勤労者の健康に与える影響が検討されている[21]．この要因は，① 分配的公正（組織における評価や処遇の結果に関する公正性），② 手続き的公正（組織における意思決定のプロセスや手順に関する公正性），および ③ 相互作用的公正（上司の部下に対する接し方に関する公正性）の 3 つの下位概念で説明されている．

◆その他の仕事のストレス要因

上記にあげた要因のほか，役割ストレス（役割の曖昧さ，および役割葛藤）[22]，職の不安定さ[23]，職場でのいじめ・暴力[24]，職場のソーシャル・キャピタル[25]といったストレス要因と勤労者の健康との関連も検討されている．

● 仕事のストレス要因と精神障害の発症との関連

仕事のストレス要因と精神障害の発症との関連については，うつ病（大うつ病性障害）を対象とした研究がこれまでに最も多く実施されている．また最近では，両者の関連の系統的レビュー，あるいはメタ分析といったエビデンスレベルが非常に高い研究も発表されている．ここでは，仕事のストレス要因とうつ病の発症との関連を前向き研究デザインにて検討し，かつ DSM，および国際疾病分類（International Classification of Diseases：ICD）の診断基準に基づいたうつ病（抗うつ薬の処方記録を含む）をアウトカムとした研究の系統的レビュー，およびメタ分析を紹介する．

◆仕事の要求度-コントロールモデル

Madsen ら[26] は，高要求度と低コントロールで定義される仕事のストレインとうつ病の発症について 6 編の前向き研究をレビューし，結果を統合している．それによると，仕事のストレインはうつ病の発症リスクを 1.77 倍高めており，その関連は有意だった（95％信頼区間：1.47-2.13）．興味深いことに，彼らは論文としてまだ発表されていない 14 のコホート研究のデータについても統合を行い，同じく仕事のストレインがうつ病の発症リスクを有意に高めることを示している（相対リスク値：1.27，95％信頼区間：1.04-1.55）．さらに，この傾向は年齢，性別，および社会経済地位等の基本属性を調整しても，また研究開始時に抑うつ症状を有していた者を除外しても変わらなかった．2017 年に発表されたこの研究は，これまでの前向き研究で幅をもって報告されていた仕事のストレインとうつ病との統合された関連を示しており，両者の因果関係を強く支持していると考えられる．

◆努力-報酬不均衡モデル

こちらも，2017 年に Rugulies ら[27] が両者の関連について 8 編の前向き研究を系統的にレビューし，結果を統合している．これによると，努力-報酬不均衡はうつ病の発症リスクを 1.49 倍高めており，その関連は有意だった（95％信頼区間：1.23-1.80）．組み入れとなった論文には自記式の質問紙を用いてうつ病を測定した研究が 3 編含まれていたが，医師の面接，CIDI による構造化面接，および抗うつ薬の購入記録等をアウトカムとした残りの 5 編に限った場合でも関連は有意なままだった（相対リスク値：1.40，95％信頼区間：1.05-1.87）．この研究も，努力-報酬不均衡とうつ病発症との因果関係を強く支持する知見を示したと考えられる．ただし，彼らは研究の数が少ないことや結果にばらつきが大きいことを限界にあげており，さらなる研究が必要だと述べている．

◆その他の仕事のストレス要因

上記以外の仕事のストレス要因については，筆者ほか[28] が長時間労働とうつ病の発

症との関連について系統的レビューとメタ分析を行っている．7編の前向き研究の結果を統合した結果，週40時間を超える労働はわずかにうつ病発症のリスクを高めるものの，その関連は有意ではなかった（相対リスク値：1.08，95％信頼区間：0.83-1.39）．週60時間以上の労働時間の影響を検討した研究が少なかったことや，長時間労働を行った際の抑うつ度の高さ等による調整の影響があることから，こちらもさらなる検討が必要であると結論づけられている．そのほかの要因については複数のコホート研究が認められたが，系統的なレビュー，もしくはメタ分析は認められていない．

以上に紹介した研究は，信頼性の高いものであるが，異なる国の研究結果を数量的に統合したものであり，日本の勤労者に一般化する際には注意しておくことが必要である．

文献

1) 厚生労働省．平成24年 労働者健康状況調査．2013.
   http://www.mhlw.go.jp/toukei/list/dl/h24-46-50_01.pdf
2) 川上憲人．こころの健康についての疫学調査に関する研究．平成18年度厚生労働科学研究費補助金（こころの健康科学研究事業）こころの健康についての疫学調査に関する研究 総括研究報告書．2007.
   http://www.ncnp.go.jp/nimh/keikaku/epi/Reports/H18WMHJR/H18WMHJR01.pdf
3) Kawakami N, Takeshima T, Ono Y, et al. Twelve-month prevalence, severity, and treatment of common mental disorders in communities in Japan : Preliminary finding from the World Mental Health Japan Survey 2002-2003. Psychiatry Clin Neurosci 2005 ; 59 : 441-452.
4) Tsuchiya M, Kawakami N, Ono Y, et al. Impact of mental disorders on work performance in a community sample of workers in Japan : The World Mental Health Japan Survey 2002-2005. Psychiatry Res 2012 ; 198 : 140-145.
5) 立森久照，長沼洋一，小山智典ほか．こころの健康についての疫学調査に関する研究．平成18年度厚生労働科学研究費補助金（こころの健康科学研究事業）こころの健康についての疫学調査に関する研究 分担研究報告書．2007. http://www.ncnp.go.jp/nimh/keikaku/epi/Reports/H18WMHJR/H18WMHJR02.pdf
6) 土屋政雄，川上憲人．主な精神疾患の罹患率・有病率を知りたい．日本産業精神保健学会（編）．ここが知りたい職場のメンタルヘルスケア―精神医学の知識＆精神医療との連携法，改訂2版．南山堂；2016. pp2-5.
7) Huang Y, Kotov R, de Girolamo G, et al. DSM-IV personality disorders in the WHO World Mental Health Surveys. Br J Psychiatry 2009 ; 195 : 46-53.
8) de Graaf R, Kessler RC, Fayyad J, et al. The prevalence and effects of adult attention-deficit/hyperactivity disorder (ADHD) on the performance of workers : Results from the WHO World Mental Health Survey Initiative. Occup Environ Med 2008 ; 65 : 835-842.
9) Kessler RC, Lane M, Stang PE, et al. The prevalence and workplace costs of adult attention deficit hyperactivity disorder in a large manufacturing firm. Psychol Med 2009 ; 39 : 137-147.
10) Fayyad J, Sampson NA, Hwang I, et al. The descriptive epidemiology of DSM-IV Adult ADHD in the World Health Organization World Mental Health Surveys. Atten Defic Hyperact Disord 2017 ; 9 : 47-65.
11) Brugha TS, McManus S, Bankart J, et al. Epidemiology of autism spectrum disorders in adults in the community in England. Arch Gen Psychiatry 2011 ; 68 : 459-465.
12) Simeone JC, Ward AJ, Rotella P, et al. An evaluation of variation in published estimates of schizophrenia prevalence from 1990-2013 : A systematic literature review. BMC Psychiatry 2015 ; 15 : 193. doi. 10. 1186/s12888-015-0578-7.
13) Demyttenaere K, Bruffaerts R, Posada-Villa J, et al. Prevalence, severity, and unmet need for

treatment of mental disorders in the World Health Organization World Mental Health Surveys. JAMA 2004 ; 291 : 2581-2590.

14) Semmer NK. Job stress interventions and the organization of work. Scand J Work Environ Health 2006 ; 32 : 515-527.

15) Hurrell JJ Jr, McLaney MA. Exposure to job stress : A new psychometric instrument. Scand J Work Environ Health 1988 ; 14（Suppl 1）: 27-28.

16) Kivimäki M, Virtanen M, Kawachi I, et al. Long working hours, socioeconomic status, and the risk of incident type 2 diabetes : A meta-analysis of published and unpublished data from 222 120 individuals. Lancet Diabetes Endocrinol 2015 ; 3 : 27-34.

17) Vyas MV, Garg AX, Iansavichus AV, et al. Shift work and vascular events : Systematic review and meta-analysis. BMJ 2012 ; 345 : e4800. http://dx.doi.org/10.1136/bmj.e4800.

18) Karasek RA. Job demands, job decision latitude, and mental strain : Implications for job redesign. Adm Sci Q 1979 ; 24 : 285-308.

19) Johnson JV, Hall EM. Job strain, workplace social support, and cardiovascular disease : A cross-sectional study of a random sample of the Swedish working population. Am J Public Health 1988 ; 78 : 1336-1342.

20) Siegrist J. Adverse health effects of high-effort/low-reward conditions. J Occup Health Psychol 1996 ; 1 : 27-41.

21) Greenberg J. A taxonomy of organizational justice theories. Acad Manage Rev 1987 ; 12 : 9-22.

22) Rizzo JR, House RJ, Lirtzman SI. Role conflict and ambiguity in complex organizations. Adm Sci Q 1970 ; 15 : 150-163.

23) Sverke M, Hellgren J, Näswall K. No security : A meta-analysis and review of job insecurity and its consequence. J Occup Health Psychol 2002 ; 7 : 242-264.

24) Leymann H. The content and development of mobbing at work. Eur J Work Organ Psychol 1996 ; 5 : 165-184.

25) Oksanen T, Suzuki E, Takao S, et al. Workplace social capital and health. In : Kawachi I, Takao S, Subramanian SV（eds）. Global Perspectives on Social Capital and Health. Springer ; 2013. pp23-63.

26) Madsen IEH, Nyberg ST, Magnusson Hanson LL, et al. Job strain as a risk factor for clinical depression : Systematic review and meta-analysis with additional individual participant data. Psychol Med 2017 ; 47 : 1342-1356.

27) Rugulies R, Aust B, Madsen IEH. Effort-reward imbalance at work and risk of depressive disorders. A systematic review and meta-analysis of prospective cohort studies. Scand J Work Environ Health 2017 ; 43 : 294-306.

28) Watanabe K, Imamura K, Kawakami N. Working hours and the onset of depressive disorder : A systematic review and meta-analysis. Occup Environ Med 2016 ; 73 : 877-884.

3　ストレスチェック制度の内容と対応

渡辺洋一郎
横山・渡辺クリニック

1　ストレスチェック制度とは

● ストレスチェック制度の趣旨

　2014 年（平成 26 年）6 月 25 日に公布された「労働安全衛生法の一部を改正する法律」において，「心理的な負担の程度を把握するための検査及びその結果に基づく面接指導の実施等を内容としたストレスチェック制度」が新たに創設された．この法律の名称にもあるように，この制度は「心理的な負担の程度を把握するための検査」である．心理的な負担というのは，ストレス症状のもとになるストレス因子，言い換えれば職場環境のチェックをするということである．つまり，労働者がうつ病かどうかをチェックするのではなく，労働者がうつ病などメンタルヘルス不調になるような職場環境がないかをチェックするのである．いわば職場環境をチェックするために，労働者にアンケート調査を行う制度と考えるべきである．このことは，『労働安全衛生法に基づくストレスチェック制度実施マニュアル』[1] においても「この制度は，労働者のストレスの程度を把握し，労働者自身のストレスへの気付きを促すとともに，職場改善につなげ，働きやすい職場づくりを進めることによって，労働者がメンタルヘルス不調となることを未然に防止すること（一次予防）を主な目的としたものです」と記されている．

渡辺洋一郎（わたなべ・よういちろう）　　　　　　　　　　　略歴

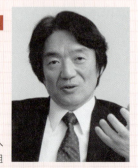

1952 年愛知県生まれ．
1978 年川崎医科大学卒．
1986 年神戸アドベンティスト病院心療内科勤務を経て，1988 年渡辺クリニック開設．
2004 年 4 月〜 2012 年 6 月公益社団法人大阪精神科診療所協会会長．
2012 年 6 月より公益社団法人日本精神神経科診療所協会会長．
2017 年渡辺クリニックを組織変更にて横山・渡辺クリニックと改め，同名誉院長就任．
共著書として，『医療従事者のための産業精神保健』（新興医学出版社，2011），『職場のメンタルヘルスケア—精神医学の知識 & 精神医療との連携法』（南山堂，2011），『ストレスチェック制度の狙いと課題』（日本生産性本部生産性労働情報センター，2015）などがある．

表 1 ストレスチェック制度の手順

ストレスチェック制度に基づく取組は，次に掲げる手順で実施するものとする
ア 基本方針の表明
　事業者は，法，規則及び本指針に基づき，ストレスチェック制度に関する基本方針を表明する
イ ストレスチェック及び面接指導
　①衛生委員会等において，ストレスチェック制度の実施方法等について調査審議を行い，その結果を踏まえ，
　　事業者がその事業場におけるストレスチェック制度の実施方法等を規程として定める
　②事業者は，労働者に対して，医師，保健師又は厚生労働大臣が定める研修を修了した看護師若しくは精神保
　　健福祉士（以下「医師等」という）によるストレスチェックを行う
　③事業者は，ストレスチェックを受けた労働者に対して，当該ストレスチェックを実施した医師等（以下「実施者」
　　という）から，その結果を直接本人に通知させる
　④ストレスチェック結果の通知を受けた労働者のうち，高ストレス者として選定され，面接指導を受ける必要が
　　あると実施者が認めた労働者から申出があった場合は，事業者は，当該労働者に対して，医師による面接指
　　導を実施する
　⑤事業者は，面接指導を実施した医師から，就業上の措置に関する意見を聴取する
　⑥事業者は，医師の意見を勘案し，必要に応じて，適切な措置を講じる
ウ 集団ごとの集計・分析
　①事業者は，実施者に，ストレスチェック結果を一定規模の集団ごとに集計・分析させる
　②事業者は，集団ごとの集計・分析の結果を勘案し，必要に応じて，適切な措置を講じる

（ストレスチェック指針より抜粋）

（厚生労働省．労働衛生法に基づくストレスチェック制度実施マニュアル．2015〈改訂2016〉[1]より）

ストレスチェック制度の手順

　ストレスチェック制度の手順[1]を表1に記した．重要なのは，ストレスチェック制度は質問票を使用して検査を行うのであるが，この検査を行うことだけがストレスチェックではないということである．検査を行って，その後，医師による面接指導につなぎ，最終的に事後措置をとるのが，法制度としてのストレスチェックである．検査を行って個人にコメントを返すことでストレスチェックが終わったように思われていることが少なくないが，検査はあくまで入口であり，その後の対応を図ることが法制度としてのストレスチェックである．

ストレスチェック制度の目的

　ストレスチェック制度の目的は，労働者のメンタルヘルス不調を未然に防止すること，職場環境の改善を図ることである[1]．そして，これを毎年定期的に実施することによって，従業員のストレス状況の改善，働きやすい職場の実現を通して労働者の精神的な健康の増進を図り，その結果として生産性の向上，事業場の健全な発展につなげることである．すなわち，労働者がより健康になることで，結果として会社の業績の向上につながるのである．つまり，メンタルヘルスにおける一次予防と職場環境改善というこの制度の趣旨は，達成されれば，労働者の健康のみならず，企業の業績向上につながるということが重要なポイントである．

ストレスチェック制度に対する精神科医の姿勢

　ストレスチェック制度が有効に機能すれば企業の業績向上にも寄与すると表現すると，企業の業績至上主義のように受けとられるおそれもある．最も重要なことは，あ

くまで労働者が職場において，少ないストレスでいきいきと活動し，十分にそのパフォーマンスを発揮できること，そして充実した職業生活を送ることができるようになることが第一の目的であり，その結果として，企業の業績向上がもたらされるというプロセスである．企業の業績向上を至上目的として行われるところの労働者の切り捨て，締めつけ，人間性を無視した人事管理といったものとは根底的に異なるのである．精神科医は，この違いを十分認識したうえで，ストレスチェック制度の導入を支援しなくてはならないと考える．

　労働者一人ひとりの個性を尊重し，その個性を少しでも発揮できるような職場環境づくりこそがストレスチェック制度の目的とならねばならない．

2 医師による面接指導に関して

 鑑別診断としての面接

　面接指導は医師にしか認められていない．その理由を類推すると，一言でいえば診断行為が入ってくるためと考える．「仕事が非常に忙しく，しかもうまくいかなくて落ち込んでいる」という労働者が面接指導の対象となった場合，その労働者の落ち込みがうつ病など病的レベルの落ち込みであるのか，病的レベルには至っていない一般的ストレス反応あるいは適応障害レベルの落ち込みであるのかを判断しなくてはならない．

　病的レベルにまでは至っていないのであれば環境調整などの対応が中心となり，病的レベルの落ち込みであれば医療機関への紹介など精神科医療が必要となる．労働者の訴える「落ち込み」や「不安」が，ストレス反応，適応障害，うつ病など精神疾患というスペクトラムのなかで，精神科医療を必要とする労働者を見落とさない診断能力が要求されるのである．ただ，このような鑑別は精神科医師であればさほど困難ではないと思われる．精神科医にとって，困難を感じるのは，むしろ，ストレス反応，適応障害レベルの労働者への対応，特に，指導や助言，さらには，事業者への意見陳述などの部分ではなかろうか．

 一次予防としての面接指導

　厚労省のマニュアル[1]においては「可能な範囲で，労働者の相談に乗り，必要なアドバイスをし，早期解決を目指してサポートをすることになりますが，そのためには，医師の産業保健上の知識や経験のみならず，ストレス反応，ストレッサー，ストレスコーピングに関する知識や経験も重要となります」と記されている．さらに，事業者への意見陳述として，「就業上の措置だけにとどまらず，必要に応じて，作業環境管理，作業管理，健康管理の徹底，セルフケアやラインケアに関する労働衛生教育の充実，過重労働対策やメンタルヘルスケア体制の確立等，労働安全衛生管理体制の見直しなどについても含めることが望ましい．また，職場環境の改善に関する意見は，人事労

務管理に関わるものが多いため，人事労務担当者や管理監督者とも連携して対応することが重要です」と記されている．この部分が一次予防と職場環境改善の領域である．

労働者のセルフケアとしてストレス状況への対処方法，対人関係能力やコミュニケーション能力を高めるための指導や助言，あるいは仕事へのモチベーションや就労意欲を高めるためのアプローチ，さらに職場環境改善としては，ストレスの主たる要因である人間関係の調節，相互理解，相互支援の風土の育成など，従来の精神医学では学ぶ機会のきわめて少なかった領域での見識やスキルが求められるのである．

●● 労働者の職業適性に関する視点

労働者がより少ない負担でよりよいパフォーマンスを発揮するためには，労働者一人ひとりの特性をふまえ，その特性を活かすことが有効な手段である．昔から言われるところの「適材適所」という概念であるが，現在の企業においてこのことが十分に検討されているかというとまだ十分とはいえないのではなかろうか．一人ひとりの労働者を活かす，そのためにはできる限り正確に労働者の職業適性や個性を評価し，その特性を活かす職種を探していくという視点も重要なポイントと考える．

3 集団分析をめぐって

●● 集団分析の意義と課題

ストレスチェック制度の目的である職場環境のチェックを行うためには，集団分析が重要である．しかし，集団分析の実施においてはさまざまな課題がある．最も重大な課題は，集団分析結果を有効に活用して職場環境改善につなげることができるか，ということである．集団分析を実施しても，結果が出たというだけでは混乱が生じるばかりである．集団分析結果を有効に活用することが重大な課題になる．

●● 集団分析結果の活用のポイント

集団分析結果の活用法のポイントをまとめると，まず，その目的を明確にすることである．なぜメンタルヘルス対策に取り組むのか，それによって何を目指すのかといった点につき，企業としての考え方を明確に伝えることである．

次に，リスク数値の意味を正確に認識してもらうことが大事である．健康リスクA，健康リスクB，そして総合健康リスクというリスク値が組織ごとに出るが，この数値の意味を正確に認識すると同時に，各職場においては，この数値は，他の部署と競争するための数値ではなく，次年度に改善するための基準だということを認識することが重要である．自分の課が総合健康リスク値120であったとすれば，来年は100にする，あるいは90であったとしても来年は80を目標にするといった，今年より来年を良くするための基準となる数字である．そして，職場環境改善に際しては，悪者探しをするのではなく，良くするためにはどうしたらいいのかを検討する問題解決型の取

り組みにつなげていくことが重要であり，労働者参加型で実施する必要がある．

　また，導入に際しては，何らかのツールを活用することも有用なことが多い．『職場環境改善のためのヒント集―メンタルヘルスアクションチェックリスト』[2] などといったツールの利用も検討すべきである．そしてこれらの職場環境改善活動を既存の職場の仕組み，すなわち，衛生委員会や QC（quality control）活動に活用していき PDCA サイクル（plan-do-check-act cycle）に組み込んでいくことも重要である．職場環境改善は一朝一夕でできることではなく，組織をあげて継続的に取り組むべきことがらであるので，日々の仕事，日々の活動のなかに組み込んでいくことが重要である．

4　集団分析から職場環境改善に向けて

　集団分析を実施したならば，その結果を職場環境改善につなぐことが求められる．職場環境改善を考えるときにまず重要なのは，「職場環境とは何か」という点である．2012 年（平成 24 年）労働者健康状況調査[3] をみると，現在，仕事や職場生活において，何らかの強い不安，悩み，ストレスがあるという労働者が約 6 割いることが示されている．そして，その内容をみると，1 番が「職場の人間関係の問題」，その後に「仕事の質の問題」，「仕事の量の問題」と続いている．すなわち最大の職場環境とは，職場の人間関係ということになる．したがって，職場環境改善を図るということは，結局は職場の人間関係の改善を図らねばならないことになる．これは主として職場内部のテーマとなるが，産業医など産業保健スタッフとしてかかわる場合には，職場の人間関係に対する調整能力，あるいは改善のための見識とスキルが求められることになる．

5　職場のメンタルヘルス体制の構築とストレスチェック制度

● 職場のメンタルヘルス体制の構築のポイント

　職場メンタルヘルス体制の構築のポイントとしては，図 1 に示すように 4 つのディメンションがあると考えている[4]．横軸に個人へのアプローチと組織へのアプローチ，そして縦軸に一次予防と二次・三次予防とをそれぞれ対極に想定して考えるとわかりやすい．メンタルヘルス体制の構築を考える際には，この 4 つのマトリックスを埋める必要がある．個人に対する二次・三次予防，つまり病気になってしまった労働者個人に対するアプローチ，これは現在なされているところであろう．そして少しずつなされているのが，休職・復職支援の制度づくりなど組織に対する二次予防，三次予防という部分である．しかしながら，一次予防としての組織へのアプローチ，すなわち，働きやすい職場環境づくり，あるいは，一次予防としての個人へのアプローチ，すなわちポジティブなセルフケアといったところがほとんどなされていないのが現状だと

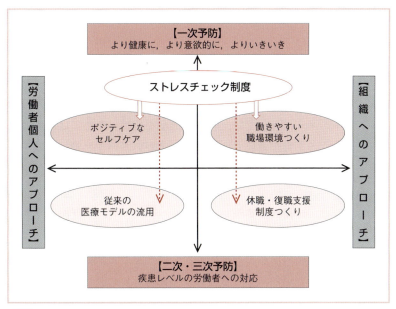

<code>
【一次予防】
より健康に，より意欲的に，よりいきいき

【労働者個人へのアプローチ】

ストレスチェック制度

ポジティブな
セルフケア

働きやすい
職場環境つくり

従来の
医療モデルの流用

休職・復職支援
制度つくり

【組織へのアプローチ】

【二次・三次予防】
疾患レベルの労働者への対応
</code>

図 1 職場メンタルヘルス体制の構築のポイント

(錦戸典子，中小事業所の特性を活かした参加型職場環境改善の普及推進，第 22 回産業精神保健学会シンポジウム「中小事業場での産業精神保健推進─ストレスチェック実施を控えて〈2015，東京〉の発表で使用された図を参考に作成)

認識している.

　今回のストレスチェック制度は，本来の趣旨として，一次予防としての組織，個人へのアプローチにつながる制度である．そして，ストレス関連症状の強い労働者に対しては必要であれば医療を勧奨し，また，そのような労働者に対する組織としての対応にもアプローチすることになるので，二次予防，三次予防にもつながる制度である．すなわちストレスチェック制度をきちんと運用することは，職場の全面的なメンタルヘルス体制を構築していくことになる.

●産業精神保健担当者に期待される機能

　企業担当者から労働者のメンタルヘルスにおける一次予防，人間関係を含む職場環境改善を依頼されたときに，産業精神保健担当者が対応できるためにどのような機能が必要かという点について筆者の考えをまとめてみる[5]．最も重要なのは，労働者，管理職，人事労務スタッフ，産業保健スタッフなど，労働者をとりまく関係者全体の精神力動を把握して調整する，組織力動的な視点とスキルである．上司が悪い，管理職が悪い，本人が悪いといった視点ではなく，そこを変えていくためにはどう動いたらいいのかという，全体を動かす視点とスキルが必要であると考える．さらに，作業環境管理，作業管理および健康管理といった職場における労働安全衛生管理の知識，また労働安全衛生に関する労働法規的な知識，そして企業内関係者，外部支援機関などと守秘義務をわきまえたうえで連携を図るスキル，こういったことが必要ではないかと考えている.

6 おわりに

　　ストレスチェック制度はさまざまな課題を抱えた制度であり，その実施においては困難な点が多々ある[6]．しかしながら，この制度の本来の趣旨は労働者の健康増進であり，メンタルヘルス失調の予防につながる可能性をもった制度である．また，職場のメンタルヘルスにおいては，企業の健全な発展のためには労働者の健康が不可欠である，という考え方が重要である．労働者がいきいきと働ける職場であってこそ業績も向上する．ストレスチェック制度の本来の趣旨は，労働者の健康増進と職場環境改善である．

　　精神科医は，今後，産業医，メンタルヘルス担当の嘱託医，あるいは面接指導の担当医師など事業場内資源としての役割を担うことも期待されている．また，ストレスチェック制度の結果から精神科医療が必要と考えられ職場から勧奨されて受診する労働者も増加すると思われる．さらには，従前から通院している労働者の患者が職場でストレスチェックを受けることにもなる．したがって，精神科医として何らかの立場でストレスチェック制度にかかわることになると考える．いずれの場合においても，この制度の本来の趣旨が，労働者にとって働きやすい職場環境づくりにあるという観点を十分に認識して関与していくことが肝要と考える．

文献

1）厚生労働省労働基準局安全衛生部労働衛生課産業保健支援室. 労働安全衛生法に基づくストレスチェック制度実施マニュアル. 平成27年（2015年）5月，改定28年（2016年）4月.
http://www.mhlw.go.jp/bunya/roudoukijun/anzeneisei12/pdf/150507-1.pdf
2）平成16年度厚生労働科学研究費補助金労働安全衛生総合研究事業 職場環境等の改善等によるメンタルヘルス対策に関する研究「職場環境改善のためのヒント集—メンタルヘルスアクションチェックリスト」作成ワーキンググループ. 2005.
3）厚生労働省. 平成24年度労働者健康状況調査 結果の概要. 2012.
http://www.mhlw.go.jp/toukei/list/dl/h24-46-50_01.pdf
4）渡辺洋一郎. ストレスチェック制度を産業精神保健の中にどう位置づけるか. 精神科治療学 2016；31（1）：13-19.
5）渡辺洋一郎. ストレスチェック制度の実施から見えてきたこと—精神科医の立場から. 産業精神保健 2017；25（特別号）：65-69.
6）渡辺洋一郎（編著）. ストレスチェック制度の狙いと課題. 日本生産性本部生産性労働情報センター；2015.

4 メンタルヘルス不調者への対応
——安全配慮義務をめぐって

髙野知樹
神田東クリニック

1 はじめに

　安全配慮義務については，労働安全衛生法では第1条にて，労働契約法では第5条にて示されている．一方で，2003年に制定された「個人情報の保護に関する法律」（以下，個人情報保護法）では，「個人の権利と利益を保護する」目的にて，個人情報を取扱う事業者に対して個人情報の取扱い方法を定めている．

　産業保健にかかわる産業医，保健師，看護師，心理士，精神保健福祉士，衛生管理者等（以下，産業保健スタッフ）は，メンタルヘルス関係の健康情報という特別機微な個人情報を扱っている．ときには安全配慮義務の遂行のために，必要な情報を必要な者へ伝えて対応しなければならない．本項ではメンタルヘル不調者に対する，安全配慮義務のとらえ方を実践的に考察してみたい．

2 安全配慮義務，健康管理義務，自己保健義務について

　安全配慮義務のほかに，健康配慮義務という言葉もある．健康管理義務に注目した安全配慮義務と考えると，おそらく判例上の安全配慮義務の下位概念であるととらえていいのだろう．しかし産業保健スタッフにとっては，作業管理，作業環境管理だけでなく，医療職という点から健康管理業務が最も重要な業務の一つである．そのため，産業保健スタッフにとっては，ほぼ同義語に近いと考えていいのではないかと思われ

髙野知樹（たかの・ともき）　　　　　　　　　　　　　　略歴

1965年東京都生まれ．
1991年産業医科大学医学部卒．産業医科大学精神医学教室助手，北九州市立少年相談センター，
（株）日立製作所健康管理センター産業精神科主任医長などを経て，2006年から弘冨会神田東クリニック副院長，2009年12月から同院長．
医学博士．日本精神神経学会認定精神科専門医・指導医，労働衛生コンサルタント．日本産業精神保健学会理事．日本外来精神医療学会理事．厚生労働省Webサイト『こころの耳』運営委員，作業部会長．日本精神科産業医協会理事．

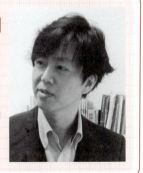

る. 以上より本項では一括して, "安全配慮義務" と称して記述することとする.

　労働安全衛生法では第1条に法の目的を以下のように示している.「この法律は, 労働基準法と相まって, 労働災害の防止のための危害防止基準の確立, 責任体制の明確化及び自主的活動の促進の措置を講ずる等その防止に関する総合的計画的な対策を推進することにより職場における労働者の安全と健康を確保するとともに, 快適な職場環境の形成を促進することを目的とする」と記し, 下線で示す部分に, 安全配慮義務について述べられている.

　労働契約法においては, 第5条「労働者の安全への配慮」にて「使用者は, 労働契約に伴い, 労働者がその生命, 身体等の安全を確保しつつ労働することができるよう, 必要な配慮をするものとする」と記されている. 各事業場の労働契約に特段の根拠規定がなくとも, 労働契約上の付随的義務として当然に, 安全配慮義務を負うことを明らかにしている.「生命, 身体等の安全」の部分には, 安全面のみでなく心身の健康も含むとしている.

　このように使用者・事業者には労働者の安全や健康を守る義務が課せられているが, 労働者がその措置に対し協力しなければ, 労働者の安全と健康は確保できない. そのため労働者にも自己保健義務が求められている.

　自己保健義務の法的根拠としては, 労働安全衛生法では, 第4章「労働者の危険又は健康障害を防止するための措置」の第26条にて「労働者は, 事業者が講ずる措置に応じて, 必要な事項を守らなければならない」と定めている. 労働契約法においても, 第3条第4項において「労働者及び使用者は, 労働契約を遵守するとともに, 信義に従い誠実に, 権利を行使し, 及び義務を履行しなければならない」としている.

　これらに加え, 労働者のメンタルヘルスに関する情報は特別に機微なものである. そのため, 労働者は事業者の講ずるメンタルヘルス対策に協力し, 自分自身のメンタルヘルスの保持・増進に努めることもたいへん重要なのである.

3　負荷と負担について

　「負荷」と「負担」は似ている用語だが, 産業保健では明確に使い分けている. たとえば, ピーマンが苦手な人にとっては, 1つ食べるにも苦痛が伴う. こうした主観的な重みが「負担」である. 一方で, ピーマンを100個食べるのはピーマンの好き嫌いを問わずほとんどの人にとって苦痛が伴う. この客観的な重みが「負荷」である.

　図1は労災に関する「心理的負荷による精神障害の認定基準（厚生労働省）」[1] における, 業務起因性を検討するうえでの精神障害の発症に関する考え方である. 具体的には, ① 対象疾病の精神障害を発病していること, ② 対象疾病の発病前おおむね6か月のあいだに「業務による強い心理的負荷」が認められること, ③「業務以外の心理的負荷」および「個体側要因」により対象疾病を発病したとは認められないこと, の3点が満たされることが労災認定の条件となる.

　対象疾病の発病に至る要因の考え方は,「ストレス-脆弱性理論」に依拠している.

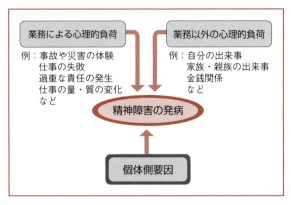

図 1 精神疾患の労災認定の仕組み

　つまり，心理的負荷が非常に強ければ，個体側の脆弱性が小さくても精神的破綻が生じ，逆に脆弱性が大きければ，心理的負荷が小さくても破綻が生ずる．業務起因性を判断する要件としては，「業務による強い心理的負荷」が認められることを掲げている．

　この「強い心理的負荷」とは，労働者が主観的にどう受け止めたかという「負担」ではなく，同種の労働者が一般的にどう受け止めるかという客観的「負荷」の観点から評価されるものということになる．「業務による強い心理的負荷」とは，以下のようなものが例示されている．

- 発病直前の 1 か月におおむね 160 時間以上の時間外労働を行った．
- 発病直前の 2 か月間連続して 1 月あたりおおむね 120 時間以上の時間外労働を行った．
- 発病直前の 3 か月間連続して 1 月あたりおおむね 100 時間以上の時間外労働を行った．
- 部下に対する上司の言動が，業務指導の範囲を逸脱しており，そのなかに人格や人間性を否定するような言動が含まれ，かつ，これが執拗に行われた．
- 同僚等による多人数が結託しての人格や人間性を否定するような言動が執拗に行われた．

　これらに準じる事態が確認された場合には，業務による負荷を早急に調整する必要があるため，外来受診している労働者に対し，産業保健スタッフや職場や人事労務担当部門に申し出るように助言する必要がある．

4 予見可能性と結果回避性について

　ときおり，以下のような記事が話題となる．

　最高裁は，A 氏が長時間労働によるうつ病，そして自殺に至ったことについて，一連の因果関係があると認定．管理者は A 氏の状況を認識していながらしかるべき措置をとらなかったと，会社の安全配慮義務違反とした．

　このように，安全配慮義務違反について検討される際には，「予見可能性」と「結果回避性」の2点が講じられたかどうかが重視されている．

　「予見可能性」は，労働者の心身の健康障害が生じることが予見できたかどうか，である．予見するには，前述の「負荷」をきちんと事業者が把握しているだけでは不十分で，「ストレス－脆弱性理論」で述べた「個体側の脆弱性・要因」，ひいては「業務以外の心理的負荷」にも配慮することが求められている．つまり，明らかに適性の合わない業務への適応に手こずっていることを知りながら放置したり，困難な家庭の事情を知りながら時間外労働が必須の業務を与え続けたりなど，「負荷」が一般的には大きくなくても「負担」が大きいととらえた際には配慮を要する．

　「結果回避性」は，労働者が精神疾患を患ってしまった場合に，業務上の配慮や健康管理措置より，自殺や疾病の増悪防止に努めることができたかどうか，である．

　職場の管理者や産業保健スタッフによる適切な安全配慮がなされるためにも，外来患者でこれらの2点について伝達すべき事項があるときには，積極的に連携を試みていただきたいと考える．

5 事例性と疾病性

　産業保健スタッフは，① 診断区分（疾病の有無），② 就業区分（就業の可否），③ 指導区分（保健指導の要否）という視点で3つの区分から労働者の状態を把握している．ところが，労務問題と健康問題が絡み合うケースが生じているとき，職場では対応が困難となる．労務問題は産業保健ではよく「事例性」と説明される．一方，健康問題は「疾病性」といわれる．

　「事例性」とは仕事ができない，勤務態度が不良，同僚とのトラブルが多いなど実際に呈示される事実で，職場の関係者はその変化にすぐに気がつくことができる．一方，「疾病性」とは疾病の有無や症状の程度に関することで，幻聴があり統合失調症が疑われる，うつ状態が認められるなど専門家が判断する分野である．産業現場では，病気の確定（疾病性）以上に，業務上何が問題になって困っているか（事例性）を優先する視点が求められる．そして，事例性と疾病性を加味して表1のように，必要に応じて就業上の配慮の有無を検討していくことになる．

　たとえば，産業保健では「何か奇妙な行動をとる人がいる」と周囲が感じた際には，統合失調症か，うつ病か，といった精神医学的な診断を下す（疾病性）のではなく，

表 1 具体的な対処方法

		疾病性：専門家が評価	
		あり	なし
事例性：職場が評価	あり	主治医の意見をもとに職場で就業上の配慮を検討	労務上の問題として要指導
	なし	治療により，社会生活上の制限はなし	医学的にも社会的にも健康

本人もしくは周囲にどう影響しているかの現場の実態をとらえることが先決となる．「出勤状況が不規則だ」，「仕事に集中できず，周囲に負担をかけている」，「そうした状況を本人は少しも自覚していない」など具体的に把握していく（事例性）．その結果，精神医学的に問題がありそうだと判断されれば，どう精神科受診につなげていくのか，その方法と役割分担を職場で考えていくのも，職場のメンタルヘルス対応である．

6 薬物と就労の問題

精神疾患の治療では，量や力価はさまざまだが，何らかの向精神薬の投薬がなされるケースが多い．最近，産業医から主治医への問い合わせで多いものの一つに，自動車運転の可否についての問い合わせがある．こうした背景もあり精神医学の主幹学会である日本精神神経学会では2014年に「患者の自動車運転に関する精神科医のためのガイドライン」[2]を発表している．

産業医からの問い合わせの目的は，就業上の配慮を行ううえでの主治医の参考意見，ということだととらえているが，ときには産業医が主治医に判断を委ねたい（責任を負わせたい），という意図を感じるケースも散見する．

確かに向精神薬は，眠気など運転に支障をきたす副作用を呈することがあり，注意は必要である．しかし，副作用には個人差があり，用量の違いも加味せず処方を受けた者全員に運転を禁じなければならないほどの医学的根拠は実証されていない．このことは向精神薬だけでなく抗アレルギー薬，抗不整脈薬，降圧薬など，薬理作用や用量を問わず多くの治療薬の添付文書で一律の記載が現状である．実際に抗アレルギー薬などの薬物の投与を受けている者が運転に従事しており，実態にもそぐわない．

そのため，少なくとも筆者は「内服により突然の眠気が生じたり，判断を極端に誤るような事態は，ここ数か月の治療経過中には観察されていない」などという返答をし，一律に不可としていない．主治医として患者にかかわるとき，患者の生活上の困難を軽減し，その生活が患者にとってより望ましいものになることを目指しているからである．現に地域によっては，自動車の運転の禁止により，通勤や通院さえも継続が困難となることが起こりうる．これらの情報をもとに，業務内容の詳細を知る術のある産業医に，判断を委ねることにしている．

ガイドラインのなかにも記載があるが，精神科医は患者に対し，① 運転時間を短くする，② 運転頻度を減らす，③ 混雑時間帯を避ける，④ 夜間は運転しない，⑤ 悪天候では運転しない，⑥ 高速道路は運転しない，⑦ 慣れ親しんだ自宅近辺のみを運転する，⑧ 家族が同乗するときのみ運転する，などの制限によって危険性が低下すると考えられるのであれば，患者や家族に対しこれらを推奨すること，としている．産業現場での運転の可否を検討する際の参考にしてほしい．

7 事例の紹介

　産業現場において対応に苦慮するのが，精神症状と身体症状の訴えが絡み合うケースである．その例を下記に示す．

 事例

　40歳代前半，男性，独身独居．数年前に"うつ病"の診断により半年ほど休養した経緯がある．現在も通院を継続している．ところが，この半年間は月に6〜8回の突発休がある．年間20日の年次有給休暇も半年以内には使い切ってしまう．そのため上司は，業務の調整を本人と話し合いながら行ってきた．しかしながら，突発休は顕著には減っていかない．突発休の朝は電話が入り「頭痛」，「腰痛」，「風邪」といわゆる不定愁訴で連絡が入る．上司からの情報では，出勤しているときは任された業務ができており，思考力，判断力などに特別な問題を感じないとのこと．本人と産業医面接を行うも，睡眠や食欲も保たれており，本人も「メンタルのほうは大丈夫．体調の管理に気をつけるのでこのまま様子をみてほしい」と言い張る．

　さて，こうしたケースの対応は，産業保健スタッフの立場であるとたいへん頭を悩ますことになる．一般的な対応としては，

• 本人の了解を得たうえで，現在職場で起きている「事例性」を通院加療中の精神科主治医に情報提供し，主治医から「疾病性」の見解を得る

• 身体的不定愁訴に関し，「診断区分」の判断のために必要に応じ自覚症状に対する専門家の受診を促し，その結果をもとに「就業区分」について検討する

などがあげられる．

　ところが，精神疾患の主治医，身体疾患の主治医，両者に疾病性の重症度は高くない，つまり休養させるほどではないと判断された場合，頻回欠勤の労働者に対し産業保健スタッフとしてどう対応すればいいだろうか．

　「疾病性」はない，もしくは軽いものであるため，「事例性」のみの問題，つまり「労務問題」としてとらえ，管理者や人事労務担当者から自己勤怠管理および「自己保健義務」について厳しく指導する，という考え方がある．

　また，身体症状であろうと精神症状であろうと「健康問題」により欠勤が生じている．それに対し業務上の配慮を繰り返し行ってきているが，顕著に勤怠は改善していない．そのため，「業務上の負荷」は低いものの「個体側の脆弱性」が高い，ととらえて要休養と判断する，という考え方もある．

　考え方によっては，方向性の異なる対応となり，これが正解というものがなく，やはりケースバイケースとなる．事例性，疾病性，負荷，負担，などをよく吟味し，安全配慮の観点からどう動けるかを審議していく必要がある．

8 おわりに

　　安全配慮義務の観点からメンタルヘルス対応について，さまざまな視点から述べさせていただいた．特に困難な事例については，何が正解なのか見出せないことも珍しくないだろう．しかしこの，正解がない，という感覚こそが大切なようにも思う．変えてはいけない原則，時代や状況に合わせて変えていく事項，一つひとつ吟味して，解釈の是非を振り返り，迷いながら検討を続ける意識が重要なのではと思うからである．

文献

1) 厚生労働省．心理的負荷による精神障害の認定基準．2011．
2) 日本精神神経学会．患者の自動車運転に関する精神科医のためのガイドライン．2014．
   https://www.jspn.or.jp/uploads/uploads/files/activity/20140625_guldeline.pdf

エッセイ

教職員のメンタルヘルス

石井一平
石井メンタルクリニック

1. はじめに

　昭和中期頃までは，教師は尊敬の対象であった．大学進学者が増え，教師を敬う意識が乏しくなった．敬意や期待の裏返しとして，教師は自己犠牲的かつ献身的な職責を果たしてきた．

　共働きの世帯が増え，子どもの面倒をみる余裕が減った．わが子が起こす悪ふざけや犯罪を，学校教師に責任転嫁する風潮となった．

　生徒の学力差も大きくなり，諸種の問題をもつ生徒も増え，授業の運営進行に難渋することも増えた．幼稚園・小学校・中学校・高等学校・特別支援学校の教職員は，さまざまな難題を抱えて教育現場で励んでいる．真摯であればあるほど，負担が積み重なり，結果として教職員自身の心身の不調が生じてくる．

2. 統計

　教職では他の職種に先んじて，1985年頃から精神疾患による長期休職者の増加が顕著となり，各地区でその対処がなされてきている[1]．

　文部科学省統計（2014年）では，幼稚園から大学院まで全国の教育機関が約56,000あり，在学者は約1,900万人，教員数は約185万人，職員数は約44万人である．教員の男女比は拮抗するが，女性の割合はおおよそ，幼稚園90%，小学校

石井一平 （いしい・いっぺい）　　　　　　　　　　　　　　　略歴

1948年	東京都生まれ
1977年3月	東京医科歯科大学医学部卒業
1979年10月～1980年12月	東京都立松沢病院に勤務
1983年3月	東京医科歯科大学・医学部・精神神経科大学院卒業
1984年3月～1991年6月	東京都教職員互助会三楽病院精神神経科に勤務
1991年7月	石井メンタルクリニック開業

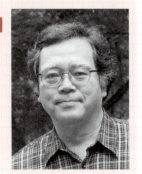

60 %，中学校 40 %，高校 30 %，特別支援学校 60 %，高等専門学校 9 %，短期大学 52 %，大学 23 %，となっている．

　「『教職員のメンタルヘルス対策について』（最終まとめ）の概要」（図 1）[2]によると，2009 年度の精神疾患による病気休職者は 5,458 人（在職者の 0.59 %）で，17 年連続の増加であった（図 2）[3]．特に中学校の「教諭，助教諭，講師」に多くみられている．

　人事院の 2011 年度国家公務員長期病休者実態調査では，2011 年度における一般職の非現業国家公務員の長期病休者は 5,370 人（全職員 274,973 人の 1.95 %）で，性別にみると男性 4,186 人（全男性職員 229,601 人の 1.82 %），女性 1,184 人（全女性職員 45,372 人の 2.61 %）となっている．

　文科省の「教員勤務実態調査結果（速報値）」（2016 年）[4]によると，平日一日の業務内容別勤務時間の内容で，**授業**は小学校 4 時間 25 分（2006 年度調査から 27 分増），中学校 3 時間 26 分（同 15 分増）．清掃など**集団指導**は小学校 1 時間（同 17 分減），中学校 1 時間 2 分（同 4 分減）であった．週平均の**勤務時間**（労基法では週 40 時間）は，小学校の教諭 57 時間 25 分，副校長・教頭 63 時間 34 分，校長 54 時間 59 分，中学校の教諭 63 時間 18 分，副校長・教頭 63 時間 36 分，校長 55 時間 57 分であり，いずれも 2006 年度調査から増加していた．特に中学校の教諭は 5 時間以上増え，週 100 時間以上の人もいた．若い世代ほど勤務時間が長い傾向がみられた．副校長・教頭で週 60 時間以上であったのは，小学校 62.8 %，中学校 57.9 %にのぼった．週 60 時間以上勤務している教諭の割合は，小学校 33.5 %，中学校 57.7 %であった．国や教育委員会に対する回答など**学校運営業務**は，小学校 1 時間 16 分，中学校 1 時間 11 分．保護者ら**外部への対応**は，小学校で 10 分，中学校で 12 分．土日の**持ち帰り業務時間**は，小・中学校ともに 1 時間以上あり，中学校の**部活動・クラブ活動**は 2 時間 10 分と，1 時間 4 分増えていた．

　文科省は勤務時間増の要因の一つとして，学習指導要領で授業時間が増えたことをあ

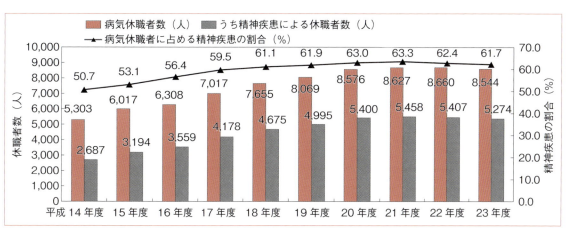

図 1　教員の病気休職者数

（文部科学省.「教職員のメンタルヘルス対策について」〈最終まとめ〉の概要. 2013[2] より）

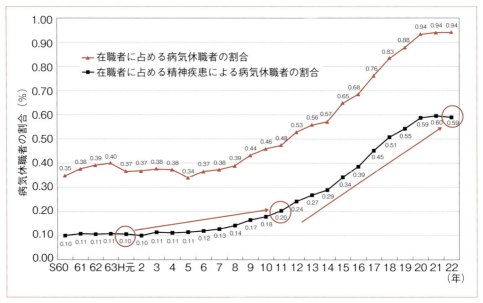

図 2 病気休職者および精神疾患による病気休職者の割合の推移

在職者に占める精神疾患による病気休職者の割合は，10年間で約3倍に．

（文部科学省．教職員のメンタルヘルスの現状．2012[3] より）

げている．教員増は思うように進まず，2020年度の小学校を皮切りに実施される新指導要領では，小学校英語の教科化など教員負担はより重くなるとみられ，労働環境のさらなる悪化が予想される．業務が増える4月や12月は，さらに勤務時間が長い可能性がある．

3．教師の負担・ストレス

　いじめ，不登校，校内暴力などに加え，スマートフォン，モンスターペアレント，クレーマー，児童虐待，ネット犯罪，発達障害，LGBT，外国人，など新たな問題が教師の前に立ちはだかる．家庭の養育力や教育力の低下に伴い，家庭で行われるべきことまで教師に託される．

　東京都教職員互助会三楽病院・精神神経科の故中島一憲部長の調査[5] では，教師のストレスで職場内ストレスの占める割合が65%，一般勤労者での46%の1.4倍と高い．職場内ストレスの約70%が，生徒，同僚・管理職，保護者との人間関係による．教師では他の職種に増して重層的な人間関係が特徴とされた．

　同院同科の真金薫子部長による2012年（教師の抱える悩み）アンケート調査では，① 常に忙しく業務に追われている（87.1%），② 同僚や管理職との関係が難しい（70.7%），③ 保護者の変化と対応が難しい（61.3%），④ 子どもとの対応が難しい（55.5%）という結果であった．

　三楽病院・教職員総合センターの溝口るり子氏は，教師の仕事を次のようにあげてい

る[6]. 能力や意欲の差がある生徒を相手に授業. その準備としての週案・年間指導計画, テストの採点や通知表などの作成. 校務分掌や委員会の担当. 宿泊行事や修学旅行などの企画・業者交渉・集金・実踏. 入学や卒業の式典, 運動会, 学芸会, 合唱コンクールなどの行事. 放課後の部活動や委員会の顧問, 朝練習や夏合宿に参加. 研究発表を行い研修会への参加. 教育委員会等からの各種調査の回答. 保護者会, 三者面談, 家庭訪問, 電話連絡, 学級だより, お知らせ, 給食費や積立金の徴収や対応. 在校中のけがへの対応, 給食アレルギーの対処. 一対一の仕事ではないことで幾多の問題を抱える.

教師の職務は, 個人生活の領域にまで立ち入らざるをえない. 複雑な問題が重畳し, 周囲の支援を受けにくい. 完成や達成というゴールがなく, 個性をもった 30 〜 40 人の生身の人間への対応であり, 仕事の成果が周囲に理解・評価されにくいうえ, 満足感や達成感をもちにくい.

異動による不調も生じやすい. 特色ある学校づくりや学校選択制, 中高一貫校など学校の形態が多様化している. 前任校で高い評価を受けていた教師が, 異動した学校ではそれまでの指導法や技術が通用しないこともあり, 攻撃の的となるケースも少なくない.

新規採用教員は多忙で, 初めての授業準備のほかに新採研修のレポート作り, 部活動の指導も期待され, 負担は大きい. 指導教員となる中堅層が少なく, 忙しさのため十分な指導や相談の時間の余裕がない. 抱いてきた理想と現実のギャップを感じる教師が多い.

このような負担の結果はバーンアウト・適応障害により, 疲労感・不安・焦燥感・不眠・自己不全感・気力意欲の低下・食思不振・自責, 等々のいわゆるうつ症状が生じやすい.

4. 負担・ストレスによる不調への対処

前記のような負担・ストレスにより, 教師個人の力・学年や学校組織の力・地域の力だけではうまく対処できない場合もみられる.

教科指導ができなくて休む教師はほとんどいない, 多忙だけで倒れる教師も少ない. 多忙の状況に孤立感が加わったときに休業に至るケースが多い. 長時間勤務の問題も, 単に時間や業務内容だけでなく, 不明確な目標の負担感や未達成感, また孤立感の要因が大きく関与している. ストレスチェック制度の結果を活かしたい.

教師の負担・ストレスから生じるさまざまな問題の対処には, 個人だけでなく, 同学年・同教科の教師, 教頭・副校長や校長, 教育委員会の支援も必要となろう. ときにはPTA (保護者会) や自治会などに協力を仰ぐこともできる. 個人情報保護などに留意のもと, ふさわしい相手への相談や依頼は, 好ましい結果をもたらす. 学校や学年でのスタッフミーティングを行い, 学校学年の全教員で対応するという方針を確認し, 教師の孤立を防ぎ支援することが大切である. ミーティングの継続は, 問題行動の事後処理だけでなく未然防止にもなる.

長く休むと交代要員がなく, 臨時で他の教師や管理職が対応することになる. 迷惑を

かけないようにと，不調でも相談や受診などが遅れがちで，こじれた状態になりやすい．

　教師の長期休業は，過半数を精神不調が占めている（図 1）．心身の不調に陥らないための対策や予防が大切である．予防的な相談や早期の受診が有効であり，それを受け入れ，促すことのできる職場の環境づくりが肝要である．各地方自治体でも教育関係の相談機関が増えている[7]．教育委員会のホームページにも紹介がある．

　東京都では教職員の相談窓口が設置され，学校現場への訪問など予防活動の制度もある．さらに精神保健や復職支援システムが整備され，予防活動や復職支援が実施されている．職場復帰訓練機関として「リワークプラザ東京」を設置し，復帰訓練としての学校訓練の支援や，復職アドバイザーによる学校訪問，健康相談員による開始～終了面接が行われている．

　学校の運営は教員の強い責任感で成り立っているが，これ以上の負担を強いることはできない．教員が子どもと余裕をもって向き合えるよう，国には制度面を含め，抜本的な対策が求められる．

5. 問題な教師

　教職員の精神不調が，職場の負担のみ原因となるわけではない．本人の気質，家庭環境，地域の問題，社会情勢，などが関与していることも相当数あり，その原因に対しての対処ができることも望まれる．職場以外が要因となる場合には，一般的な精神科的対応を行うこととなる．なかには，いわゆる「新型うつ」，「うつ病もどき」の様態をもつ場合もみられる．

　適性や指導力との関連性をもつ，指導力不足教員の問題がある．本来，教師には向いていないのに教職を選んで，不適応を起こし精神科を受診する教師がいることも指摘されている．

　文科省は毎年「公立学校教職員の人事行政状況調査」を行い，指導が不適切な教員の認定および措置等について実情が公表されている．

文献

1）文部科学省．復職支援プログラムの概要（教育職員）．2014.4.1 現在．
2）文部科学省．教職員のメンタルヘルス対策検討会議．「教職員のメンタルヘルス対策について」（最終まとめ）の概要．2013.3.29.
3）文部科学省．教職員のメンタルヘルスの現状．2012.1.22.
4）文部科学省．2016 年度の教員勤務実態調査結果（速報値）．2017.4.29.
5）中島一憲．先生が崩れてゆく．弘文堂；2003.
6）溝口るり子．最近の教師のメンタルヘルス．こころの健康シリーズⅤ 学校とメンタルヘルス．日本精神衛生会；2013. pp51-57.
7）厚生労働省．こころもメンテしよう～教職員の皆さんへ～．
http://www.mhlw.go.jp/kokoro/teacher/

エッセイ

成人の発達障害への対応
——特に就労後に気づかれた発達障害特性を対象に

海老澤　尚
横浜クリニック

1. はじめに

　一口に「成人の発達障害」といってもその重症度，症状プロフィールは個人差が大きい．どのような医療施設で診療するのか，あるいは企業で産業医として接するのかによって対応法も異なるだろう．そこで，この項で対象とする発達障害のイメージを共有しやすいよう，上記のサブタイトルを加えた．発達障害の診療は個別性が高く，具体的な例をあげたほうが有益なので，症例を中心に話を進める．個人情報保護のため，背景情報などの一部は改変している．

2. 成人の発達障害——一次症状と二次症状

　筆者が勤務するのは，横浜駅から徒歩数分，商業地区の端のビルにある主に成人を対象にしたクリニックだ．気分障害や不安障害が多い．ときに発達障害（ここでは，特に自閉スペクトラム症〈autism spectrum disorder：ASD〉と注意欠如・多動症〈attention-deficit/hyperactivity disorder：ADHD〉を指す）が疑われる方が来院するが，その多くは就学・就労・家事など通常の日常・社会生活を受診時まで，あるいは過去に営んでおり，発達障害と診断されたことがない．一見したところ知的障害がなく，思春期以降，特に就労後に社会生活の問題を感じるようになった方々である．

　成人の発達障害への対応にはまず適切な診断が必要だが，しばしば容易でない．2通りの受診パターンがある．「他人とうまくコミュニケーションが取れない」，「環境の変

海老澤　尚（えびさわ・たかし）　　　　　　　　　　　　　略歴

1959年兵庫県生まれ．
1984年東京大学医学部卒．内科で1年研修の後，東京大学病院精神科，財団法人東京都神経科学総合研究所，米国ハーバード大学医学部リサーチフェロー，埼玉医科大学講師，東京大学大学院客員准教授，東京警察病院神経科部長，メディカルケア虎ノ門副院長を経て，2015年3月より横浜クリニック院長．
分担執筆として『睡眠学』（朝倉書店，2009）などがある．

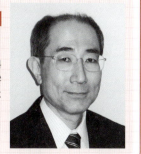

化に柔軟に対応できない」,「注意散漫でミスが多い」など発達障害の一次症状（DSM-5には, ASD では「社会的コミュニケーションおよび対人的相互反応における持続的欠陥」と「行動, 興味, または活動の限局された反復的な様式」が, ADHD では不注意と多動性・衝動性があげられている）を示唆する症状を訴える場合と,「気分が落ち込む」,「うつが長引く／繰り返す」,「仕事に就いても長続きしない」,「人前で緊張する」など一次症状と環境との相互作用から生じた二次的症状のみ訴える場合だ. 発達障害の一次症状と二次的症状の区別を明確にするため, 以下は一次症状を「特性」と言い換えることにする. 二次的症状のみ訴える場合, 医療者側が発達障害の可能性を念頭において問診しないと, 背後にある発達障害特性を見逃すことがある. ASD 特性が軽度の場合, 職場など集団のなかでは特性を示す言動が現れるが, 診察室で医療従事者と 1 対 1 で話しているときには特性が目立たないこともある（したがって産業医の立場の方が発達障害特性に気づきやすいこともある）. 小児期の発達障害に比べ（特に軽症の）成人では, 環境との相互作用から特徴的な言動パターンが修飾され（社会生活での支障が減るよう代償的な言動パターンを取ることもある）, 多様性が高い. したがってどのような言動があれば「持続的欠陥」や「反復的な様式」といえるのか, その判断基準を明示しづらい. 成人では両親との面接が困難など, 幼少期の発達歴の情報が十分得られないことも多い. このように発達障害特性が軽度で診断基準を満たすか判定困難な場合でも, 社会生活の妨げになっており, 対応が必要な場合がしばしばある. 筆者は, 診断基準に合致するか否かの判定も軽視はできないが, それよりむしろ, 発達障害の特性を伴っているか, それが本人の社会生活に妨げになっているか, もし妨げになっていればどの特性がどの生活場面で妨げになっているのか, という視点が有益と考えている.

3. 症例

● 中年男性 A さんの場合

うつ病の診断で選択的セロトニン再取り込み阻害薬（SSRI）などを服用していた中年男性 A さんの場合. 休職を経験し, 復職後もうつ状態やいらいらを繰り返している. 薬の効果が感じられないと訴え, 当院受診. 家族を交えた面接で, 小さな変化や想定外の出来事に柔軟に対応できず強いストレスを感じて取り乱したり, 易怒性・感覚過敏（下着の襟で首が締められる感触がして着用できない, など）が生じる, 子どもへの接し方がわからず混乱する, 服の着方など決めた順番通りでないと落ち着かない, 2 人から同時に話しかけられるとうろたえる, などのエピソードが判明, 症状の背後に ASD 特性があると考えられた. 職場での人間関係には深入りしていないようだが, 業務は遂行できているらしい. 自閉症スペクトラム指数日本版（Autism-Spectrum Quotient-Japanese Version：AQ-J）では 29/50 点だった. ASD との診断には至らないが, ASD 特性によって社会生活にストレスを感じ, 二次的症状として精神症状が生じていると考えられ, 診断閾下 ASD（ASD の特性を一部または弱い程度に保有しているが, ASD の診断基準を満たさない群）と判断した. 通常の社会生活で遭遇する少なからぬ

場面でストレス・精神的動揺を繰り返し，本人もそのことに困惑していた．家族も対応法に悩んでいた．そこで，精神症状エピソードが生じるたびにASD特性と環境との相互作用から二次的に生じていることを本人と家族に具体的に繰り返し説明し，その関連を理解してもらうようにした．以後も同様の場面で精神症状は発現するが，その程度・持続期間は徐々に軽快．SSRIも減薬したが症状は悪化していない．

　Aさんの場合，ASD特性に注目するよりも，環境の変化や突発的出来事で適応障害を繰り返していると考えるのが妥当という判断もあろう．しかし，ASD特性を前提にすることで，日々の生活場面で生じる本人の多種多様な「困りごと」一つひとつに対し，一貫した対応・アドバイスが可能になったと感じている．Aさんには「ASDの傾向がありそう，グレーゾーン」と説明し，納得いただいている．

●**中年女性Bさんの場合**

　次に，中年女性のBさん．20歳代から職場や私生活での対人関係に強い恐怖感・緊張感を抱き，吐き気や頭痛などの身体症状が出現．ときに他人の言動を被害的にとらえたり，家族に対し暴力的になることもあった．体系立った妄想に発展することはなかった．今までパニック障害，情緒不安定性人格障害，うつ病などと診断されており，多彩で不安定な症状が出現してきたことが推測された．書籍で読んだ社交不安障害の症状にあてはまると考え，当院を受診された．本人・配偶者の話から，他人の思惑を気にするが解釈に思い込みが強い，家族イベントや環境変化のたびに精神的に不安定になる，少し注意されても「どなられた」と感じ，注意された理由が理解できない，などの情報を得た．対人関係・環境の変化が苦手などのASD特性のため強いストレスを感じ，二次的に発生した精神・身体症状につらい思いをしてきたと考えられた．AQ-Jは38/50点であり，ASDの診断に矛盾しない結果だった．

　BさんにASD特性を説明すると，その多くが自分にあてはまると納得し，すぐに受け入れた．対応策として，他人の意図・思惑が気になるときにはBさんの解釈が適切か配偶者に意見を聞くことをアドバイス．対人関係や家族イベントなどに反応して抑うつや焦燥感が生じた際は，ASD特性と状況との相互関係から二次的症状として発現していることを説明し，因果関係を理解してもらうようにした．また，環境変化が予測される際は，あらかじめ精神的に動揺するであろうことを伝えて予期していただくこともあった．「困りごと」に対し，そのつど具体的なアドバイスを行った．対人関係や環境変化のストレスで同様の反応を繰り返すものの，徐々にその程度・持続期間は軽減した．環境変化に際しても予想に反して二次的症状が生じないこともあった．最近は被害的解釈をしても周囲の助言により短時間で軽減する．少量の三環系抗うつ薬のみ使用している．

　Bさんの症状はDSM-5上，「Ⅰ．……，自閉スペクトラム症といった他の精神疾患の症状では，うまく説明されない」以外の社交不安障害の基準を満たしており，ASDで説明できると考えるか否かで診断が異なったものになる．しかし，たとえ社交不安障害と診断した場合でも，「社交不安障害でSSRIなどの投薬が十分効果なく，ASD特性

への対応が有効だった症例」といえるのではないか．ASD 特性を念頭におくことで，環境や周囲の人たちとの相互関係のどのポイントにストレスを感じており，どのような対策が可能かを考え，具体的助言をすることも可能になる．あえて ASD 特性に焦点を当てることが適切か否かは，それが診療上有益であるか否かによると思う．

● 30 歳代男性 C さんの場合

次に 30 歳代の男性 C さん．「取引先との関係がうまくいかず，成果が上がらず，仕事のことを考えると落ち込む」と訴えて当院を初診．大学卒業以来，数回うつ状態を繰り返し，うつ病の診断で抗うつ薬などの投与を受けていた．お話を伺うと，仕事のミスが多いこと，期限を守れないこと，職場でのコミュニケーションがうまくいかないことなどからうつ状態となり，転職を繰り返していたことが明らかになった．ミスが多いことにストレスを感じてうつ状態になるのか，うつ状態になると集中力が低下してミスが増えるのか，2 つの可能性が考えられた．うつ状態を繰り返しており，抗うつ薬でうつ病相を予防できなかったことから，炭酸リチウム 400 mg を開始したところ，落ち込みの程度は軽減．しかしミスやコミュニケーション不全が続き，「（本人の）余計な一言」もあって同僚との人間関係が良くないとのこと．AQ-J は 42/50 点，DSM-5 の ADHD診断基準を満たした．ADHD の併存と考えてアトモキセチン 65 mg を追加したところ，集中力が増し，考えて行動できるようになった．その後，障害への理解ある職場で就労，本人の話では以後，特に業務上のミスもないとのこと．服薬と，新しい職場では障害への理解を得て急かされずに自分のペースで仕事に取り組めたことが効果的だったと考えている．「場の空気が読めない発言」など ASD 特性の併存もありそうだが，発達障害に関しては ADHD への対応のみで安定している．

C さんはうつ状態とうつ状態のあいだにハードに仕事をこなしていた時期もあり，双極 II 型障害と思われる．成人の ADHD の 5〜20 ％に双極性障害が，逆に双極性障害の5〜20 ％に ADHD が併存すると報告されている[1,2]．

ここにあげた 3 症例は，いずれも自らの発達障害特性を家族とともに受け入れており，発達障害特性から生じた二次的症状に対する治療意欲がある．治療者と患者が，何が問題点なのか共通認識をもつことで具体的なアドバイスが可能になったこと，患者が環境と自分の二次的症状の因果関係を自覚できたこと，および家族の理解と持続的サポートを得られたことが鍵だったと考えている．

4. 成人の発達障害における診断閾下（グレーゾーン）という考え方および　個別性

知的障害のない ASD ではうつ病の生涯有病率が 53〜70 ％という報告がある[3]．また，うつ状態の初診患者の 16 ％が ASD（特定不能の広汎性発達障害を含む）だったとの報告もある[4]．ASD とうつ病（あるいはうつ状態）の併存率の高さ，および診療の鍵になりうることを考えると，ASD 特性を「うつ病の病前特性」の一つとしてとらえ

ることもできるのではないだろうか？ うつ病・不安障害を治療する際の手がかりの一つとしてASD特性の有無を考慮してもよいのではないかと思う（最近の脳科学研究では，ASDとうつ病で脳回路の特徴は異なっているという[5]．疫学研究と基礎研究の結果が一見くい違っているようにみえるのはなぜなのか，たいへん興味深い）．

このように，成人の発達障害の対応では診断閾下（グレーゾーン）の特性の有無，個別性を意識することが多い．

疾患（と疾患）を連続体としてとらえるスペクトラムという見方はDSM-5に導入されているが，「グレーゾーン」，「診断閾下」も疾患（と健常）を連続体（スペクトラム）と考えた診断だ．精神疾患をスペクトラムととらえる診断は，正常範囲内の個性的な人を病気と決めつけたり，過剰投薬に陥るリスクが指摘され，その適用には慎重さが求められる．しかし，「スペクトラム」でとらえられている慢性疾患は少なくない．「境界型糖尿病」という概念は，「スペクトラム診断」の一種だろう．「境界型糖尿病なので生活習慣の改善を」と指導しても，「過剰診断であり，正常範囲の人を病気にしている」とは考えない．なぜ身体疾患では「スペクトラム診断」が抵抗なく受け入れられるのか？ 血糖値など客観的指標が診断に使え，「境界型糖尿病」と診断されれば生活習慣の改善などで糖尿病の発症・予防が可能になるからだろう．客観的指標と有効な対応法の有無が，スペクトラム診断への姿勢に影響しているのではないか．結局は発達障害を含む精神疾患の生物学的原因の解析・客観的評価法の開発が待たれるという，精神科医療が昔から直面してきた問題に帰結するように思う．

また，現時点では発達障害，特にASDでは二次的症状に対する個別の対応を重視せざるをえない．個別的対応は質の高い治療に必須と思うが，治療者個人の経験や考え方，力量に多くを依存することになり，再現性の確認や有益性の評価・標準化が困難だ．ASDの特性自体を軽減させる投薬・対処法の開発を試みた研究が報告されており[5-7]，今後の発展が切望される．

文献

1) Nierenberg AA, Miyahara S, Spencer T, et al. Clinical and diagnostic implications of lifetime attention-deficit/hyperactivity disorder comorbidity in adults with bipolar disorder : Data from the first 1000 STEP-BD participants. Biol Psychiatry 2005 ; 57 (11) : 1467-1473.

2) Skirrow C, Hosang GM, Farmer AE, et al. An update on the debated association between ADHD and bipolar disorder across the lifespan. J Affect Disord 2012 ; 141 (2-3) : 143-159.

3) Dell'Osso L, Luche RD, Gesi C, et al. From Asperger's *Autistischen Psychopathen* to DSM-5 Autism Spectrum Disorder and Beyond : A Subthreshold Autism Spectrum Model. Clin Pract Epidemiol Ment Health 2016 ; 12 : 120-131.

4) Takara K, Kondo T. Autism spectrum disorder among first-visit depressed adult patients : Diagnostic clues from backgrounds and past history. Gen Hosp Psychiatry 2014 ; 36 (6) : 737-742.

5) 川人光男．人工知能とビッグデータ―計算論的神経科学と精神医学．精神神経学雑誌 2017 ; 119 (5) : 313-322.

6）棟居俊夫, 三邉義雄. 自閉スペクトラム症におけるオキシトシン. 特集 発達障害治療のトピックス. 精神神経学雑誌 2016；118（6）：399-409.

7）Naviaux RK, Curtis B, Li K, et al. Low-dose suramin in autism spectrum disorder : A small, phase I/II, randomized clinical trial. Ann Clin Transl Neurol 2017；4：491-505.

久世明帆
長久手メンタルクリニック

働く女性のメンタルヘルス

1.「働く女性」という存在は特別なものではなくなった

　私が名古屋の中心街のメンタルクリニックで診療をしていた10年ほど前，20歳代の働く女性が過重労働からメンタルヘルス不全で休職となると，彼女の婚約者を名乗る男性が診察に同席し「こんなに働いて体調を崩す彼女をつらくてみていられない．結婚退職させたいと考えているので，これ以上休職を長引かせて，薬を飲ませることはしたくない」と力強く語るという図は珍しくなかったが，リーマンショック後からだろうか，そのような男性にお目にかかることはほとんどなくなった．それどころか，硬い表情で診察に同席した男性が「共働きでやっていくことが結婚の条件ですので，まずは復職して，その後，産休・育休を取り，仕事を継続してもらわないと困ります」，「仕事をこなすだけの生活ですら健康に送ることができないということは，結婚後に家事や子どものことまでやりくりしていけるのか疑問です．彼女にはここを乗り越えて大きく成長してほしい」などときっぱり語るのを前に，休職して間もない本人は泣きそうな表情でうつむき，治療にあたるこちらまでプレッシャーを感じるという場面がしばしばある．結婚前の女性だけではない，出産とともに専業主婦となった女性もまた，子育て疲れによるメンタルヘルス不全がようやく寛解状態になり，減薬を開始しようかという時期になると，パートタイマーでもよいから仕事をするようにと夫からプレッシャーをかけられることも少なくない．

　そして，それは若い世代の女性たちのみにみられる状況かというとそうではなく，40歳代から50歳代の子育てが落ち着いた年頃の女性たちでは，より悲惨な状況がみ

久世明帆（くぜ・あきほ）　　略歴

1974年愛知県生まれ.
1999年藤田保健衛生大学医学部卒.
精神科医として三重大学病院精神科，三重県立こころの医療センター，榊原病院，松坂厚生病院，
大須メンタルクリニック院長を経て，2008年長久手メンタルクリニック開設，現在に至る.

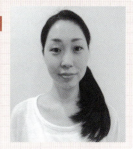

られることがある．ある日突然（少なくとも本人にとっては突然）「どうして働かずに僕のお金で生活しているのか疑問に思うようになった．財布を別にしたい」，「子どもが大きくなったのだからもっと仕事できるはずだ」，「離婚したいので，働いて自分で生きていってほしい」と迫られ，特別な経験や技能ももたないなか，更年期による心身の不調や加齢による体力低下を押して仕事を始め，うつ状態となって来院することも多い．

　私たち精神科医は，診察室という狭い空間で1日の大半を過ごしていながら，患者さんという窓を通して，社会をみさせてもらっているとつくづく思う．前述した例はやや極端な例であるが，働く女性は特別な存在ではない社会に確実になりつつあり，むしろ働かない女性が特別な存在になる日も近いように思う．一億総活躍社会が叫ばれるなか，女性も人に生まれた以上，自分の食い扶持を自分で稼ぐのがあたりまえのことであるということは，考えてみれば自然なことかもしれない．しかし，どのような雇用形態であっても少ないマンパワーのなかで過重労働を強いられる現代において，もって生まれた資質や生育〜生活環境の影響があり，体力や気力が充実しておらず，仕事をして自己確立したいと希望していなかった女性もあたりまえのように仕事をし，場合によっては家事や育児も両立していくということは，たいへん難しいことである．いくらか自由に生きられるようになった反面，大きな責任が生じ，その責任を果たすために疲労困憊したさまざまな年齢，職業，雇用形態，家庭環境の女性たちが私のところに来院する．

2. 働く女性は自分のメンタルヘルスどころではないと思っている

　女性が女性らしさを保ちながら仕事を安定して継続していくことは非常に難しい．性周期があり，それに伴う感受性の変化があり，その変化が負担となることもあるが，女性らしい気遣いや細やかさを生むというプラスもあるはずだ．本来女性は，感情豊かで表現豊かな生き物だ．しかし，仕事のキャリアが長く，責任ある仕事をしている女性ほど，患者となって医師に助けを求めるべき場面ですら，ありのまま症状や感情を表現することができず，その人そのものがみえにくい．長年の鍛錬から自分を素直に表現することを抑えてしまう習慣が身についたのか，もともとそういった素質があるからこそ，仕事を継続して責任ある立場になることができたのかはわからない．しかし，どこまでいっても女性は女性である．いくら感情や表現を抑えたとしても，周囲の状況や雰囲気を感じる力というかセンサーのようなものは常に働いていて，それは仕事において男性よりも優れた能力として発揮されるものであると同時に，本人の精神を芯から疲れさせるものでもある．まして家族をもち，家に帰れば両親や夫や子どもを相手にセンサーを働かせる必要がある場合，24時間自分以外のことに感覚を向けてしまい，本来いちばん大切にしなければいけないはずの自分の身体の感覚を失ってしまう．

　そのように無意識に頑張り過ぎた女性たちは，身体面・行動面の症状や不定愁訴が現れてからようやく自らの危機を自覚して受診となるが，そのときですら，「自分が怠けているだけだとわかっていますが，どうすることもできない」，「どうして頑張れないのかと自分が情けない．もう少し頑張れるように治したい」，「自分以外のことで精一杯で，

こんな状態になっていられない」と断言し，どこまでも自分に厳しい．「自分のメンタルヘルスどころではないがどうにもならなくて受診した」というのが多くの働く女性の初診時の気持ちではないかと思う．

3. メンタルクリニックの医師である私ができること

　疲労困憊の状態で，しかし自らの生活の不合理さと困難さに気づかず来院し，固い心を何とか少しずつ開くよう努めながら話をしてくれている彼女たちを前に，正直なところ，私のできることの少なさにいつも以上に無力を感じる．しかしそのようななかでも，私のようなメンタルクリニックの精神科医にしかできないことはあるはずだと自らを奮い立たせて診療にあたっている．疾患の各論は成書に譲ることとし，働く女性への対応における私なりの工夫のみを以下に述べる．

●治療導入

　まずは，ひたすら彼女たちの苦悩を傾聴するために，初診は予診を通さず私が問診することにこだわっている．前述したような心の固くなっている女性たちが目に涙を浮かべることができた瞬間を決して見逃さず，机上のティッシュケースを本人の目の前にそっと移動させ，好きなだけ泣いて心をほぐしてほしいという無言のサインを送る．しかし，ただ傾聴するだけでは彼女たちの苦悩の力になることはできないため，ひたすら傾聴の後に問題の整理をすることが重要である．

　男性に比べ彼女たちは，いくつもの要因が複雑に絡み合ってメンタル不全となり来院することが多い．独身で，単なる職責のみが問題であれば，男性同様，診断と投薬，休職の要否を含めた治療的対応を検討することになる．その際も，セクシャルハラスメントが原因となっている場合は，彼女たちが不本意に職場を追われることなくセクハラの被害を解決し，被害によって受けた精神的負担や症状をいかに改善するかという検討を要する．また，独身で非正規雇用の女性も非常に多く，休職中の経済的救済が得られない場合もある．この場合，就労を継続しながら今以上の症状悪化をくい止める方法を検討しなければいけないことになる．

　既婚者や育児中の女性の場合，仕事によって疲労した心身に，家事・育児・PTAや子供会の役員・夫婦関係の悪化・介護・親戚づきあい等による負担がのしかかり，身動きできない状態でメンタル不全となり来院することも多い．その際は問題を整理して優先順位をつけていく作業を共に行うことで，後回しにしたり手を抜いたりしてもよい問題があると気づいてもらう．そのうえで，身体面・行動面などに現れている症状や不定愁訴への治療的対応を提案し，先に整理したなかの最低限の事柄をこなすための工夫として薬物治療を受け入れてもらうように説明する．自ら受診していながら，自分のメンタルどころではないと相反する感情をもっており，薬物に頼ることや通院に時間的・経済的負担をかけることを躊躇する女性は多い．納得して治療を受け入れてもらい，その後の治療を継続してもらうために，これは重要な作業だと考えている．

● 薬物治療について

　難しいのは不眠に対する薬物治療である．まず，もともと設定している睡眠時間が短すぎるという自覚をもった女性は非常に少ない．女性の場合，独身・既婚にかかわらず家事労働のための時間を要するので，5時間程度しか確保できない生活をしている人も多い．睡眠時間確保の重要性を説明し，具体的にどう工夫したらもう1時間睡眠時間を増やすことができるかを相談する．不眠症を認める場合，併せて薬物治療を行うことで，少しでも質の良い睡眠にする手伝いをすることとなる．子どもと同室で寝ており，夜間子どもの求めに応じなければいけない場合は難しいが，平日は酸棗仁湯や抗不安薬の使用にとどめ，夫に子どもへの対応を任せられる夜のみ睡眠薬を使用するように指導する．

● 休職について

　家庭をもつ女性は，休職をしてもたくさんの家事労働が待っている．休職した途端，家事分担を放棄したり，家事労働の外注を中止したりする夫もいるため，病状について説明し，理解を得るようにしている．未婚で親と同居の場合も家事労働の負担を急に増やされることが少なくないため，母親への説明も行うことがある．子どもが保育園に通園している場合，延長保育を利用できなくなることも多い．夕方の慣れない育児にとまどい，今までの自分の子育てに自信を失ってしまい，病状を逆に悪化させてしまう場合があるため，保育園に診断書を提出して延長保育の継続をお願いすることもある．また，男性同様，必要と判断すればリワークプログラムへの参加を積極的に提案し，紹介するようにしている．

● 生活のなかでできる工夫

　1日のなかでわずかな時間でもよいので，自分の心身を感じることが大切だと伝えている．働く女性に，ヨガは人気のプログラムだ．ゆったりとした呼吸のなかで，自分の心身だけと静かに向き合うことをこころと体が求めていたということを実感できるからではないかと思う．ただし，ヨガプログラムに通う時間的・経済的余裕のある女性は少なく，通えたとしても週に何度もというわけにはいかない．家の周囲でウォーキングをしたり，部屋で大の字になって目を閉じたり，少しぬるい温度のお湯につかったりといったことを，5分でもよいから・必ず毎日・1人で行うようにとお願いしている．そして，その日の自分のあるがままの状態をモニタリングし，「お疲れさま」の一言を自分にかけるように伝えている．

4. メンタルクリニックの存在意義

　1週間前，ある働く女性が2年ぶりに来院した．「あの時は先生のおかげで何とか仕事を続けることができて助かりました．2年で少しは成長したと思います．でも，また仕事と家族のこととでいきづまっちゃって．この前みたいに，寝られないし，何のために毎日生きているかわからない気持ちになって落ち込むし．そしたら，ここに来て先生と話したくなりました」　このような言葉を聞くと，メンタルクリニックの医師になっ

てよかったと思う.

　疲れ, 苦しみ, しかしそのなかでわずかでも喜びを見出しながら働き続ける努力をし, いつの間にか成長していく女性たちが, 精神的なバランスを崩したときに駆け込み, 何とか危機を乗り越えて仕事を継続できるように力になり, もしもいったん休職という形で立ち止まったとしても, 再び働く勇気をもち仕事を再開できるような助けが少しでもできればと思う. 働く女性を援助するさまざまなサービスが現代社会にあふれている. しかし, 彼女たちの話にしっかりと耳を傾け, 共感し, 共に考え, 必要であれば薬物を処方することができるのは精神科だけである. そのうえ, 自宅や職場から近い場所にあって仕事をしながら通いやすく, 予約制により待ち時間の負担が少ないメンタルクリニックは, 働く女性にとって存在意義があるはずだ.

IV

超高齢社会～ターミナルケア

1 老いのさまざまな形

扇澤史子
東京都健康長寿医療センター

1 はじめに

　すべての人は「老い」に向かって生きている[1]. 「老」という漢字は，腰の曲がった人が杖をつく姿の象形から成り立ち，「老い」は「年老いること」や「老人」を指す. また「老い」は「長く生き続けたことの証」であり，「なおも生き続けている」ことの表現でもある[2]. 「老成」，「老熟」，「賢老人」ということばにみられるように，古代から「老い」には，その蓄積された経験と知識ゆえに，尊敬と脅威の両義的イメージが備わる[3].

　この「老い」を考えるとき，老年期のみに注目すればよいわけではない. というのも，われわれは，乳幼児期，児童期，青年期，成人期，老年期といった個々の時期の単なる寄せ集めではなく，一つのダイナミックな文脈としての人生を生きているからである.

　また，人生を通して誰もが「喪失」と「獲得」の両方を経験するが，「獲得」はプラス，「喪失」はマイナスといった固定的な価値基準でとらえるのではなく，何かを失うこと自体をプラスとマイナスの両価値でみる視座が重要である[4]. 「老い」の場合，「獲得」の側から身体も精神の働きが衰え下り坂にみえる現象も，「喪失」の側からみれば「生き続けている」のであり，若い頃より相対的に死が近い分，生がくっきり浮かび上がると考えられる[2].

　近年, 高齢者の役割選択の機会の拡大によって，「老い」のあり方はさらに多様化し，ステレオタイプ的な高齢者のイメージは薄れつつある[3]. 本項では，身体，社会，心

扇澤史子（おうぎさわ・ふみこ）　　略歴

1973 年大阪府生まれ. 2001 年上智大学大学院文学研究科心理学専攻博士前期課程を修了後, 現在まで主に認知症高齢者や家族を対象とした心理臨床に携わる. 上智大学大学院文学研究科心理学専攻博士後期課程満期退学. 博士（心理学）. 現在, 東京都健康長寿医療センター精神科次席. 共著書として『認知症と診断されたあなたへ』(医学書院, 2006) や『実践・認知症診療第 1 巻 認知症の人と家族・介護者を支える説明』(医薬ジャーナル社, 2013), 『認知症初期集中支援チーム実践テキストブック—DASC による認知症アセスメントと初期支援』(中央法規, 2015) 等がある.

理等の観点について，最初に統計を通してみえる高齢者の平均像を概観した後，その両端にある様相に目を向けることで，さまざまな「老い」を描出し，そのあり方を考えてみたい．

2 社会的な側面からみた「老い」の形

　現在，日本は，高齢化率が27.3 %の超高齢社会かつ世界一の長寿国である[5]．逆ピラミッド型の人口構造から，増えゆく高齢者を少数の若い世代が支えなければならない状況が今後数十年続くと予測される．高齢者のいる世帯の内訳は，夫婦のみ世帯（31.1 %）と単独世帯（27.1 %）が6割近くを占める．親と未婚の子のみの世帯（20.7 %）は漸増し続け，2010年に三世代世帯（11.0 %）と逆転した[6]．三世代世帯は今後も減少し続けると推測され，現在高齢者は，三十数年前まで半数近くあった「子や孫に囲まれたごく普通の家族」のなかにはおらず，このような家族形態の変容が「老い」の形にも劇的な変化をもたらしている．

　高齢者世帯の経済的な暮らし向きに目を向けると，1年間の平均所得（297.3万円）は，全世帯から高齢者世帯と母子世帯を除いた世帯（644.7万円）のわずか5割弱で[5]，半数超（52.0 %）が「家計が苦しい」と回答した[6]．世帯主が65歳以上の平均貯蓄残高は2,499万円であるが，内訳は4,000万円以上が18.3 %である一方，300万円未満は12.5 %と，経済格差は大きい．よって貧困リスクの高い単身者や心許ない貯蓄を崩す生活を送る高齢者夫婦は一定数存在すると考えられる．これらの背景から高齢でも働く人は多く（60〜64歳：男性77.1 %，女性50.8 %，65〜69歳：男性53.0 %，女性33.3 %），就業中の高齢者の4割は「働けるうちはいつまでも働きたい」と希望し，家計の状況と相まって就業意欲は高い[5]．

　また社会参加活動では，60歳以上の6割が趣味等のサークルに参加し，「新しい友人を得られた」(48.8 %)，「生活に充実感がでた」(46.0 %)，「健康に自信がついた」(44.4 %) 等の利点があった．本当は「趣味のサークル」(31.5 %)，「健康・スポーツのサークル」(29.7 %) に参加を希望していたが，実際は「町内会・自治会」(26.7 %) への参加が多かった．

　また約1年内に生涯学習を行ったのは，60歳代，70歳以上ともに4割以上にのぼり，内容は「趣味的なもの」が最も多かった（60歳代 24.6 %，70歳以上 24.9 %）．結果，「人生がより豊かになっている」(60歳代 59.5 %，70歳以上 63.2 %)，「健康を維持・増進している」(60歳代 55.7 %，70歳以上 58.8 %) という利点があった．一方，60歳代と70歳以上の半数超が過去1年間に生涯学習をしておらず[5]，理由として60歳代の最も多い理由が「仕事が忙しくて時間がない」で，70歳以上では，多い順に「その他」，「特に必要がない」，「仕事が忙しくて時間がない」があがった[7]．多くの高齢者にとって，経済生活を支えるために仕事は不可欠ではあるが，仕事も社会活動もしない人も一定の割合でいるようである．

3　身体的な側面からみた「老い」の形

　　多くの人は「老い」を体力の変化によって自覚する．しかし近年，要介護状態を招きうる慢性疾患の多くで受療率が低下し，並行して要介護率や死亡率も低下していることから，総じて高齢者の健康状態が改善し，平均寿命や健康寿命（日常生活に制限がない期間）が延伸している[8]．老年学会と老年医学会の調査では，10〜20年前に比して，加齢に伴う身体的機能変化が5〜10年遅延する「若返り」現象がみられ，特に65〜74歳の前期高齢者の心身の健康が保たれ，活発な社会的活動が可能な人が大多数であった．これらの結果が，高齢者の定義を65歳以上から75歳以上ととらえなおす提言を導いたことは記憶に新しい[8]．

　　一方で，2013年の健康寿命は，男性が71.2年，女性が74.2年であり，平均寿命（男性80.2年，女性86.6年）まで，男性は約9年間，女性は約12年間何らかのケアを要していた．また健康寿命の延びは平均寿命の延びより小さく，介護が必要な期間は延びているようである．介護保険の認定状況は，65〜74歳の要支援1.4％，要介護3.0％から，75歳以上になると要支援9.0％，要介護23.5％と大きく増加し[5]，老いも若きも，同居も別居も関係なく，介護は誰にとっても身近な課題になっている．また介護の主な原因は，「認知症（18.0％）」，「脳血管疾患（脳卒中）(16.6％)」，「高齢による衰弱（13.3％）」であった．主たる介護者の6割が同居で，男性（34.0％）が女性（66.0％）の半数で，続柄は配偶者25.2％，子21.8％，子の配偶者が9.7％であった．年齢は，ともに60歳以上が70.3％，75歳以上が30.2％であり，今後も増加が見込まれる「老老介護」は大きな課題である[6]．

　　最期を迎える場所として「自宅」(49.5％)を希望する者が最も多く，「病院・診療所」(17.9％)，「老人ホーム・介護老人保健施設」(3.3％)が続いたが，現実は「病院・診療所」(80.3％)が最も多く，「自宅」(12.6％)，「老人ホーム・介護老人保険施設」(4.8％)が続き，理想とのあいだに大きなギャップがあった[9]．

4　心理的・精神的側面からみた「老い」の形

　　通常，身体機能の低下は心理的な悪化をもたらす．エリクソン（Erikson EH)[10]は，ライフサイクルを8段階に分け，解決すべき発達課題をあげたが，老年期まで意識的／無意識的に課題が積み残されることも少なくない[11]．老年期の心理的課題には，「喪失体験」，「孤独感」，「死の現前化」，「適応」，「人格変化」があり[12]，これらは老年期の二大精神疾患である認知症やうつ病とも密接に関連する[3]．国内外の疫学調査によれば，高齢者の1.8％に大うつ病，9.8％に小うつ病，13.5％に臨床的に明らかな抑うつ症状があり[13]，認知症は65〜69歳で1.5％，その後5歳ごとに倍々に増え，85歳以上では27.3％にのぼる[3]．ほかにも7％に不安障害，6％に睡眠障害，0.2％に統合失調症または妄想性障害があり，これらはしばしば併存する[13]．

　　また，診断基準を満たさない閾値以下の精神症状であってもQOL（quality of

life）に影響を及ぼすことが知られ，大都市在住高齢者のうち精神的健康度が不良の者は約3割，要介護・要支援認定を受けている者では約6割にのぼった[13]．一般化には慎重を要するが，少なくとも都市部には，精神的に健康とはいえない高齢者が相当に存在すると考えられる．なお，要介護状態とは，機能障害（disability）と自立の欠如（dependency）が併存した状態であり，精神的健康度の低下と強く関連していたことから，要介護・要支援高齢者に対して，機能障害に対する介護ニーズのみならず，精神保健面でのサポートが重要と考えられる[13]．併せて高齢者では，身体的疾患による痛みと精神的痛み（苦痛）が，区別しえないほど融合していることが多いため，痛みの原因が身体疾患，精神疾患のいずれにせよ，向精神薬だけでなく精神療法を含めた精神科的治療アプローチが重要である[14]．

5 「老い」の平均像からみた「老い」のさまざまな形と支援のあり方

　さて，ここまで概観した内容から，現在の日本の「老い」の平均像は大まかに以下のように描出される．65歳を過ぎても身体的には比較的健康に，独居か配偶者と二人暮らしを送っている．家計にあまりゆとりがないため，仕事を続けながら，生きがいや健康のために，町内会または趣味のサークル活動をしている．男性は71.2歳，女性は74.2歳を超える頃から，認知症や脳血管障害等の理由で徐々に要支援・要介護状態となり，介護サービスを利用しながら，配偶者にサポートをしてもらう．配偶者がいないか先立たれた場合は，社会資源を利用しながら独居を続けるか，子ども夫婦との同居になることもある．男性80.2歳，女性86.6歳頃，在宅での看取りの希望はかなわず，病院で最期を迎える．

　上述の平均像に重なる人は少なくないであろう．またこれを平均像と仮定した正規分布の極にある恵まれた一部の超高齢者は，サクセスフルエイジング（① 病気や障害がない，② 認知，身体機能が維持されている，③ 社会との生産的なかかわりをもっているの3条件を満たす）と呼ばれる[15]．長年続けてきた声楽の個人リサイタルに友人を招待する人などがその一例であろう．一方，その対極にあるのは，社会的困難を抱え，客観的には支援ニーズがあるのに介入が難しい，いわゆる「困難事例」と呼ばれる人々である[16]．本項の主旨から，ここでは支援対象となる後者を取り上げたい．

　困難事例は，しばしばごみ屋敷や健康状態の悪化，家賃滞納等に関する近隣からの通報で気づかれる．不衛生な住環境が生まれるありようはさまざまで，片づけだけで解決するような単純なものではない[16]．健康状態の悪化は，糖尿病や心疾患等の慢性疾患があっても，服薬や食事管理，通院が適切にできず，人前で倒れ救急医療の対象となってはじめて気づかれる．この背景には，もともとの性格，認知症や精神疾患，けがや病気，アルコール，独居，孤独，離死別，家族の問題，経済問題，人間不信，医療不信等が重畳しており，健康や安全を自ら損なうセルフネグレクトと考えられる

場合は[17]，介入の糸口をつかむのも困難である[18]．いかに本人の状態が理解困難であっても，支援者が多様さを許容せず，都合や制度の枠を押しつけた場合，支援は届きづらいことを知っておく必要がある[16]．

　認知症の場合，困難事象は臨床ステージの進展に伴って複雑化するが，これもある日突然生じるわけではない．わずかな異変が徐々に蓄積した結果として生じるのであり，したがって，臨床で彼らに出会う際は，ささいな変化を見逃さず早期の介入が望ましい[16]．

　一方，住み慣れた環境で，整理整頓やゴミ出しなど，長年のよい習慣や近隣の友人からの支えがあれば，認知症が進行しても相応に一人暮らしは継続できる．私たち支援者は，認知機能障害－生活障害－行動・心理症状のつながりや生活史，もともとの人格，家族関係，社会的困難等を見立てたうえで，本人の意思や希望を尊重し，実現可能な工夫や対応法を本人・家族とともに模索することが重要である．このとき，あくまでサービス導入は支援の手段であり，本人が望む暮らしを支援することが目的であることを忘れてはならない[16]．

6　おわりに

　「老い」はしばしば否定的／肯定的に表現されるが，年齢の重ね方は十人十色で良し悪しもない．仮に老いのメカニズムがわかっても，本質的な意味で老いを防ぐことはできないし，その必要もない[1]．本項では，「老い」を自然の摂理ととらえる基本的姿勢に立ち，社会的，身体的，心理的な平均像との比較から，さまざまな「老い」の形を描出しようと試みた．「老い」が，私たちの身体にさまざまな喪失をもたらし，それが心理にも影を落とすことは事実である．一方で，超高齢期になると身体機能が低下するにもかかわらず，幸福感は低くないというエイジングパラドックスの現象も報告され[19,20]，この事実はわれわれを勇気づける．エリクソンも，超高齢期の危機を乗り越えるための，もしくは乗り越えた高齢者の状態像として第9段階の"老年的超越"を位置づけている[19]．高齢者は，残された生の時間的制約から，喪失の後に獲得の機会をもつのが厳しい一方で，限られた時間のなかで新たな獲得を得て，人生を豊かにできる可能性に開かれていることも事実である[11]．

　最後に，個々の「老い」を支えるには，医療だけでなく生活支援も重要である．われわれが医療者として高齢者に出会うとき，その時点で生活が成立していたとしても，1年後には支援が必要になりはしないか，どのような支援が必要になりそうかを的確に見立てて，適切な支援者やサービスにつなげたい．もし他者に迷惑をかけまいと頑張ろうとする高齢者がいたら，本人の意思を尊重しつつ，望む支援や生活史に真摯に耳を傾け，かかわりの糸口を探りたい．そのうえで，他者の援助を得ながら自分らしく生活するという自立観[21]もあり，早めに相性の良い支援者を見つける利点を伝えることも，「老い」のさまざまな形を支える医療者の仕事と考える．

文献

1）黒川由紀子．高齢者と心理臨床．誠信書房；2013.

2）黒井千次．老いるということ．講談社；2006.

3）井藤佳恵．高齢社会と女性．女性と老い，認知症．女性心身医学 2014；18（3）：342-345.

4）やまだようこ．生涯発達をとらえるモデル．無藤　隆，やまだようこ（編）．生涯発達心理学とは何か．金子書房；1995．pp57-92.

5）内閣府．平成29年版高齢社会白書．2017.

6）厚生労働省．平成28年国民生活基礎調査の概況．2017.

7）内閣府．生涯学習に関する世論調査（平成24年7月調査）．2012.

8）荒井秀典，楽木宏実．国内外の定義と関連する調査研究．高齢者に関する定義検討ワーキンググループ報告書．2017. 3. 31.

9）厚生労働省．平成26年版厚生労働白書．2014.

10）Erikson EH, Erikson MJ, Kivnick HQ. Vital Involvement in Old Age. W.W.Norton；1986／朝永正徳，朝永梨枝子（訳）．老年期―生き生きしたかかわりあい．みすず書房；1990.

11）北山　純．高齢者の心理療法アプローチと老年期心性への理解．上智大学心理学年報 2009；33：69-77.

12）竹中星郎．老年期の心性と病理．老年精神医学雑誌 1993；4（9）：1071-1078.

13）井藤佳恵．大都市在住高齢者の精神的健康度の分布と関連要因の検討―要介護要支援認定群と非認定群との比較．日本老年医学会雑誌 2012；49（1）：82-89.

14）松下正明．高齢者と痛み―序論．老年精神医学雑誌 2006；17（2）：149-151.

15）権藤恭之．老年学における新たな展開．注目される最近の動き．学際研究による老年社会科学からの健康長寿へのアプローチ．日本老年医学会雑誌 2014；51（1）：35-38.

16）井藤佳恵．地域において困難事例化する認知症高齢者が抱える困難事象の特徴―認知症ステージによる検討．老年精神医学雑誌 2013；24（10）：1047-1061.

17）内田幸雄．地域における権利擁護．日本認知症ケア学会誌 2012；10（4）：440-446.

18）杉原陽子．高齢者がセルフネグレクト状態になる要因と支援策の類型化．老年社会科学 2014；36（2）：257.

19）増井幸恵．老年医学の展望．老年的超越．日本老年医学会雑誌 2016；53（3）：210-214.

20）権藤恭之．超高齢期の心理的特徴―幸福感に関する知見．Aging & Health 2016；25（3）：28-31.

21）出口泰晴．「自立」ということばについて感・返る―その2．地域リハ 2014；9：323-324.

22）中里克治，下仲順子．老年期とは．EXPERT NURSE 1991；7（15）：14-15.

23）厚生労働省．平成27年国民生活基礎調査の概況．2016.

24）内閣府．教育・生涯学習に関する世論調査（平成27年12月調査）．2015.

25）松田　修．高齢者の知的活動とその影響．老年精神医学雑誌 2017；27（1）：11-18.

26）松下正明．老いることから学ぶ―心の病と老い．日本老年医学会雑誌 2002；39（2）：157-159.

27）厚生労働省．平成21年（2009）人口動態統計（確定数）の概況．2009.

2 高齢者の心の健康を支援するために 精神科診療所は何ができるか

芦刈伊世子
あしかりクリニック

1 はじめに

　高齢者の心の健康というテーマを考えるとき，① 自殺・自殺予防（うつ病予防），② 高齢期のこころのバランスをとること，③ 内科，整形外科，耳鼻科等からの精神科依頼に対してスムーズに対応する，④ 地域のなかで精神科医の敷居を低くすること，の順で述べることとする．

2 心の健康を支援する前に

　高齢者の診療をしていると，「長く生きすぎた．早くお迎えにきてもらいたい」，「何の役にもたたない．家族に迷惑をかけたくない」という言葉をよく耳にする．聞いている若年者は，生きたくても病気で生きることができない人もいるのにとか，役にたつ？　身の回りのことができるだけで十分じゃないのか，年をとるとみんなに助けてもらうのは当然とか，心の中に意地悪な声が出てきそうになる．家族はこういった親の前向きでない発言を悲しんだり，怒ったりしてしまう．しかしながら80歳を超す高齢になってみないと本当の高齢者の心はわからないのだろうと思う．

　「高齢者の心の健康の支援」をするためには，まず精神科医は「老い」の理解という視点で高齢者の心の問題にふれなければならない．長く生きている分，高齢者の精神症状は，本人の生活史，家族の歴史，現在の生活状況，性格などに影響を受け，さらに器質的変化により，修飾されている[1]．

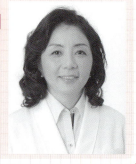

芦刈伊世子（あしかり・いよこ）　　　　　　　　　　　　　　略歴

1962年兵庫県生まれ広島育ち．
1990年長崎大学医学部卒後，慶應義塾大学精神・神経科教室入室．2002年学位取得．専門は臨床薬理，老年精神科．
国立病院東京医療センター，慈雲堂病院，浴風会病院勤務．2002年よりあしかりクリニック開設．
2015年9月地域連携型認知症疾患センターに指定．
著書に『目撃！　認知症の現場―専門医が診た家庭介護の実際』（一ツ橋書店，2007），『365日，玄米で認知症予防』（清流出版，2016），共著に『医師たちが認めた「玄米」のエビデンス』（キラジェンヌ，2015）など．

　若い人にも共通であるが，心が病んでいるときは，“病気（うつ，妄想，幻聴，慢性疼痛，双極など）”の部分と“人格（自我）の偏りや弱さ”の部分が混じり合っている．その治療をするとき，この2つの部分に分けて考え，その分析を治療者のみならず心病んでいる人といっしょにしていく必要がある．そして人格の部分，その人のものの見方，考え方の振り返りをしていくことで心が健康になっていくことをよく体験する．それは医療機関のなかでは精神科診療所での治療が最も近い場所であろう．

3 自殺・自殺予防について

　国立精神・神経医療研究センター精神保健研究所，厚生労働省の資料によると，自殺者の約4割は高齢者（65歳以上）である．

① 「死にたい」と考えたことがある高齢の介護者は3人に1人．65歳以上で介護をしている人の4割がうつ性自己評価尺度（SDS）評価でうつ状態，8割が健康不安を感じている．3割に希死念慮があるとわかった．

② 高齢者の自殺未遂や自殺は「うつ病」が大きな原因．抑うつとなる原因の7割は「健康問題」（全年齢では4割）であり，高齢自殺者の90％以上が何らかの身体的不調を訴え，約85％が入通院による治療を受けていた．高血圧症，糖尿病，脳梗塞後遺症，心臓病，関節痛などの慢性的疾患をかかえることが多く，継続的な身体的苦痛がうつ病の引き金となり自殺につながるといえよう．原因の1割は，配偶者，子，兄弟など近親者の病気や死（喪失体験）・強い喪失感を機に孤独・孤立状態から回復することができず，うつに至ると考えられている．

③ 自殺の前兆によって内科医等は受診するが，精神科医は未受診であることが多い．

④ 自殺者の多くが家族と同居している．単身生活は全体の5％以下だそうだ．家族と住んでいると，よけい同居する家族に看護や介護の負担をかけることへの遠慮が生じるのかもしれない．3世代で住んでいると，1人暮らしよりも会話に加わることが難しく，よけいに孤立・孤独になるのは想像しやすい．

　最近のデータでは，2016年（平成28年）3月発表の内閣府自殺対策推進室警察庁生活安全局生活安全企画課による2015年（平成27年）の自殺統計では，高齢者の人口増加とともに，医療全体では認知症が著しい増加の一途をたどり，高齢期のうつ病，双極性障害，妄想性障害，アルコール依存症も増加し，遅発性統合失調症，統合失調症の高齢化など，精神科医が治療，対応，福祉に向けての指導を求められることが急増している．全国でゲートキーパー*の研修会が市区町村，NPOなどで行われている．

　2005年（平成17年）町田いずみらによる「在宅の高齢介護者の自殺予防介入研究」によると，6割の介護者が相談相手をもっている一方で，5割以上の介護者が介護に関する仲間を希望していることがわかった[2]．組織的なソーシャルサポートシステムの導入が必要となっている．その導入は介護者の健康維持への一つの方法である，と

＊：ゲートキーパーとは，うつ病や精神的不調などの自殺のサインに早期に気づき，見守りや専門的な相談へとつなぐ人材のこと．

ある[2]．高齢者だけでなく，その対応をする人も高齢になってきているので，後述にもつながるが，オレンジカフェのような窓口から居場所までの機能から始まる組織的なピアカフェ，介護者カフェが地域のあちらこちらにできる必要があると思われる．

4 高齢期の心のバランスをとること

厚生労働省の「介護予防・日常生活支援総合事業」(2017年〈平成29年〉4月スタート，『総合事業は，市区町村が中心となって，地域の実情に応じて，住民等の多様な主体が参画し，多様なサービスを充実することで，地域で支え合う体制づくりを推進し，要支援者等に対する効果的かつ効率的な支援等を可能とすることを目指すもの．』) のなかでひきこもりを防ぎ，転倒を防ぎ，病気の重症化，認知症を防ぐということをスローガンとして，高齢者の心を健康にしていくということを目指している．このスローガンにのっとって高齢者の多くが地域の集まりに出ていくことができればよいのであるが，筆者の経験では，こういう集まりが負担になる人が多い．皆，「この年で気を使うのはめんどくさい」という．集まりに出ることで孤独から免れることはわかっているが，それよりも新しい対人関係がめんどうくさいと口をそろえて言う．考えてみれば，若い頃から，対人関係に回避的な人は高齢になったら，なおのことである．

次に記載する事例は，地域包括ケア会議にあげられた「介護拒否」の事例である．80歳代前半，後半のある夫婦のところに，地域の民生委員が訪れてみると（筆者のクリニックの区は高齢者独居以外にも，世帯全員が高齢者の場合も民生委員が訪問することになっている），妻の認知症がこの1年で進んでいて，風呂にもほとんど入っていない．妻の介護保険を申請してデイサービスにつなぐべきと地域包括支援センターに相談したようだ．「妻の認知症進行予防を夫は拒否している」というテーマで症例検討会にまでなったケースがあった．特段誰にも迷惑をかけているわけでもないのに．この民生委員には認知症の妻がうつのようにみえたのだと思う．筆者のクリニックに夫婦が通ってきていて，「先生の顔をみると，ほっとするわ」といってクリニックにくることくらいが外に出るきっかけであった．筆者が以前，足腰が弱くなるので，社会サービスを利用しませんかと何度か促したことがあるが，夫は「もう年なのだから，本人の嫌がることは極力させたくない．いろいろ衰えるのは仕方ない」といつも話されていた．フレイル，認知症進行予防をしたほうがよいのは当然であるが，虐待や治療可能な病気のネグレクトでなければ，夫婦の価値観を尊重することも地域では重要かと思った．見守りをしていくことで十分な夫婦，独居高齢者も今から増えると思われる．医療機関につながっている場合，民生委員が地域包括支援センターに相談して，包括支援センター職員と医療機関で危機管理というテーマで相談することが望ましいと思った．

高齢者が心のバランスを崩したときに地域包括支援センターにすぐに相談することができ始めているので，それは徹底していく啓蒙活動継続が重要と考える．

5　内科，整形外科，耳鼻科等からの精神科依頼に対してスムーズに対応する

　認知症や不安障害，軽度うつ病，睡眠障害は，かかりつけの一般内科医がその多くの患者を診ている．そして，認知症に激しい精神・神経症状が合併したり，不安，うつが重症化したときに，かかりつけ医は専門医療に結びつけたほうがよいと判断し，精神科医療に結びつく流れになることが多い．精神科診療所や総合病院の精神科が紹介先となることが多いと思われる．

　まず心因反応について述べる．患者が身体症状を感じ，身体科にかかり，調べても原因となる疾患がないか，あっても訴える症状が実際の原因に比べてたいへん重度であったりするときに，精神科診療所は身体科の医療機関から診察依頼を受けることがある．その疾患は，国際疾病分類第10改訂（ICD-10）のF45身体表現性障害（somatoform disorders）であることが多く，身体化障害（somatization disorder），心気障害（hypochondriacal disorder），身体表現性自律神経機能不全（somatoform autonomic dysfunction），持続性身体表現性疼痛障害（persistent somatoform pain disorder），他の身体表現性障害（other somatoform disorders）と呼ばれる疾患であることが多いかと思う．また精神疾患の診断・統計マニュアル第5版（DSM-5）では，身体症状症（somatic symptom disorder），病気不安症（illness anxiety disorder），などと呼ばれる疾患で，この疾患は精神科医も一筋縄ではいかない根気のいる治療となる．抗うつ薬，抗不安薬および個別の精神療法（回想法，ライフレビュー，認知行動療法）が適応となろうかと思われる．

　回想法は，老年学への関心などを背景として，1963年，アメリカ人のロバート・バトラー博士によって提唱された心理療法である．回想法・ライフレビューとは，老年になり，死をも含む人生全体への見直しや意義の発見，未完了の課題への対応，アイデンティティの模索と再発見などをカウンセラーとともに振り返り，自身の不安や自我の再確認に役立つのではないかと考える．回想法・ライフレビューは，その後，欧米を中心にグループによる回想を中心として実践の場を広げ，1970年頃には認知症高齢者を対象として発展している．

　日本でも1990年頃から病院などで回想法を中心としたリハビリテーションがさかんに行われ，最近では診療報酬でも認められるようになった．

◆事例：85歳女性，持続性身体表現性疼痛障害

　内科的な合併症としては，高血圧，脂質異常症，発作性心房細動がある．女学校卒業後，60歳まで会社員として働いた．働きながら，茶道・華道を学び，師匠になった．65歳時，肺炎で半年入院．84歳になった頃から「心窩部の痛みと息苦しさ」を訴えるようになった．85歳になって，大動脈弁狭窄症でカテーテル手術をした．手術は成功したが，心窩部の痛みをかかりつけ医に頻回に言い続けるようになる．手術した医者は相手にしてくれないと怒りを訴えるようになり，かかりつけ医から当院に紹介となる．少量の抗不安薬を処方し，カウンセラーによるライフレヴューをすることで，

「近所の人と喋るのはいつも病気の話ばかり．私は先生と呼ばれるのが楽だった．だからかカウンセラーさんと話をするのはいいわね」と話された．自分と向き合う十分な時間をつくることで，自分のあり方や老いの受け入れをしていくことになる．「心窩部の痛みと息苦しさ」は，1人でその作業をするこころのつらさ，痛みなのだと筆者は理解している．

　かかりつけ内科医から「この症状（胸が痛い・重い，めまい・ふらふらなど）は心理的なものではないか」という評価で紹介されることが少なくない．高齢者が心の葛藤やうつ病など精神のバランスを崩すと身体化することが多いのは，精神科診療をしている医師にとってはよく体験することである．身体科からの紹介がある場合，精神科診療所とはいえ，精神科医師が30分も40分も精神療法を多くの患者に行うことはできない．精神保健福祉士，臨床心理士（将来は公認心理師）が活躍することが望ましいが，現在の診療報酬では，小さな診療所では常勤務という体制での活躍はまだまだ難しい．

6　地域のなかで精神科医の敷居を低くすること

　近年，地域包括ケアという考え方は行政の重要な政策として，各区市町村は動いている．高齢者の在宅生活を支えるため，民間企業，社会福祉協議会，社会福祉法人，いろいろな協同組合，ボランティア，NPO，大学等の多様な事業主体による重層的な生活支援・介護予防サービスが行われるようになった．「生活支援コーディネーター（地域支え合い推進員）」の配置や協議体の設置などに対する支援もさかんに行われるようになった．家事援助，安否確認，食材配達，移動販売，配食＋見守り，交流サロン等，地域はいろいろ工夫をしている．

　高齢者の介護予防が求められているが，社会参加・社会的役割をもつことが生きがいや介護予防につながるといわれている．このように現在の超高齢社会では，地域の垣根を低くして，孤立することを社会全体が予防していく方向であることは間違いない．

　筆者のクリニックがビル診療から，少し住宅地のなかの一軒家風クリニックに移動開設した時，町内会の役員の方が来院された．町内会に入ってもらいたいという依頼，回覧板が回ってくる話など簡単に説明を受けた．こちらも精神科診療所，認知症疾患医療センターという役割を役員の人に話し，「私たちに何を求めますか？」と伺うと，「精神科というだけで，やっぱり行きづらい．カフェなどしてもらって，敷居を低くしてもらいたい．顔の見える先生になってもらいたい」と言われた．私はこんな都会でもまだまだ敷居が高いということに少し驚き，患者さんは勇気を出して，診療所に電話をかけてくださっているのだと，改めて考えさせられた．こういった状況ということは，精神科医が可能であれば，地域に出ていくということが重要であろうと思われる．

　精神科医が自分のほうから，症例検討会しましょうとか，メンタルカフェ，認知症

カフェをしましょうとかは言い出しにくいが，グループで交代に年1回でも，というような取り組みは可能なのではないか？　医師会と協力するとよいかと考える．

7 おわりに

　　高齢者が地域で心も体も健康にと考えるとき，地域包括ケアの考え方のなかで積極的に地域参加し，診療所の敷居を低くし，誰でも相談できる体制，雰囲気づくりをしていくことが重要と考える．自殺予防，神経症の重症化予防，そしてもしも，診療拒否や介護拒否が起きたとき，精神科的に相談できるような地域連携が重要と改めて考える．

文献

1) 竹中星郎. 「老い」を生きるということ―精神病理とケア. 中央法規；2012.
2) 町田いずみ. 平成17年こころの科学研究事業, 厚労省科研費補助金事業. 自殺企図の実態と予防介入に関する研究分担研究. 2005.

3 がん哲学外来──Quality of Death

樋野興夫
順天堂大学医学部病理・腫瘍学

1 はじめに─「がん哲学 & がん哲学外来」の根幹

　「がん哲学＝生物学の法則＋人間学の法則」である．「がん哲学外来」は，生きることの根源的な意味を考えようとする患者と，癌細胞の発生と成長に哲学的な意味を見出そうとする病理学者の出会いの場でもある．「がん哲学外来」で語るのは，これまで学んできた先達の言葉である．まさに「言葉の処方箋」である．

　「がん哲学外来」のモットーとして，「暇げな風貌」と「偉大なるお節介」がある．「暇げな風貌」とは，たとえ忙しくても，そのことを表に出さず，「暇げな風貌」をした人が，ゆったりとした雰囲気で患者と対話できる資質のことである．「偉大なるお節介」とは，「他人の必要に共感すること」であり，「他の人々に注意を向ける」ことである．癌患者の苦悩や気がかりに耳を傾け，共感することで，患者の忘れかけていた自尊心を蘇らせる．一歩踏み込んで対話し，人間存在の根幹に触れる「なすべきことをなそうとする愛」で，患者の希望や欲求を救い上げることが望まれている．

2 人生邂逅の三大法則─「良い先生，よき友，良い読書」

　人生は開いた扇のようである．人生における出会いは，出会った時に受ける影響だけにとどまらず，20〜30年後に影響してくることがある．筆者の間接的な最初の出

樋野興夫（ひの・おきお）　　　　　　　　　　　　　　　　　　　略歴

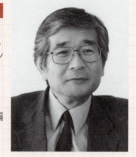

1954年島根県生まれ．1979年愛媛大学医学部卒，同年愛媛大学病理学教室，1981年癌研究所．1984年米国アインシュタイン医科大学肝臓研究センター，1989年米国フォックスチェイス癌センターを経て，1991年癌研究会癌研究所実験病理部部長，2003年より順天堂大学医学部病理・腫瘍学教授，現在に至る．医学博士．一般社団法人「がん哲学外来」理事長．
癌研究会学術賞，高松宮妃癌研究基金学術賞，保健文化賞受賞．
著書に，『いい覚悟で生きる』（小学館，2014），『がん哲学外来へようこそ』（新潮新書，2016），編著に『結節性硬化症の診断と治療最前線』（診断と治療社，2016）など多数がある．

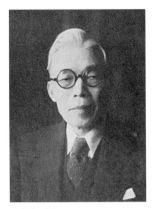

南原　繁（1889～1974）
（現代随想全集第8. 創元社；
1953より）

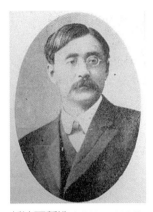

新渡戸稲造（1862～1933）
（新渡戸博士追憶集. 故新渡戸博
士記念事業実行委員；1936より）

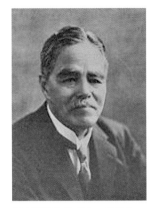

内村鑑三（1861～1930）
（内村鑑三君小伝. 独立堂書房；
1932より）

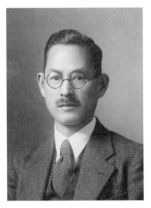

矢内原忠雄（1893～1961）
（矢内原忠雄—戦争と知識人の使
命. 岩波書店；2017より）

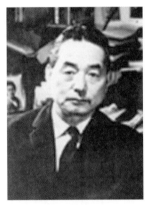

吉田富三（1903～1973）
（吉田富三記念館提供）

会いは南原　繁（1889～1974）に始まる. 19歳の時に, 東大法学部の学生時代に南
原　繁から直接教わった人物に出会い, その人物を通して, 南原　繁の風貌を知るに至
った. たいへん興味を抱き, 南原　繁をもっと知りたいと思った.「将来, 自分が専門
とする分野以外の本を, 寝る前に30分読む習慣を身につけよ. 習慣となれば, 毎朝,
顔を洗い, 歯を磨くごとく, 苦痛でなくなる」と言われた. そこで南原　繁の本をい
ろいろと購入して, 必死に読んだ. 当然, 30分間では十分ではないので, 夜を徹し
て読むこともしばしばであった.
　南原　繁の著作を読んでいると, 新渡戸稲造（1862～1933）にいきあたる. 南原　繁
は,「何かをなす（to do）の前に何かである（to be）ということをまず考えよという
ことが（新渡戸稲造）先生の一番大事な教えであったと思います」と語り, また「明
治, 大正, 昭和を通じて, これほど深い教養を持った先生はなかったと言ってよい」
と語っている. それではいったい新渡戸稲造とはどういう人物なのかと, 今度は新渡
戸稲造の本を購入して読むようになった. 南原　繁は, 内村鑑三（1861～1930）に強く,

深い影響を受けており，内村鑑三も必然的に読むようになった．さらには，同じく，新渡戸稲造と内村鑑三から強い影響を受けた矢内原忠雄（1893〜1961）のことも学ぶに至った．連鎖反応によりこれら 4 人の人物（南原 繁→新渡戸稲造→内村鑑三→矢内原忠雄）の膨大な著作に向かい，彼らの思索の中に分け入った次第である．

3 がん哲学

　医師になり，すぐ，癌研究会癌研究所の病理部に入った．そこで，また大きな出会いに遭遇したのであった．病理学者であり，当時の癌研究所所長であった菅野晴夫先生は，南原 繁が東大総長時代の東大医学部の学生であり，菅野晴夫先生から，南原 繁の風貌，人となりを直接うかがうことができた．南原 繁にはますます深入りし，さらに，菅野晴夫先生の恩師である日本が誇る病理学者の吉田富三との出会いにつながった．吉田富三は日本を代表する癌病理学者であり，菅野晴夫先生の下で，2003 年，吉田富三生誕 100 周年記念事業を行う機会が与えられた．吉田富三の論文，著作を熟読し，これを機に，吉田富三への関心が高まり，深く学んでいくことになった．こうして南原 繁との出会いから約 40 年，さらに，吉田富三との出会いが追加され，必然的に「がん哲学」の提唱へと導かれ「陣営の外＝がん哲学外来」へと展開した．「がん哲学外来」で語るのは，これまで学んできた先達 5 人の言葉である．まさに「言葉の処方箋」である．

4 「人生邂逅」の「非連続性の連続性」

　2008 年，順天堂大学で始めた「がん哲学外来」は，今は亡き，癌研時代の恩師である癌を広々と理解する病理学者の菅野晴夫先生（1925〜2016）と菅野晴夫先生の恩師吉田富三（1903〜73）のご長男の吉田直哉氏（1931〜2008）の励ましに支えられた．菅野晴夫先生との出会いから，「吉田富三生誕 100 周年記念事業」へと導かれた．「もしかしたらこの時のため」と痛感する日々である．

　「電子計算機時代だ，宇宙時代だといってみても，人間の身体のできと，その心情の動きとは，昔も今も変わってはいないのである．超近代的で合理的といわれる人でも，病気になって自分の死を考えさせられる時になると，太古の人間にかえる．その医師に訴え，医師を見つめる目つきは，超近代的でも合理的でもなくなる．静かで，淋しく，哀れな，昔ながらの一個の人間にかえるのである．その時の救いは，頼りになる良医が側にいてくれることである」は，吉田富三の言葉である．

　思えばわが人生は，小さな村での少年時代の原風景，浪人生活での人生の出会い，学生時代の読書遍歴（南原 繁，新渡戸稲造，内村鑑三，矢内原忠雄），癌研での病理学（吉田富三，菅野晴夫）との出会い，アメリカでの恩師 Knudson（1922〜2016）の「学者の風貌」との出会いが，根幹にある．まさに「人生邂逅」の「非連続性の連続性」である．

5 生命現象—発癌病理

　発癌の3か条は，①It's not automatic，②It has a process，③It takes timeである．癌の予防・治療の介入ができる根拠がここにある．癌には原因がある．しかし，プロセスがあって時間がかかる．ちょっとしたボタンの掛け間違いが30年後に響いてくる．教育と同じである．今，教育をきちっとしておかないと30年後に響いてくるように，緩慢な変化は気がつかないものである．「禍の起こるのは起こる時に起こるにあらず，やって来るところ遠し」である．

　下記は，筆者がKnudsonから教わった発癌過程から学ぶ「競争的環境の中で個性に輝く5箇条」である．
① 複雑な問題を焦点を絞り単純化する
② 自らの強みを基盤にする
③ なくてならないものは多くない
④ なくてよいものに縛られるな
⑤ Red herring（赤いにしん）に気をつけよ

　病理学は顕微鏡を覗きながら，大局観をもつことが求められる分野でもある（「がん哲学」）．「がん細胞で起こることは，人間社会でも必ず起こる」（病理学者 吉田富三）．「がん哲学外来」は，生きることの根源的な意味を考えようとする患者と，癌細胞の発生と成長に哲学的な意味を見出そうとする「陣営の外」に出る病理学者の出会いの場でもある．

6 「がん哲学外来」—「陣営の外」に出る

　病状の進行を非常に知的に，かつ冷静に受け止め，残された時間をどう使うか，家族に何を残すかということまで決めて来る患者もいる．しかし，そう人間は単純ではない．自分の考えを誰かに伝えたい思いがある．その思いを受け止めてくれる医師はいないものかと見回した時，変わった看板を掲げている「がん哲学外来」は，心惹かれる存在として映るのであろうか．

　人間の「誕生と成長」でなく「哀れとむなしさ」を起点とする病理学者は，「真理そのものに悲哀性がある」ことを学び，「自ら悲哀をその性格とする人たらざるをえない」（新渡戸稲造）．これは，私の人生の原点でもあり，「がん哲学＆がん哲学外来」の起始でもある．人間は，自分では「希望のない状況」であると思ったとしても，「人生のほうからは期待されている存在」であると実感する深い学びの時が与えられている．その時，その人らしいものが発動してくるであろう．「希望」は，「明日が世界の終わりでも，私は今日りんごの木を植える」行為を起こすものであろう．「自分の命より大切なものがある」ということを知ることは，「役割意識＆使命感」の自覚へと導く．「練られた品性と綽々たる余裕」は「教育の真髄」である．「責務を希望の後に廻さない，愛の生みたる不屈の気性」が「人生の扇の要」の如く甦る．「ビジョン」

は人知・思いを超えて進展することを痛感する日々である．

「目的は高い理想に置き，それに到達する道は臨機応変に取るべし」（新渡戸稲造）の教訓が今に生きる．「最も必要なことは，常に志を忘れないよう心にかけて記憶することである」（新渡戸稲造）．その精神で，ミッションを世の中に発信・提案していくことである．「がん哲学外来」の存在の時代的意義は，ここにあろう．まさに，「意志の共鳴」である．

向上心のある虫「新渡戸稲造の学び」＆俯瞰的な癌病理学者「吉田富三の学び」からみる「現代の日本社会の病理」の視点は，"origin of fire"の如く「医療の隙間を埋める」試みとして全国に広がることが期待される．

7 「ボーイズ・ビー・アンビシャス」(boys be ambitious)140周年記念

筆者の生涯に強い印象を与えた一つの言葉がある．「ボーイズ・ビー・アンビシャス」(boys be ambitious) である．札幌農学校を率いたウィリアム・クラークが，その地を去るに臨んで，馬上から学生に向かって叫んだと伝えられている言葉である．もちろん，当時は，クラークのことも札幌農学校のことも知らず，クラーク精神が新渡戸稲造，内村鑑三という，後に筆者の尊敬する2人を生んだことも知らぬまま，ただ，小学校の卒業式で，来賓が言った言葉の響きに胸が染み入り，ぽっと希望が灯るような思いであったものである．これが原点であり，そして19歳の時から，自らの尊敬する人物を，静かに学んできた．その人物とは，南原 繁であり，上記の新渡戸稲造，内村鑑三であり，また，矢内原忠雄である．「教養ある人間とは，『自分のあらゆる行動に普遍性の烙印を押すこと』であり，『自己の特殊性を放棄して普遍的な原則に従って行為する人間』のことである．それは人間の直接的な衝動や熱情によって行動する代わりに，常に理論的な態度をとるように訓練されることである」（南原 繁著作集第3巻より）．

8 「軽井沢夏季がん哲学学校」の開校

2017年の夢は，新渡戸稲造が，1918年に開講した「軽井沢通俗夏季大学」の初代学長を務めた軽井沢で，「軽井沢夏季がん哲学学校」を開校することである．アメリカ，ドイツへ留学した新渡戸稲造は1891年メリー・エルキントンと結婚し，いっしょに帰国した．新渡戸稲造は，1905年からメリー夫人とともに軽井沢を訪れ，別荘を設けて避暑生活を送っている．「明治初期は人口わずか500人だった信州の寒村が日本でも有数なリゾートになった理由がここにある」とも言われている．まさに，軽井沢には「想像力を刺激するものが数限りなくある」である．まさに，『沈黙の春』の最終章17章「べつの道」第1行「私たちは，いまや分かれ道にいる」である．新規の公募・採択に向けて，階段を昇り，version up を図り，身長が伸びたと思えるものを，「速効性と英断」で「賢明な寛容」をもって，「時代の事前の舵取り」となるものを企

画・展開したいものである．学是である「不断前進」の覚悟である．「見上げれば，必ずどこかに青空」があろう．

9 「がん哲学外来」―純度の高い専門性と文化的包容力

◆ターミナルケアの理念：3か条
① 世界の動向を見極めつつ歴史を通して今をみていく
② 俯瞰的に病気の理を理解し「理念をもって現実に向かい，現実のなかに理念を問う」人材の育成
③ 複眼の思考をもち，視野狭窄にならず，教養を深め，時代を読む「具眼の士」の種蒔き

◆ターミナルケアの実践：5か条
① 明晰な病理学的診断
② 冷静な外科的処置
③ 知的な内科的診療
④ 人間力のある神経内科的ケア
⑤ 人間の身体に起こることは，人間社会でも起こる＝がん哲学

◆ターミナルケア人の模範
① 幅の広さ
② 弾力性に富む
③ 洞察と識見のひらめき
④ 示唆的な学風

◆ターミナルケア人の風貌と胆力：7か条
① 自分の研究に自信があって，世の流行り廃りに一喜一憂せず，あくせくしない態度
② 軽やかに，そしてものを楽しむ．自らの強みを基盤とする
③ 学には限りないことをよく知っていて，新しいことにも，自分の知らないことにも謙虚で，常に前に向かって努力する
④ 段階ごとに辛抱強く，丁寧に仕上げていく．最後に立派に完成する
⑤ 事にあたっては，考え抜いて日本のもつパワーを十分に発揮して大きな仕事をする
⑥ 自分のオリジナルで流行を作れ！
⑦ 昔の命題は，今日の命題であり，将来のそれでもある

10 おわりに

「時代を動かすリーダーの清々しい胆力」としての「人間の知恵と洞察とともに，自由にして勇気ある行動」(南原 繁著『新渡戸稲造先生』より) の文章が思い出される今日この頃である．「国民の理想とビジョンをつくり出すのは，根本において教育と学問のほかにはない」(南原 繁)．「がん哲学＝癌細胞から人間社会の病理をみる」の「全面展開」の時代的背景の到来のようである．

参考文献

- 樋野興夫．がん哲学．EDITEX；2011．
- 樋野興夫．いい覚悟で生きる―がん哲学外来から広がる言葉の処方箋．小学館；2014．
- 樋野興夫．がん哲学外来へようこそ．新潮社；2016．
- 樋野興夫．明日この世を去るとしても，今日の花に水をあげなさい．幻冬舎；2017．
- 樋野興夫．あなたはそこにいるだけで価値ある存在．KADOKAWA；2016．
- 樋野興夫．こころにみことばの処方箋．いのちのことば社；2015．
- 樋野興夫．がんに効く心の処方箋一問一答―悩みがスッキリ軽くなる．廣済堂出版；2016．
- 樋野興夫．いい人生は，最期の5年で決まる．SBクリエイティブ；2017．
- 樋野興夫．人生から期待される生き方．主婦の友社；2017．
- 樋野興夫．がんばりすぎない，悲しみすぎない．講談社；2017．

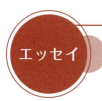

遠距離介護における家族支援

岩澤　純
佐久平福祉会

1.「遠距離介護」とは

　就学，就労，結婚などを機に子が親元を離れて遠方で暮らす例は少なくないが，親が年老いていざ介護が必要になったとしても，親または子がその居住地を変更して同居あるいは近居することが容易でないことは想像にかたくない．親も子もすでにそれぞれの地でそれぞれの生活が築かれており，今さら転居することは QOL（生活の質）の大きな低下を招くことになろう．そこでやむをえず子世代が親元へ通いながら，何とか老親の在宅生活を支えようと努力する人々が出てきている．このように遠く離れて暮らす子が老親のもとへ通いながら介護や支援を行っている行為や状況は「遠距離介護」と呼ばれ，この言葉は一般社会に徐々に定着しつつある．

2.「遠距離介護」の支援を考えるきっかけ

　筆者は以前，在宅介護支援センターのソーシャルワーカーや居宅介護支援事業所のケアマネジャーとして，多くの要介護高齢者とその家族の支援に携わっていた．その支援のなかで，筆者が「遠距離介護」に関心を抱くきっかけになった支援事例を紹介したい．

　その支援対象の方は 80 代独居の女性で，高血圧や筋力低下があり日常生活はかろうじて自立できていたが，他市に住む長女が心配していわゆる「呼び寄せ同居」という形で長女の自宅に引き取られることになった．しかし，若い世代の家族とは生活リズムが

岩澤　純（いわさわ・じゅん）　　　　　　　　　　　　　　　　略歴

1966 年新潟県生まれ．
1990 年北海道大学大学院工学研究科衛生工学専攻修士課程修了．
2009 年ルーテル学院大学大学院社会福祉学専攻博士前期（修士）課程修了．
これまで，社会福祉法人至誠学舎立川至誠ホーム，エフビー介護サービス株式会社において，在宅介護相談支援，福祉事業運営管理，介護人材育成等に従事．
2017 年現在，社会福祉法人佐久平福祉会人材育成部長，公益社団法人長野県社会福祉士会理事．
NPO 法人パオッコ顧問．
社会福祉士，介護福祉士，介護支援専門員．

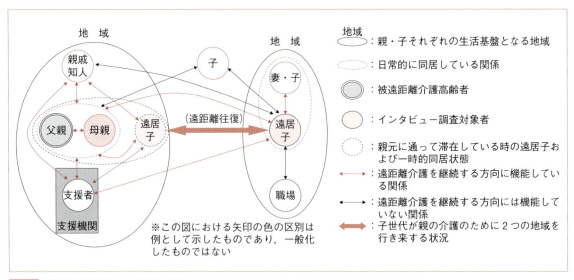

図 1 「遠距離介護」のシステム概念図

（岩澤 純．ルーテル学院大学大学院人間総合研究科修士論文．2009[1)]より）

合わず，本人のストレスや母子間のいさかいが増えて，結局数か月で元の一人暮らしに戻ることになった．住み慣れた「わが家」に戻ったその女性はその後 1 年以上気ままな一人暮らしを続けることができたが，「やっぱりここがいいわ」とおっしゃった穏やかな笑顔が忘れられない．

　ほかにも「呼び寄せ同居」事例をいくつか経験するなかで，子世代家族が遠方に住んでいても本人が住み慣れた環境で安心して暮らし続けられる方法はないものだろうかと考えるようになった．

3.「遠距離介護」のシステム的理解

●システム概念図による理解

　筆者はこのような課題意識を抱えて社会人大学院において「遠距離介護」をテーマとする調査研究を行った[1)]．この調査により得られた知見の一つは，「遠距離介護」はさまざまな要因が複雑に相互作用しており，その支援には全体をシステムととらえて俯瞰する視点が不可欠であるということだった．そうした「遠距離介護」の状況を把握しやすくなるように筆者が考案したのが「遠距離介護」のシステム概念図（図 1）である．この図の特長としては，遠居子が 2 つの生活圏を行き来する空間的移動とそれぞれの地における主な関係者との関係を 1 つの図で表現できることである．

　このシステム概念図を参照しながら，「遠距離介護」状態の老親とその家族において発生している以下のさまざまな事象を想像していただきたい．なお，本項では老親の子が介護者である場合について考えることとしたい．

●2 つのポジション

「遠距離介護」の大きな特徴は，遠居子が自分の生活圏と老親の生活圏を行き来しながら介護にかかわることである．遠居子が身をおくこの 2 つの生活圏の立ち位置を筆者は「2 つのポジション」と名づけている．遠居子は，それぞれのポジションにおいてまったく異なる役割を遂行することを求められ，しかも一方のポジションにいながらも他方のポジションの役割から解放されるわけではない．以下は，筆者が調査でインタビューした遠居子の方の言葉である．

「私が元気でいないと私の自宅（家族）もダメになるし，親のほうも責任者がいなくて何をするにも私なので，私が元気でいなければ」

「遠距離介護」にはこうした「役割過多」を招きやすいという問題があるが，しかし，一方では，「24 時間 365 日いっしょにいるわけではないので気持ちを切りかえやすく，親も子どもも互いを思いやるゆとりが生まれやすい」という声もあり，こうした遠居のメリットを積極的に生かすことも大切な視点になると思われる．

●老親と子の関係

「遠距離介護」が始まると，それまで遠距離ゆえに目立たなかった親子関係の難しさが表面化してくることが少なくない．進学，就職，結婚，転勤など，遠居になった事情はさまざまであろうが，遠居になった時に家族全員の賛同が得られていなかった場合などは，再び遠居子に同居を求める圧力がどこからか働いて，遠居子が 2 つのポジションの狭間で苦しむこともありうる．

また，この老親と遠居子の関係というものは，「遠距離介護」が進行していく過程に伴って変化していくので，なかなかやっかいなのである．前述の調査により明らかになった「遠距離介護」の各段階における関係性とのその変化の例を以下に示す．

① 前介護期：まだ本格的な介護が始まる前の段階では，帰省した際に子は老親に何かあったらと今後の心配をするものの，老親は「まだまだ大丈夫だから心配いらないよ」などと言って子の支援を断ることが多い．

② 開始期：老親が倒れたり入院したりといった「事件」が発生し，子が駆けつけて「遠距離介護」が一気に動き出す．それまで強がっていた老親の姿は消え，子が主導権を握って医療や介護の責任者として動かざるをえなくなる．老親の弱さや子への依存が急に目立つようになり，子が親子関係の変化にとまどいを感じることも少なくない．

③ 実行期：「遠距離介護」の継続期間は一概にはいえず，数か月で終結ということもあれば，10 年以上という場合もある．遠居子が定期または不定期に親元に通う生活が継続するなかで，老親と子の関係の相互作用が増大して，良好な関係性もストレスを伴う関係も顕在化してくる．遠居子は自宅にいても常に老親の様子が心配になり，老親の利用するサービス関係者とのやり取りも増えて，2 つのポジションの両立がうまくいくかどうかはさまざまな環境条件（周囲の理解，経済状態，健康状態など）によって左右される．

④ 終結期：老親の看取りと逝去によって「遠距離介護」は幕を閉じる．看取りの前後は子に大きな役割が求められる．老親の力はほとんど働かず，子など家族側の考えや思いで物事が進められていくが，特に看取りの段階では，子や親族の気持ちが揺れて不安定になりやすい．

● 子きょうだい間の関係

前述の調査研究において，筆者は遠距離介護経験のある遠居子10人にインタビューを行ったが，きょうだいが交替でそれぞれ老親のところへ通うケースや，もっぱら一人に介護に関する役割が集中しているケース，あるいは，近居や同居の子がいるにもかかわらず「遠距離介護」の必要が生じているケースなど，さまざまなパターンが存在していた．

きょうだいはうまく助け合う関係が保てればよいが，老親への介護に関する考えや方針が異なる場合は，大きなストレスや障害となる．「遠距離介護」家族の当事者支援組織の代表である太田は「きょうだいとはいえ，別に暮らしてきた時間が長い．親と重ねてきた歴史もそれぞれだ．経済状況も，家族構成もまるで違う．考え方やできることが違うのは当たり前のことだ」と述べ，互いを思いやり話し合うことの大切さを強調している[2]．

● 子の家庭や職場の環境

自分の居住地を離れて親元に通う生活を続けるには，家庭のメンバーや職場の上司・同僚の理解が欠かせない．ある程度の理解があったとしても，自分の親のことで「周囲に迷惑をかけている」という思いを抱えながらの生活は，目に見えないストレスを遠居子に与えているのではないだろうか．

「遠距離介護」が心身ともに限界であると感じたときには，いわゆる「介護離職」を選択しようとする人も出てくる．しかし，離職をして介護に専念するようになると親子関係が濃密になって逆にうまくいかないことも少なくない．また，離職は大きな収入損失となり将来の生活困窮リスクを増大させてしまう[3]．介護休業法の改正で介護休業・休暇が取得しやすくなってきており，少しでもこうした制度を活用しながら，「遠距離介護」を継続する道を探ることが望ましい．

4.「遠距離介護」の定義

改めて「遠距離介護」の「遠距離」の意味を考えてみると，その物理的距離や移動時間が重要なのではなく，「日常的なかかわり・支援・見守りができない地域で老親が生活している」という状況を「遠距離」と表現しているといえよう．

また，「遠距離介護」の「介護」については，排泄介助や食事介助などの具体的な直接介助のみを意味するのではなく，老親が少しでも長く自立した生活が継続できるように「遠距離」にいてもできる情報収集，サービスネットワークの調整，安否確認，精神的支援などを行うことも立派な「介護」といえるのではないだろうか．

このような「遠距離」と「介護」の意味を考慮して，筆者は「遠距離介護」を以下の

ように定義づけることを提案したい.

　「日々のかかわりが難しい程度の距離の自宅等で暮らす老親を，親元に通いながら，あるいは離れて暮らしていながら，自立支援を重視しつつ生活全般にわたる支援を行うこと」

5.「遠距離介護」における家族支援のあり方

　これまでの介護保険制度においては，家族が同居（あるいは近居）している場合を標準モデルとして制度設計やケアマネジャー教育がなされていたといえる.「同居モデル」が標準であれば，遠居子に対して，できるだけ同居・近居家族の役割に近いもの（日常的な見守りや状態把握，緊急時の対応や付き添いなど）を求めてしまいがちであり，それが遠居子に過重な心身の負担を強いることになってしまっていた. ようやく最近になって国が「独居モデル」を前提にしたケアマネジメントの必要性を打ち出すようになってきたところである.

　「遠距離介護」に取り組んでいる家族は，当事者でしかわからない多くの役割や悩みを背負いながら必死に老親の生活を支えている.「遠距離介護」の家族支援にかかわるあらゆる関係者は，「遠距離介護」のシステム概念図を参考にしながら，高齢者とその遠居子が現在のそれぞれの生活を少しでも継続できるように，高齢者をとりまくシステム全体を意識して支援にあたることが重要であろう. システム概念図からみえてくるそれぞれの家族が果たせる役割とその限界を理解して，それを補完する支援ネットワークをいかにつくれるかが，支援機関の腕のみせどころになってこよう.

　高齢者が要支援・要介護状態になっても，住み慣れた地域でその人らしい暮らしを続けられるように，「遠距離介護」があたりまえの介護形態の選択肢の一つとして当事者やそれを支援する関係者に認知され，適切な支援が提供される社会になることを，筆者自身も「遠距離介護」予備軍の一人として切に願っている.

文献

1) 岩澤　純.「遠距離介護」のシステムモデル化の試みと支援の質の考察－親子関係のエコロジカルな理解を中心に. ルーテル学院大学大学院人間総合研究科修士論文. 2009.
2) 太田差惠子. 故郷の親が老いたとき－46の遠距離介護ストーリー. 中央法規出版；2007. pp118-125.
3) 岩澤　純. 遠距離介護における家族支援のあり方－介護離職による生活困窮リスクを減ずるために. 精神療法 2016：42（6）：790-794.

V

地域におけるケアとメンタルクリニック

1　在宅療養支援診療所の試み
──訪問診療中心としたかかわりからみえてきたこと

藤井和世，伊藤順一郎
メンタルヘルス診療所しっぽふぁーれ

1　精神科の在宅療養支援診療所とは

● 在宅療養支援診療所とは

　在宅療養支援診療所とは，何らかの理由で通院困難な人に対し，その地域で在宅療養を提供することを主たる責務とする診療所だ．このため，定期的な訪問の計画を立て，24時間連絡を受け，求めに応じて往診できる体制をとる．入院を必要とする場合や緊急時には連携している医療機関と協力してサービスを提供できる体制を整えている．在宅療養中の利用者で通院困難な人に対し，個別の総合的な療養計画を作成し，医学的な管理を行っている場合，在宅時医学総合管理料（以下在医総管）を算定することができる．

● 当院の成り立ち

　当院は包括型地域生活支援プログラム（assertive community treatment：ACT）を実施することを主な目的として2015年4月に開設した．
　ACTとは，重い精神障害を抱える人が地域で生活することを支援するプログラム

藤井和世（ふじい・かずよ）　　　　　　　　　　　　　　　　　　　略歴

1982年兵庫県生まれ．
2008年福井大学医学部卒．精神科医として国保旭中央病院，国立国際医療研究センター国府台病院を経て，2015年4月から在宅療養支援診療所であるメンタルヘルス診療所しっぽふぁーれにて勤務．

伊藤順一郎（いとう・じゅんいちろう）　　　　　　　　　　　　　　　略歴

1954年東京生まれ．
1980年千葉大学医学部卒．旭中央病院精神科，千葉大学医学部助手などを経て，1994年から国立精神・神経センター精神保健研究所社会復帰相談部援助技術研究室長．2003年3月から同研究所社会復帰研究部部長．2015年4月からメンタルヘルス診療所しっぽふぁーれ院長．

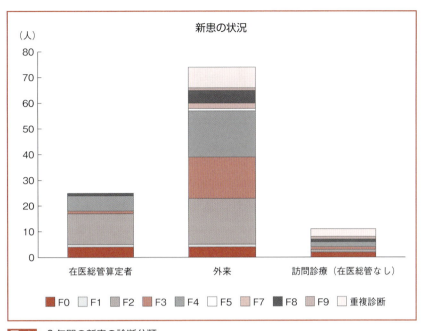

図 1 2 年間の新患の診断分類

※国府台病院から継続した利用者は含まない. F0 〜F9：ICD-10 による分類.

である. 対象となるのは 18 歳から 65 歳までの, 統合失調症・双極性感情障害・重症うつ病のいずれかを主診断としてもち, 入退院を繰り返す, もしくは長期のひきこもりや未受診の状態にある人々だ. 多職種のスタッフでチームを構成し, 医療から生活全般にわたる包括的な支援を, 主に訪問により提供する. 日本における ACT の研究や実施については, 2002 年から 6 年間, 国立精神・神経センター精神保健研究所（当時）と同センター国府台病院（当時）が中心となって当院のある千葉県市川市および松戸市南部で実施された[1]. 研究が終了した後, 伊藤らは NPO 法人 ACTIPS を立ち上げ, 法人のもつ訪問看護ステーション ACT-J として事業化した. ACT-J では, しばらく国立国際医療研究センター国府台病院の医師がチーム精神科医をしていたが, より地域に根ざした診療を目指し, 2015 年 4 月に筆者らは当院を開設し, これに伴い ACT-J のチーム精神科医は当院へ移った. また, 同時に訪問看護ステーション ACT-J にも ACT の利用条件にはあてはまらない, いわゆる "ひきこもり" や発症後まもない若年層を対象とした独自の支援プログラムがつくられた.

　当院では訪問診療できる医師が 2.5 人勤務している. それぞれが平均して週 1 日の外来を行うほか, 訪問看護ステーション ACT-J とのミーティングが毎朝あり, 残りの時間は訪問診療を行っている. その他, 医療事務を兼務の精神保健福祉士および看護師が 1 人, 医療事務が 2 人在職している. 訪問診療中心の当院は開設して 2 年経過し, 現在は ACT-J の利用者だけでなく, 訪問診療や地域の支援者との連携が必要な人も当院を利用している. 新規ケースの診断は多岐にわたる（図 1）. 2017 年 4 月末現在, 在医総管を算定する利用者計 42 人の診断の内訳（図 2）から, 診断としては国際疾病分類第 10 改訂（ICD-10）の F2 が主な対象となっているが, 「社会的ひきこ

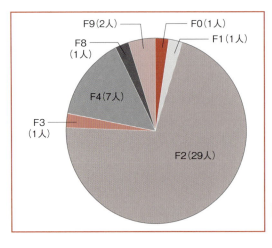

図 2　在宅時医学総合管理料による診療対象者の診断分類（2017 年 4 月末時点）

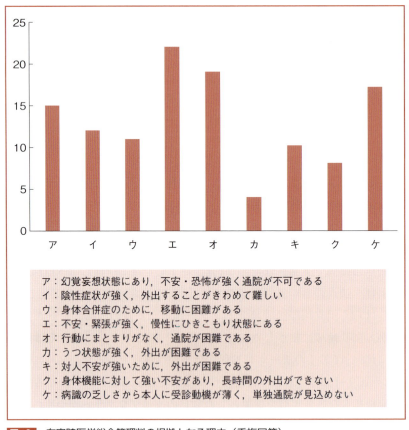

ア：幻覚妄想状態にあり，不安・恐怖が強く通院が不可である
イ：陰性症状が強く，外出することがきわめて難しい
ウ：身体合併症のために，移動に困難がある
エ：不安・緊張が強く，慢性にひきこもり状態にある
オ：行動にまとまりがなく，通院が困難である
カ：うつ状態が強く，外出が困難である
キ：対人不安が強いために，外出が困難である
ク：身体機能に対して強い不安があり，長時間の外出ができない
ケ：病識の乏しさから本人に受診動機が薄く，単独通院が見込めない

図 3　在宅時医学総合管理料の根拠となる理由（重複回答）

もり」を呈する社交不安障害など F4 も訪問診療のニーズが高いことがわかる．また，定期的な通院が困難な理由の内訳（図 3）からは，身体機能の問題ではなく，精神的な不安・緊張，行動のまとまりのなさ，病識のなさから通院困難な方が多いことがわかる．制度上，在宅療養支援診療所は身体科を想定したものとなっているが，精神科のニーズも高く，今後，制度の整備が行われていくことを期待したい．

　なお，当院は 2017 年 4 月から精神科重症患者早期集中管理料を算定できる施設となっている．

2　訪問診療と外来治療の違い─筆者の体験より

　「診察室」という特別な箱の中から利用者の住まい，生活の場へ

　筆者（藤井）は精神科医を始めた国保旭中央病院勤務時代から ACT を目指すチーム[2]にかかわり，2014 年 7 月から ACT-J にかかわる精神科医の一人として働いている．

　筆者は訪問診療を中心に働くようになり，「診察室」がどのような場所かについて認識を新たにした．そこは「病状」を診るのにはよい場所なのかもしれないが，利用者の全体像はみえにくく，病気に至るまでに利用者とその環境がどのように変化したのか，病気のもつ意味・役割といった病気の本質を理解しにくい．つまり，診察室は利用者から病気だけを切り取ってみるような「特別な箱」である．また，「特別な箱」の中で感じる緊張のために「病状」が本来の状態とは異なるみえ方をしていることも多々ある．そして，外来診療の枠では短い診察時間内に要点をまとめ話さなければならない．それは言語的な情報が主であり，誤解も多い．さらに会話は主に，本人のできない部分に焦点を当てており，本人の「強み」について知るための余裕はほとんどない．

　一方，訪問診療で自宅に伺うと，家の立地，外観から利用者の生活全般にわたる様子がわかり，利用者がどのように暮らし，病気とつきあっているのか，どんな「強み」をもっているのかをより深く理解できる．また，その理解は個別性があることへの気づきを伴った．つまり「病気」と「利用者をとりまく世界」との関係は面白いほどカラフルにそれぞれ違っている．

　そして継続したかかわりのなかで，その個別性の示すものは常に同じ状態にあるのではなく，生きて変化していることを知ることもできる．前回こうだったから今回もこうだと推測すると間違いに陥りやすく，利用者の回復を妨げることさえある．もし，その変化が起きないのであれば，何か別の問題が隠れている．たとえば，薬の量が多すぎたり，本人をないがしろにして物事を進めたりしている場合は一見変化がないように映ることがある．

● 在宅医療は医療中心ではなく利用者中心の立場に立ちやすい

　かねてから，「利用者中心の医療」が望ましいということはいわれており，筆者もそれを心がけてきた．しかし，外来診療にはさまざまな制約があり，利用者にこちらに合わせていただいている部分がずいぶんと多い．訪問診療にも当然ながら制約はあるが，「利用者のお宅にあがらせていただく」のだから，あらかじめそれなりの配慮が生まれる．「今日はどうされましたか？」，「調子はどうですか？」とこちらが主導で会話を始めるわけにはいかない．まず「お邪魔します」と始まる．そして，先に述

べた「個別性」はその次に続く言葉にもすでに表れ始め，専門的な判断をするよりもまず利用者のことを知っていく対話が続く．

　筆者の場合，本人の苦労や困難を知るなかで，苦悩に「症状」が占める割合は限定的で，貧困や，役割を奪われていること，精神病者として下にみられていることなど，それ以外の部分から成る苦悩も多いことを知り，回復に向けた効果的な方法を「専門家のほうが本人や家族よりもよく知っている」ということが幻想だと感じるようになった．こうなると医療中心に考えることの矛盾に至り，より利用者中心に考えるよう努めるようになった．

　たとえば，筆者は外来や病棟で主に働いている頃は「病名」によって治療態度を大きく変えていたが，訪問診療を重ねるうち，相手がどんな人かということで接し方を変えるようになった．そして，病名にかかわらず，利用者が自分の人生を肯定的にとらえられるようになることが共通して大切なことだと考えるようになった．

🔴 「正常な」価値基準ではうまくいかない

　利用者のことを知っていくうち，いわゆる常識や教科書に書かれているような「正常な価値基準」というのとは違う世界が利用者の周りには広がっていることを体験する．

　そこにいきなり「正常な価値基準」をあてはめようとすると無理が生じる．こちらが指導するというよりも，むしろ「本人の考え方」に焦点を当てて，そのなかで行っている「本人の工夫」から何かを学び，次の工夫をともに考えていくという姿勢のほうが，より具体的でチャレンジしやすい案が見つかることが多い．このことはべてるの家の「当事者研究」から学ぶ点が多く，多くの気づきを得た[3]．

　なお，医師が利用者の家まで行くので，安易に「入院させやすくなる」，「薬を飲ませることができる」と考える方がときおりおられるが，それはお門違いで，病棟の外では医療に強制力はない．あくまで，本人との合意のうえでものごとを進めることを心がけることが必要である．

🔴 「責任」の所在をより意識する／対等であること

　先に述べた，利用者の「強み」を含めた人としての全体を知り，より利用者中心の視点になると，利用者に関することを決めるのは基本的に利用者自身にしてもらうのが自然なことだとわかる．利用者の人生の責任は利用者自身にあるのである．そして，そのほうが本人の「治る力」も発揮されやすい．もちろん利用者だけで責任を取ることは簡単なことではないので，支援者が相談相手の一人であることは大切である．しかし，それ以上にはなれないことを支援者はわきまえるべきと，筆者は考えるようになった．

　上述のことを行うためには，専門家が利用者よりも上であるという関係ではうまくいかない．その逆もしかりである．互いを尊重しあえる対等な関係，安心して語りあえる関係性が必要なのである．しかし，専門家に対する既存の社会的なイメージはそ

れとかけ離れており，対等となるためには専門家自身が非常に注意を払わなければできない．少しでもできることとして，われわれ自身が対等性を自覚するように，筆者は白衣を着用せず，診察室で使用する椅子は皆同じようなものにしている．

3　強制的な入院に代わる在宅医療に必要なものとは

● クライシスこそ「歓待」される場所で

　市川市では一時介護料の枠組みを使って，精神的に病状が不安定になり，自宅では療養が困難な方を支援者同伴のもと数日間泊めて下さる場所がある．NPO法人ほっとハートが行っている「しゅう」という多目的宿泊施設[4]で，普通の一軒家に家具や電化製品もあり，周囲には商店やコンビニエンスストアもある．利用者は気軽に出入りでき，スタッフはお客をもてなすように歓待してくれる．ACT利用者なども具合が悪いときに自ら望んでそこを利用し，特に行動制限などしなくても，穏やかに過ごされる．宿泊する本人の支援者が同伴して泊まり込むことが条件なので，マンパワーの問題等もあり，数日を超えての長期間利用が難しいのが課題だが，もう少し長く利用した場合に強制入院を防ぐ可能性があるのではないかと考えている．病状が悪化しているときこそ，強制的な治療ではなく，本人がなじんでいる場所，心から望むような場所での休息や治療が必要なのではないかと思う次第である．

● 利用者とそのソーシャルネットワークを巻き込んで支援する

　これは家族療法や最近注目されているオープンダイアローグ[5]でも大切にされている考え方である．極力入院治療を行わないイタリアでも同じような治療が行われている．筆者らも病状の悪いときこそ，本人とそのソーシャルネットワークにいる人たちに治療方針を決める話し合いに参加してもらうようにしている．

　病状悪化が起きる時というのは，利用者本人だけでなく，利用者のソーシャルネットワークにも大きな変化があり，互いに影響を与えている．ネットワーク構成員のあいだで，ていねいに対話が行われていないと，余計な取り越し苦労や，不安，恐怖が先に立ち，互いの想い合っている気持ちやできていること，問題になっている言動のもつ意味・役割に目を向けられず，病状は悪化しやすくなる．否定されることを恐れることなく安心して話せる場をつくり，そこに本人やソーシャルネットワークにいる人たちに参加してもらうことで，多様な内容の対話が生まれ，支援者も含め，さまざまな気づきがあり，それぞれが回復する力を発揮するということを経験してきている[6]．

　入院のように，本人だけを切り取って病棟の中で治療しても，家族など周囲の環境，ソーシャルネットワークの回復する力が同時に育まれないと，退院後の相互関係に変化が起きず，結果として頻回入院や長期入院になってしまうリスクが高いように思う．在宅支援では入院治療よりも対話やその連続性をより大切にしながら治療することができ，本人とそれをとりまく環境の相互関係の変化が引き起こされやすく，それが入

院を回避する一助となると考えている．

● 孤独・寂しさとのつきあい方の選択肢を多くもてるように

　入院に至るケースの多くが根底に抱える気持ちは慢性的な孤独・寂しさである．ACT-J では 2016 年 4 月からピアスタッフが働くようになった．また，先に述べた当事者研究を開催するようになり，利用者自身がそういった気持ちを他の人と安心して共有できる場がつくられた．これらを通して，支援者だけでは見つけられない孤独・寂しさとのつきあい方，そしてつながりが，当事者同士のかかわりのなかではぐくまれていると感じるようになった．ピアの関係がはぐくむ力は，入院よりもはるかに，本人が自らの人生を肯定的にとらえることを助け，回復する力を引き出してくれるように思う．

4　訪問診療があたりまえになるために

● 研修の機会

　日本では精神科の訪問診療において，どのようなスキルが必要であるかもまだ確立されておらず，何を学べばよいのだろうと筆者らも試行錯誤している．

　筆者（藤井）は ACT を実施するにあたって，ACT 全国研修会[7] などで，リカバリー概念やストレングスモデルによるケースマネジメント，家族療法について学び，ACT の行われているカナダのバンクーバー総合病院で 1 か月間の研修を受ける機会を得た．

　その他，入院治療に頼らないイタリア精神保健を視察し，感情調節困難に対し効果のある弁証法的認知行動療法，近年注目されているオープンダイアローグについて学んでいる．いずれも利用者中心の考え方を大切にした，24 時間連絡の取れる体制をとるチームで行う訪問型のサービスに関連した手法である．このような研修の機会についての情報には，常にふれておく必要がある．

● スーパーバイズの必要性

　在宅療養支援診療所の利用者，つまり何らかの理由で通院が困難な方は重度の精神障害による生活上の困難，安定した対人関係のとりにくさに悩んでおられ，従来の医療モデルとは異なるアプローチを必要とする方が多い．しかし，医師が一人で診療していると医療中心の考え方にとらわれやすいものである．筆者は ACT という他の職種やピアスタッフがいるチームで，複数の精神科医がおり，カンファレンスなどでスーパーバイズを受けられることで，利用者中心の考え方をもちつづけ，バーンアウトせず働いてこられていると感じている．連携するチーム内もしくは他からのスーパーバイズを受ける機会は定期的にあるほうが望ましい．

文献

1）Junichiro I. Initiative to build a community-based mental health system including assertive community treatment for people with severe mental illness in Japan. Am J Psychiatr Rehabil 2009；12：247-260.

2）青木　勉．特集 これからの精神科医療を考える─「地域でその人らしく暮らす」を実現するための政策・医療・財源を考察する．旭モデル─旭中央病院神経精神科・児童精神科における地域精神保健医療福祉．精神神経学雑誌 2015；117：538-543

3）向谷地生良，浦河べてるの家．安心して絶望できる人生．NHK 出版；2006．pp38-40.

4）特定非営利活動法人ほっとハート．制度外宿泊サービス─多目的宿泊所 しゅう．
https：//hot-test.jimdo.com/ 多目的宿泊所-しゅう /

5）Seikkula J, Arnkil TE. Dialogical Meetings in Social Networks. Karnac Books；2006／高木俊介，岡田愛（訳）．オープンダイアローグ．日本評論社；2016．pp59-61.

6）伊藤順一郎，下平美智代．ACT におけるオープンダイアローグ．精神療法 2017；43（3）：346-351.

7）ACT 全国ネットワーク．ACT 全国研修会．
http://assertivecommunitytreatment.jp/

2　地域包括ケアシステムにおける精神科医療の役割

窪田　彰
錦糸町クボタクリニック

1　はじめに

　高齢者支援の分野で広く使われてきた「地域包括ケア」という言葉が，2017年春頃から精神科地域ケアにおいても使われるようになった．それまで筆者は「多機能型精神科診療所」という表現を提唱し，外来医療における精神科地域ケアの連携機能を高めようとして，これを「精神科地域包括ケア」とも表現してきていた．一方で，2017年2月に厚生労働省が出した「これからの精神保健医療福祉のあり方に関する検討会報告書」のなかに「精神障害者にも対応した地域包括ケアシステム」の用語が登場している．そこで「地域包括ケア」の中身を明確にする必要が生まれてきた．

　筆者は，担当地域に責任を受け持ち重い課題をもつ患者を断らずに診る外来医療機関の制度の欠如が，日本における精神科医療の地域移行が遅れた大きな要因の一つだと考えてきた．主要先進国は地域精神保健センター（チーム）として地域ケアの責任体制を形成している．日本においても今後の方向として，この地域ケアの責任を多機能型精神科外来（診療所に限らず）が市町村から委託を受けることによって，「地域精神保健センター（仮）」として位置づけ，人口10万〜20万人に1か所つくることができれば，日本の精神科医療は地域型支援に大きな発展を生み出せると考えてきた．そこで今回は，精神科領域に新たに登場した「精神障害者にも対応した地域包括ケアシステム」と，多機能型精神科診療所との関係を再検討してみようというのが本論の目的である．

窪田　彰（くぼた・あきら）　　　　　略歴

1974年金沢大学医学部卒．同年東京医科歯科大学精神神経科研修医．1975年社会福祉法人海上寮療養所勤務．1979年東京都立墨東病院精神科救急病棟勤務．1986年クボタクリニック開業．1990年デイケア併設のクリニックへ新築移転．1997年錦糸町クボタクリニック開設．

著書として，『精神科デイケアの始め方・進め方』（金剛出版，2004），『これからの退院支援・地域移行』（共著，医学書院，2012），『多機能型精神科診療所による地域づくり』（編著，金剛出版，2016）などがある．

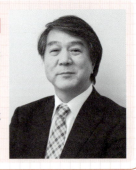

2 地域包括ケアシステムとは

　まず，先行する高齢者への支援活動について，厚労省は「地域包括ケアシステム」の整備を，2025年までの達成目標に掲げている．ここでいう地域包括ケアシステムの要点は，厚労省のホームページによれば「高齢者が『住み慣れた地域』で介護や医療，生活支援サポート及びサービスを受けられるよう市町村が中心となり，『住まい』，『医療』，『介護』，『生活支援・介護予防』を『包括的に』体制を整備していくという点である．これまでの国主導の高齢者福祉事業やサービスが，市町村主体で行われることにより高齢者が住み慣れた地で行政・民間企業・ボランティア団体がより自由に，自主的に地域づくりをしていくことが求められている」ということである．「市町村が中心」，「市町村主体」として，地域包括ケアシステムにおける市町村の役割を明示していることも特徴である．

　精神科領域でも，今後の地域ケアを考えたときに「病院中心から地域ケア中心へ」の方向が具現化されることが喫緊の果たすべき課題である．このためには，精神科医療機関と既存の障害福祉サービスおよび訪問看護・就労支援・住居支援・ヘルパー等の生活支援機能とがしっかり連携し，地域に住まう一人ひとりの患者に過不足のないケアが行き届くことで自立した生活を送れることが望ましい．

　しかし，現実はどうであろうか．東京都内をみると，1,000か所に近い精神保健医療福祉の地域支援事業所があるが，同じ地域にあってもそれぞれが別法人であり，当然であるが支援理念は異なっている．運営主体の組織形態も目的とするところも職員会議のありようや勤務体制も，すべて多様である．これは自由な良さがある一方で，近隣にある福祉法人の事業所に医療法人の職員が行ったこともないような遠い関係は珍しいことではない．この背景には，2006年に障害者自立支援法が施行され，その給付事業制度に基づき地域に複数の社会福祉法人・NPO法人・株式会社・医療法人等が運営する障害福祉サービス事業所が急速に増えた流れがあった．しかしこれらの事業所は互いに仲間であると同時にライバル関係でもあるために，必ずしも情報の流れ方が良いとはいえなかった．特に企業系の就労移行支援事業所や就労継続支援A型事業所が都市部を中心に急速に増えてきたが，これらの企業系の事業所の進出に対しては周囲の福祉系や医療系の事業所は，どのような距離をとってよいのか測りかねているのが実情である．

　このような現状への改革案として，厚労省の「精神障害者にも対応した地域包括ケアシステム」が提案されたともいえる．「地域包括ケアシステム」という用語は高齢者支援と共通しているが，ここでは，改めて精神障害者へのケアシステムを検討しようということのようである．この厚労省の新たな改革案が提示されたことを好機として，その理念がどのようにしたら実行可能なものとできるか，その方策を現場から積極的に提言していくことが，今われわれに課せられているのではないだろうか．

　高齢者支援においては2010年に各自治体から，主に事業委託を受けた「地域包括支援センター」が各地に配置され，2016年には全国で4,900か所を超えている．これ

は人口約3万人に1か所の比率である．この「地域包括支援センター」が介護サービスの情報の接点になり，地域のさまざまな支援機関が連携して高齢者を支援する形になり，ここが地域の関連機関に呼びかけて地域ケア会議を開催している．

これに対して精神保健医療福祉では，「地域包括支援センター」の役割はどのようになるのだろうか．地域にはすでに20年以上前に，全国に市町村からの委託を受けて「精神障害者地域生活支援センター」が生まれている．住民の精神保健相談の窓口になって一般相談・特定相談・地域移行支援事業・地域定着支援事業とともに「憩いの場」等の事業を実施してきている．しかしこの事業が今後の「精神障害者にも対応した地域包括ケアシステム」のなかでどうなっていくのかはまだ示されていない．

3　地域包括ケアと多機能型精神科診療所

地域ケアを推進し地域に根づいていこうとする精神科診療所のなかには，地域で暮らす患者のリハビリテーションの重要性を実感し，精神科デイケアや障害福祉サービス事業所等を運営する診療所が増えてきた．加えて訪問看護等のアウトリーチ活動を実施し包括的な地域支援を行っている診療所を，多機能型精神科診療所と呼んできた．

実際，精神科病院に長期入院している患者たちが街に帰って来られない理由の一つに，地域の精神科外来の支援機能の弱さがあった．精神科診療所は，医師1人に看護師と事務職員等の少人数のところは，患者の家を訪問するゆとりもない場合が多い．しかも昼間だけ診療している精神科診療所がほとんどで，夜間の対応は公的な精神科救急センターに頼るという診療所が多い．精神科病院の外来においても退院すると支援体制は急に軽くなり，2週間か4週間に1度の医師の外来診療だけになるところが多い．これでは少し病状が不安定になれば，また精神科病院に入院することになってしまう可能性が高い．入院ばかりに頼らない精神科地域ケアの実現のためには，もう少し高い支援機能をもった精神科外来の医療チームが必要なのである．それ抜きには，いまだに30万人近くの人々が精神科病院から退院できずにいる現状を変えることができない．

さらに筆者は，地域にできた多様な支援機関が水平連携を保って，当事者たちが自身の判断で通える場を選ぶのが望ましいと思ってきた．それには地域のさまざまな法人が運営する多様な支援拠点が，何とか互いに連携を取って当事者の役に立つような使われ方をしてほしいとの期待から「包括的精神科地域ケア」という言葉を用いたのである．「包括」とは，さまざまな機能を統合的に連携させることをいい，複数の法人のあいだの垣根を超えて連携するイメージである．

一方で，地域には力のある外来医療チームはいらないと主張する人々がいる．医療の地域ケアへの進出に対する警戒心から，地域の多様な支援機関が水平連携すれば，地域包括ケアが成立するという考え方がある．確かに精神科診療所が，受診意思のある比較的軽い患者層だけを支援するならば，今のままの軽装備の単機能型診療所スタイルで開業し，生活支援は福祉施設との水平連携による実践は可能であろう．しかし，

重い課題をもつ患者もそのスタイルで受け入れ可能なのだろうか.

　筆者はこの単機能型の精神科診療所が基本型としてありながらも,日本全体の約10％の精神科外来医療には,重い課題をもつ患者が地域で安心して暮らすことを支援できる多機能垂直統合（ワン・ストップ）型の精神科外来医療チームの実践が必要と考えている.この10％の実践があれば,全国に600〜700か所になり全体をカバーできるのである.

　この「垂直統合型」チームとは,長期間入院していたような,あるいは何回も入退院を繰り返さざるをえないような重い課題をもつ患者に対して,力のある多職種の職員がおのおのの持ち味を活かして機能している外来医療チームのことである.それはすなわち,われわれの住む地域で重い課題をもつ患者に対して,たらい回しにしない,責任をもって引き受ける,継続的支援を行う,いわゆる「ワン・ストップ・サービス」の支援体制が何よりも大切ということである.この場合の地域の医療チームは単に診察室の診療だけではなく,デイケア等の通所サービスや訪問看護・訪問診療やグループホーム等の複合的支援をいう.そのときに,それらのさまざまな機能も同一法人が運営して連携を保てば,職員のチームはスムーズに情報が共有され,少しの変化にも早期介入ができてタイミングのよいかかわりをすることが可能となる.それによって病状の悪化を未然に防ぐこともできる.重い患者にも対応可能な機能的なチームがそこに形成されるのである.

　イタリアもカナダもイギリスも地域精神保健センター（チーム）を中心に組織は垂直統合（ワン・ストップ）的に一つの事業体に統合されており,そのおかげでうまくチームが成り立っていた.日本のような事業体の個々バラバラな地域支援の現状とは異なっていたことが新鮮であり,医療か福祉かという区分けにこだわらないのも,欧米を見学した時の印象であった.欧米では,垂直統合型であるからこそ,チーム内で安心して自由闊達な議論ができており,上意下達のチームではなかった.いうならば治療共同体的で自由な雰囲気が満ちていた.

4 精神障害にも対応した地域包括ケアシステム

　さて,2017年の2月に厚労省が出した「これからの精神保健医療福祉に関するあり方検討会報告書」に,「精神障害者にも対応した地域包括ケアシステム」との言葉が登場した.この中味は,当時の厚労省精神保健課の鶴田真也課長補佐によると,「① 本人を中心とした多職種・多施設連携を推進するため,障害保健福祉圏域ごとの保健・医療・福祉関係者による協議の場を通じて,精神科医療機関,地域援助事業者,市町村などとの重層的な連携による支援体制を構築する」,「② 長期入院精神障害者のうち一定数は,地域の精神保健福祉体制の基盤を整備することによって,地域生活への移行が可能であることから,…目標を明確にし…基盤整備を推し進める」となっている.ここでいっていることは,圏域ごとに保健・医療・福祉関係者の協議の場をつくって重層的な連携による支援体制を構築するというものである.確かに,筆者も

　常々指摘してきた日本の精神科地域ケアの問題点は，地域支援事業所等の社会資源はすばらしく増えたが，法人ごとに個々別々で，支援における連携に乏しいということであった．その点を改善して地域包括ケアシステムを形成して支援し，2025年までに7.9万〜9.8万人を地域移行する数値目標を立てて精神科病床を減らしていこうというのは，方向性としてはすばらしい．筆者が主張してきた地域の関連事業所間に水平連携を確立しようという点も，時代の要請に応えるものである．

　一方でいくつかの問題点がある．介護保険の高齢者支援のように，すでに多くの実践があるところに水平連携をつくるだけならば，自治体を中心に「協議の場」をつくればよい．しかし，精神科病院に長期間入院をしている患者の社会復帰には，重い病状があっても街での医療と生活を支援できる地域医療チームの力がまずは必要である．繰り返すが，日本の精神科の地域ケアにおいては，福祉系の事業所は多くなったが，重い患者に対応できる地域の医療チームの力が乏しい現実がある．まずは，外来医療機関が外来診療だけでなく訪問看護やデイケア通所などの実施により，多職種で多機能な精神科地域医療拠点をつくりだすことが当面の課題である．

　この地域の医療機関の機能向上については，厚労省が提唱する地域包括ケアプログラムのなかでどのように構想しているのかはよくわからない．厚労省の鶴田前課長補佐の論文を見ると，医療機関は層別に「都道府県連携拠点機能」，「地域連携拠点機能」，「地域精神科医療提供機能」の3つに明確化する方向が示されており，そのなかでは「地域連携拠点機能」の医療機関が，筆者のいう「地域精神保健センター（仮）」に近いものを示していると推測できる．しかし，この例示には「病院」のみが想定されており，「診療所」が想定されていない点に疑念が残った．これでは病院中心の体制は変わらず，地域包括ケアの否定になるのではないだろうかと考え，この点を鶴田前課長補佐に確認してみたところ，「地域連携拠点機能」は診療所にも受けもてるように当初から考えていたが，印刷時にその部分の2重丸が資料から落ちてしまっており，ミスプリントであったとのことであり，その後修正されることになった．

　また，この地域包括ケアシステムにおいては「精神保健福祉圏域を単位に考える」とあるが，実際には筆者の診療所のある圏域は，東京都の墨田区・江東区・江戸川区が対象であり，人口140万人という膨大な人口を背負っている．この巨大な人数で，自治体が実施する地域包括ケアシステムの「協議の場」がどのように可能なのだろうか．ただ，区市町村でも「協議の場」をもつ，とあるのでこちらが現場では役立つのかもしれない．

　一方，精神科地域ケアにおいては人口10万〜20万人に1か所程度の多機能型の医療機関に，市町村から地域精神保健センター（仮）を委託する必要があると筆者は考えてきた．この「精神障害者にも対応した地域包括ケアシステム」における「地域連携拠点機能」の医療機関は，対象人口をどの程度に考えているのだろうか．この医療機関を多機能型精神科診療所等に想定して，各市町村から委託を受け地域精神保健センター（仮）を実現し，多職種・多機能連携を実現するのであれば適切な規模である．しかし，厚労省の「精神障害にも対応した地域包括ケアシステム」は，圏域ごとの自

治体による「協議の場」連携システムを計画したものであり，その中心的役割には医療機関は想定されていないようにも受け取れる．だとするならば「精神障害に対応した地域包括ケアシステム」において，医療機関がどのような役割を負うのかについては，今後の重要な検討課題であると思われる．

5 おわりに

　以上，厚労省のいう「精神障害に対応した地域包括ケアシステム」において外来精神科医療はどのような役割を果たせるかについて検討した．地域包括ケアシステムは，3障害合同であるため，精神科医療の独自の役割はよくみえてこないが，これまで，個々別々であった医療機関とともに，地域支援事業所同士の連携の輪が形成されてくることは期待できる．しかし，他障害とは違い疾病性の課題が強い精神障害者については，医療機関の役割を明確にする必要があると思える．また精神保健福祉圏域はあまりに広いため「協議の場」ではどのようにして機能的な連携が形成できるのか疑問が残る．また，「地域連携拠点機能」の医療機関は，例示にある病院だけではなく精神科診療所もその役割を担うべきであると考えている．ここにこそ「病院中心から地域ケア中心へ」を具現化する必要がある．

　現状は，大きな青写真を描いたところであるが，まだまだ具体像はみえてきていない．医療と福祉との連携の鍵もみえていない．厚労省と討議を深めていきたいところである．

参考文献

- 鶴田真也.「精神障害者にも対応した地域包括ケアシステム」の構築に向けて. 保健師ジャーナル 2017；73（8）：634-638.
- 窪田　彰. 多機能型精神科診療所による地域づくり―チームアプローチによる包括的ケアシステム. 金剛出版；2016.
- 窪田　彰. 多機能型精神科診療所の発展から（仮）地域精神保健センターへ. 特集：多機能型精神科診療所を考える. 精神医療 2017；87：28-36.
- 厚生労働省. これからの精神保健医療福祉のあり方に関する検討会報告書. 2017.

エッセイ

アウトリーチの未来像
──ソーシャルワーカーの視点から

福山和女
ルーテル学院大学名誉教授

1. はじめに

　1970 年代から欧米では，ソーシャルワーク領域において，困窮，障害，疾病等の問題を抱えた人たちへのアウトリーチプロジェクトが展開されてきた．日本においてもアウトリーチの考えが導入され，地域福祉や精神科医療だけでなく，援助を必要とする人々に手を差し伸べるという意味で，人々のところに出向いていくことが重要な支援であるとされた．しかし，これには，多くの課題が存在する．本項では，ソーシャルワーク史でのアウトリーチの考え方の出現，その考え方は継承されてきたのか，そのアウトリーチの方法の変遷について先行研究からたどり，今後のありよう，すなわち未来像について考えたい．

2. ソーシャルワーク史におけるアウトリーチの出現

　ソーシャルワーク史[1] を参照すると，アメリカの社会福祉領域において対人援助が展開された 1800 年代に，アウトリーチの考え方の痕跡がある．当時，1812 年戦争（米英戦争），1819 年の経済恐慌により，貧困者が増え，救済の対象者が急激に増えた．救貧法による**院外救助**がなされ，いわゆる地区に出向き，流浪している人々にアプローチした．貧民へのアウトリーチの責任が，国ではなく郡や町，その人々が生活する教区に課せられていた．地区の貧民を惰民として分類し，対象別救助方法を定め，厳しく対

福山和女（ふくやま・かずめ）　　　　　　　　　　　　　　　　　略歴

1943 年京都市生まれ．1970 年同志社大学大学院修了．1977 年 University of California, Berkeley（Master of Public Health）．1998 年 Catholic University of America（Doctor of Social Work）．1964 年葵橋ファミリークリニック勤務．1992 年ルーテル学院大学教授・大学院研究科長・包括的臨床死生学研究所長を経て，2016 年から同大学名誉教授 / 包括的臨床コンサルテーションセンター長・日本福祉大学スーパービジョン研究センター顧問を務める．
編著『ソーシャルワークのスーパービジョン』（ミネルヴァ書房，2005），監修『スーパービジョンインソーシャルワーク』（中央法規出版，2016）.

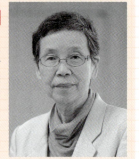

処した．しかし，このアウトリーチ策はそれほど効果を発揮しなかった．

それは，移民の流入で人口が急増し，対処が難しくなったためである．そのため，惰民排除の策を講じ，貧民の訓練強化のために，作業所，労役所，刑務所など関係機関が連携し，効果を上げることが条件とされ，**院内救助**の導入が提案された．特に，「浮浪者」への救済は，郡責任であり，その人たちが疾病や障害を負ったときには，その郡で救助することとした．院内救助施設の設置も当該地区の負担とされたが，その院内救助の現状は貧弱で非常に劣悪なものであったとされている．

1900年代に入り，ますます貧民が増加し，慈善組織協会が立ち上がり，**ボランティアを貧困者の家庭訪問へと派遣した**．地区委員会により選定された家族が対象であった．これは，いわゆるアウトリーチを活用した対策であった．これらの友愛訪問員は，物的支援よりは，非審判的態度により，人格に影響を及ぼし，一般の生活状態を改善することを目的としていた．働く意欲のある者にはすべて仕事を見つけて援助した．

日本においても，1890年頃に経済恐慌が発生し，窮民救助法案が提出された．救助の第一責任者を市町村とし，救助内容は住宅，衣食，医療，埋葬などとした．可働労働者は労役に従事させ，児童には職業を教え，職業に就いた後は，償還を義務とした．その後，恤救規則が規定され，方面委員制度が制定され，地区の救済に力を入れたのである．

このように，ソーシャルワーク史には，欧米でもわが国でも，地域を基盤とした支援施策としてアウトリーチ型の援助が展開されていたことが理解できる．しかし，ある意味では，その効果を出せず，施設内援助を展開せざるをえなかったことも事実である．

3. Community Mental Health におけるアウトリーチプロジェクトの出現

次に，100年もの時間経過後のアウトリーチプロジェクトに焦点を当て，キャプラン（Caplan G）の『予防精神医学』から支援対応について考察したい．『予防精神医学』では，「精神病者などの予防，治療，社会復帰は地域の責任と見なされるべき」と強調された[2]．

それまで，州政府，地方政府が，精神病者等の保護手段を提供するのに大きな役割を果たしてきたが，精神病者の施設化が問題とされ，医療費削減策として Community Mental Health が打ち出され，長期入院を地域復帰へと方向転換させた．1955年に精神衛生研究法令で，議会では精神病，精神健康に関する合同委員会が設置され，精神病に関する人的，経済的問題および精神病者の診断治療，保護，社会復帰において利用される諸資源，方法，実施などについての全国的分析と再評価を実行するよう総合的，現実的勧告が出された．これは，精神病の発生，持続を著しく減少させ，患者の家族のひどい情緒的，金銭的負担を，また，州，国の経済的消耗を軽減することが見込まれ，予防計画の発展を志向していたといえる．

特に，第三次予防に該当するアウトリーチプログラムが取り入れられ，精神障害の残遺症によって地域に生じる社会的欠損の程度を軽減する手段として活用された．精神病

者の社会復帰に関しては，理論的にも実際的にも多くの進歩があった．個々の患者にだけ焦点を当てて来たのに対して，地域志向の考えを導入する第三次予防[2]では，現在病気ではない地域住民が精神病者となる危険率を引き下げることを目的とし，精神健康を促進することであった．第三次予防が第一次予防を包括することは，ときには第二次，第三次予防の領域での精神医学的努力の展開力を減じることになるが，他の地域の関係者との協働によって，一般健康，福祉，教育，都市再開発運動における地域計画などが改善され，住民の精神障害の罹患率が下がるだけでなく，他の人々の努力を精神医学的計画の増強に向かわせることになるので，精神障害者のケア，社会復帰が改善されることにつながる[2,3]と，アウトリーチの効果が示された．

4．自立支援を目指すアウトリーチでは，どんな支援ができるとしているのか

　アウトリーチ事業の代表的なものとして，2003年（平成15年），厚生労働省は「精神保健福祉の改革に向けた今後の対策の方向」（精神保健福祉対策本部中間報告）を発表し，地域ケアの充実のために，地域医療および各種生活支援を含めたアウトリーチプログラム，ACT（Assertive Community Treatment；包括型地域生活支援プログラム）を導入した．精神障害の人たちが地域生活を維持するためには，医療と日常生活の支援との両方を活用することが必要である．寄り添う医療と生活支援を両立させるためには，精神科医療でのアウトリーチ活動で診療報酬制度として位置づけられている精神科医・保健師・看護師等の保健医療スタッフと，精神保健福祉士等の福祉スタッフとが，「多職種チーム」として，それぞれの技術および価値観から多面的な視野のもとに協働して支援を行うことがきわめて有効である[4]とされた．しかし，アウトリーチの対象となる人たちは接近困難な人たちとみなされた．彼らには支援のネットワークによる保護に抵抗を示す傾向がみられ，支援者は想定していた効果を上げることができなかった．

　2011年度（平成23年度）にアウトリーチ推進事業が開始され，同じ対象者にアウトリーチケアを提供しても，職種によってかかわる切り口は異なるとされ，多様な立場から，当事者の強さ，弱さ，家族システムをすり合わせ，当事者や家族への支援が統合的・包括的に展開すべきとした方針が出された．アウトリーチ推進事業の目的は，受療中断者や自らの意思では受診が困難な精神障害者には，日常生活を送るうえで，生活に支障や危機的状況が生じないためのきめ細やかな訪問（アウトリーチ）や相談対応を行うことであった．その特徴は，①医療や福祉サービスにつながっていない（中断している）段階からアウトリーチを実施する，②精神科病院などに多職種チーム（他業務との兼務可）を設置し，対象者およびその家族に対し支援する，③アウトリーチチームの支援により，診療報酬による支援（訪問看護など）や自立支援給付のサービスへつなげ，在宅生活の継続や症状安定を図ることであった．

5．社会福祉領域におけるアウトリーチプロジェクトの課題

　一方，社会問題としての貧困と取り組むための施策として，2015年（平成27年）「生

活困窮者自立支援制度」が制定され，経済的に困窮し，最低限度の生活を維持することができなくなるおそれのある人に対して，個々の状況に応じた支援を行い，自立の促進を図ることを目的とした．特に，生活困窮者に就労支援のサービスを活用してもらい，自立した生活ができるように援助するが，この支援は，相談窓口の支援員1人あたり月間100人以上もの対象者を担当し，一定の期間内に就労支援などの支援計画を立て，サービス活用を促すことが求められている．これは，アウトリーチ型のアプローチであるが，実際には行政の相談窓口にやってきた人々を対象にしたものである．しかし，彼らは自らの自立した生活を意欲的に望んでいる人ばかりではない．また，過去の経験から権威や公的サービスに対して不信感を抱いていることが多いのも事実である．

6. アウトリーチ型アプローチにおける困難性

　「生活困窮者自立支援法」では，支援員の要件に専門家としての資格を問うていない．これは，ソーシャルワーク史上，地域でのアウトリーチ型支援では，ボランティアが実践活動をしていたことと共通する．現場での支援において，社会福祉士や精神保健福祉士という国家資格保有者だけでなく，実際には福祉領域での仕事にあまりかかわりのなかった人たちが担当しているのが現実である．特に，その支援の対象者や家族は，生活困窮だけでなく，環境から社会的，心理的，精神的にさまざまな影響を受けて疾病，依存症，精神障害，独居，高齢など多様な問題を抱えている．支援実践は，専門的知識をもたない者にとってはたいへん難しいことが明らかであるにもかかわらず，支援員がノンプロフェッショナルであることから，アウトリーチ効果がなかなか出せないという現実に直面することになると考える．そのために支援員自身が燃えつきている事象がある．結果的には，支援員の人材不足が喫緊の課題となっている．

　問題を抱えて支援を求める人は，以前であれば，相談所に来所することが前提であり，限られた人数であり，自分の足で，援助サービスを受けたいという意思をもち，自らの問題にボランタリーに取り組む姿勢をもっていた．ところが，アウトリーチ型アプローチでは，専門職や専門機関が，地域で生活する潜在化・顕在化した問題に遭遇している人たちを対象に，地域という場での日常生活を営む場に出向き，早期発見，早期対応を目的に，相談に応じるという形で支援の手を差し伸べることになる．その潜在的対象者は無限に存在し，しかもインボランタリーな態度，すなわち，受け身であり，提供されるものに対して拒否ないしは無関心な態度をとり，いわゆる接近困難という特性をもつ．容易に相談に応じることがなく，莫大なエネルギーと忍耐力を投じるが，悪化防止や再発防止という支援効果を出すことができず，結局は施設内援助の展開が必要となることもある．

7. おわりに―アウトリーチの歩む道

　アウトリーチサービスは，地域で人々の生活を支え，リカバリーの概念を適用し，クライエントは自分で進む方向性を決定し，支援者とリカバリーの過程を共に歩むことで

あり，それには支援者に適確なコンピテンシー（専門的能力・資質）が求められる．また，地域の多様な社会資源やサービス提供には多職種チームアプローチが適しており，職種間の合意形成が不可欠であり，協働体制の構築により予防機能を発揮することができる．

　アウトリーチの未来像は，他者の尊厳を保持する姿勢で実践することが求められ，決して侵害やコントロールという強制的なものではない．むしろ，人々の取り組みは，ストレングスとレジリエンスによってさらに強化されうると考える．医療・保健・福祉の領域で，多職種協働体制のもと，地域のソーシャルサポートの統合的・包括的展開を通してマクロ予防効果の最適化をめざすのが，アウトリーチの新しい概念規定であると考える．

文献

1）福山和女．社会援助活動の歴史と意義（1997）．新・社会福祉学習双書 11 巻 社会福祉援助技術総論．全国社会福祉協議会；1998．pp14-44．
2）Caplan G. Principles of Preventive Psychiatry, 4th edition. Basic Books；1964／新福尚武（監訳）．予防精神医学．朝倉書店；1970．
3）桑原治夫．地域精神衛生活動を進めよう．地域保健研究会；1981．
4）萱間真実．アウトリーチサービスとは．作業療法ジャーナル 2012；46（11）：1372-1375．

地域包括ケアに向けて
精神科診療所が果たすべき役割

今村　聡

今村医院，日本医師会副会長

1. はじめに

　わが国は，すでに「超高齢社会」を迎えているといえる．各地で人口変動が起こり，都会での高齢化も進展している．

　このような状況下で医療のありようも変わっていくであろう．ICUなど高度急性期のニーズに比して，回復期，在宅等のニーズは高まると想像される．疾病の重症化予防，介護予防，健康増進も重要となるであろう．したがって，医療と介護が一体的に提供される体制をつくり，医療機能の分化・連携と地域包括ケアシステムを進めていかなければならない．

　地域包括ケアシステムとは，地域の実情に応じて，住民が可能な限り住み慣れた地域で，その有する能力に応じ，自立した日常生活を営むことができるよう，医療，介護，介護予防，住まいおよび自立した日常生活の支援が包括的に確保される体制である．都道府県が策定する「地域医療構想」による病床機能分化とともに，地域保健，医療，福祉における今後の施策の二本柱である．その実現のためには，かかりつけ医を中心とした地域の体制づくりこそが不可欠である．

　2012年（平成24年）の65歳以上の高齢者の認知症患者数は462万人であるが，2025年（平成37年）には700万人に増加すると見込まれている（平成28年版高齢社会白書；内閣府）．

今村　聡（いまむら・さとし）　　　　　　　　　　　　　　　　略歴

1951年大阪府生まれ．
1977年秋田大学医学部卒．同年三井記念病院．
1979年神奈川県立こども医療センター．
1983年浜松医科大学助手．
1988年静岡県立総合病院医長．
1989年浜松医科大学講師を経て，1991年より今村医院を開設．
板橋区医師会理事・副会長・監事，東京都医師会理事，日本医師会常任理事を歴任．
2012年から日本医師会副会長を務める．
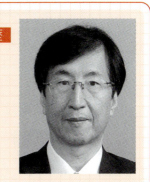

　高齢者のみならず，精神障害を含めた障害者，そして認知症患者が住み慣れた地域で暮らしていくためには，精神科診療所の果たすべき役割はますます重要になると思われる．

2．かかりつけ医

　国民に「かかりつけ医」をもってもらうことを提唱したのは，1992年（平成4年）に日本医師会長に就任した村瀬敏郎元会長であった．当時，耳慣れない言葉であった「かかりつけ医」は，今や国民のあいだに浸透したといえる．

　2013年（平成25年）8月8日に取りまとめられた日本医師会・四病院団体協議会（日本病院会，全日本病院協会，日本医療法人協会，日本精神科病院協会）の「医療提供体制のあり方」では，「かかりつけ医」を以下のように定義している．

　なんでも相談できる上，最新の医療情報を熟知して，必要な時には専門医，専門医療機関を紹介でき，身近で頼りになる地域医療，保健，福祉を担う総合的な能力を有する医師．

　日本医師会ではかかりつけ医に求められる機能を，① 患者中心の医療の実践，② 継続性を重視した医療の実践，③ チーム医療・多職種連携の実践，④ 社会的な保健・医療・介護・福祉活動の実践，⑤ 地域の特性に応じた医療の実践，⑥ 在宅医療の実践，と位置づけ，この機能を果たすべき能力を維持，向上するための「日医かかりつけ医機能研修制度」を2016年（平成28年）4月1日から実施している．その内容は，図1，

かかりつけ医は，就業形態や診療科を問わず，「医療的機能」および「社会的機能」の両方を有する

医療的機能

　日常行う診療においては，患者の生活背景を把握し，自己の専門性に基づき，医療の継続性を重視した適切な診療を行い，自己の範疇を超えるさまざまな診療科にわたる広い分野において，地域における連携を駆使して，的確な医療機関への紹介（病診連携・診診連携）を行い，患者にとって最良の解決策を提供する

　自らの守備範囲を医師側の都合で規定せず，患者のもちかける保健，医療，福祉の諸問題に，何でも相談できる医師として全人的視点から対応する

社会的機能

　日常行う診療のほかには，地域住民との信頼関係を構築し，健康相談，健診・癌検診，母子保健，学校保健，産業保健，地域保健等の地域における医療をとりまく社会的活動，行政活動に積極的に参加するとともに保健・介護・福祉関係者との連携を行う

　また，地域の高齢者が少しでも長く地域で生活できるよう在宅医療に理解を示す

図 1　かかりつけ医の機能

【目的】
　今後のさらなる少子高齢社会を見据え，地域住民から信頼される「かかりつけ医機能」のあるべき姿を評価し，その能力を維持・向上するための研修を実施する

【実施主体】
　本研修制度の実施を希望する都道府県医師会

平成28年4月1日から実施

【かかりつけ医機能】
1．患者中心の医療の実践
2．継続性を重視した医療の実践
3．チーム医療，多職種連携の実践
4．社会的な保健・医療・介護・福祉活動の実践
5．地域の特性に応じた医療の実践
6．在宅医療の実践

【研修内容】

基本研修	応用研修	実地研修
日医生涯教育認定証の取得	日本医師会が行う中央研修，関連する他の研修会，および一定の要件を満たした都道府県医師会ならびに郡市区医師会が主催する研修等の受講	社会的な保健・医療・介護・福祉活動，在宅医療，地域連携活動等の実践
日本医師会生涯教育講座の3年間の単位数とカリキュラムコード数の合計で60以上を取得	規定の座学研修を10単位以上取得	規定の活動を2つ以上実施（10単位以上取得）

3年間で上記要件を満たした場合，都道府県医師会より修了証書または認定証の発行（有効期間3年）．

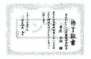

図 2　日医かかりつけ医機能研修制度

2に示す通りである．2016年度（平成28年度）における受講者人数は9,391人（複数回受講含む）である．
　一方で，日本医師会では，かかりつけ医の研鑽のために『自殺予防マニュアル』(2004年〈平成16年〉2月)，『糖尿病治療のエッセンス』(2005年〈平成17年〉3月)等を作成して全会員に配布した．直近では，わが国では認知症対策が喫緊の大きな課題であることをふまえて，『かかりつけ医のための認知症マニュアル』を作成した（図3）．認知症は，精神科医療にとってかかわりの深いものである．
　認知症対策については，認知症の人の理解を深めるための「啓発戦略に関する提言」

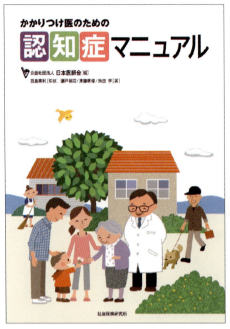

専門医でないかかりつけ医が，日常診療において患者さんの
変化に気づくことで早期対応する際のポイントや，認知症の
患者・家族等からの相談等に対応する際の参考とすべき点等
をまとめたマニュアル.
日本医師会（編），西島英利（監），瀬戸裕司，遠藤英俊，池
田　学（著）／2015 年（平成 27 年）3 月 31 日発行

（平成 26 年度　厚生労働省老人保健健康増進等事業「認知症の人の理解を深めるための
啓発戦略の開発に関する調査研究事業」）において以下のように記されている.

① 認知症の人や家族が接触する機会が多い医療機関における情報提供において，症状
　や服薬などの医療管理についてだけでなく，認知症に関するポジティブなものを増
　やしていくよう呼びかける.

② 医師会・歯科医師会などが主体となり，働く医師・歯科医師の認知症に対する肯定
　的な理解を促す．具体的には，認知症の人の暮らしや生活を理解するような研修の
　開催などが考えられる.

③ 一人ひとりの小さな変化に気づくことができるかかりつけ医・かかりつけ歯科医師
　が，認知症についての正しい理解をもって，早期からの適切な情報提供と対応を行
　えるよう働きかける.

3. 精神科地域包括ケア

　　住民が地域の一員として安心して自分らしい暮らしができるようにするための地域包
括ケアシステムの構築は，「地域における医療及び介護の総合的な確保を推進するため
の関係法律の整備等に関する法律」（2014 年〈平成 26 年〉6 月成立）等に基づいて実
施されている（図 4）.

　　精神障害にも対応した地域包括ケアシステムの構築推進事業の実施については，厚生
労働省社会・援護局障害保健福祉部長通知「精神障害にも対応した地域包括ケアシステ
ムの構築推進事業の実施について」が 2017 年（平成 29 年）4 月 18 日に発出され，

エッセイ●地域包括ケアに向けて精神科診療所が果たすべき役割

```
（地域包括ケアシステム関係）

地域包括ケアシステムの確立のため、「地域における医療及び介護の総合的
な確保の促進に関する法律」（既存の法律を改題）、「医療法」、「介護保険
法」など関連法を一括して改正し、医療と介護の総合的な確保を推進する
ための法律（2014年6月成立）
```

ほかに，高齢者の医療の確保に関する法律（保険者協議会の法制化），看護師等の人材確保の促進に関する法律（ナースセンター）など

地域における医療及び介護の総合的な確保の促進に関する法律
- 地域包括ケアシステムの定義づけ
- 国，都道府県，市町村単位で，医療と介護の総合的な確保（国の基本方針，都道府県・市町村の計画）
- 新たな財政支援制度（基金）の創設

医療法
- 医療計画の期間を，介護保険事業支援計画に合わせる（5年→6年，在宅医療は3年ごとに見直し）
- 在宅医療を5疾病5事業と同列に位置づけ
- 病床機能報告制度と地域医療構想（ビジョン）を導入

介護保険法
- 地域ケア会議の法制化
- 地域包括支援センターの機能強化（認知症対策）
- 介護予防・日常生活支援総合事業の拡大

図 4 地域における医療及び介護の総合的な確保を推進するための関係法律の整備等に関する法律

精神障害者に対しても地域包括ケアシステムが構築されることになった．

実施要綱では，精神疾患はすべての人にとって身近な病気であり，精神障害の有無や程度にかかわらず，誰もが安心して自分らしく暮らすことができるような地域づくりを進める必要があることを指摘し，精神障害者が地域の一員として安心して自分らしい暮らしをすることができるよう「精神障害にも対応した地域包括ケアシステム」の構築を進めるとしている．実施主体は，都道府県または指定都市として，以下の事業内容を掲げている．

① 保健・医療・福祉関係者による協議の場の設置
② 精神障害者の住まいの確保支援に係る事業
③ ピアサポートの活用に係る事業
④ 入院中の精神障害者の地域移行に係る事業
⑤ 包括ケアシステムの構築状況の評価に係る事業
⑥ 精神障害者の地域移行関係職員に対する研修に係る事業
⑦ 措置入院者及び緊急措置入院者の退院後の医療等の継続支援に係る事業
⑧ 精神障害者の家族支援に係る事業
⑨ その他

4．精神科診療所の役割

　精神科診療所医師は，かかりつけ医という側面と専門医という側面をもっている．したがって，認知症対応を含めた精神科地域包括ケアの推進に積極的にかかわっていく必要がある．

　日本医師会精神保健委員会答申（2016年5月）では，アウトリーチを特に取り上げ，長期入院からの退院患者などに対する多職種連携を提案している．具体的には，精神科診療所は地域に暮らす精神障害者の身近にあって，よりよい社会生活を送るための最前線にあることを指摘し，精神科診療所の外来機能を充実させることが，長期入院精神障害者の地域移行の受け皿としての役割を果たしていくことにつながるとしている．

　また，精神障害者のなかには，さまざまな生活上の困難を抱えながら，単に医師-患者関係だけでは症状やQOL（quality of life）の改善が見込めない人たちが存在していることを指摘し，精神科診療所では，院内・院外を問わず積極的に他の支援者と連携していくこと，また，さまざまな社会資源と結びつけて，精神障害者のもっている力を最大限発揮できるようにQOLを高めていくこと，そのようなケアマネジメントの手法を身につけるべきとしている．そのためには，①関係づくりを重視すること，②精神障害者主体を心がけること，③医療・福祉・保健のつながりを認識すること，④家族支援を視野に入れること，⑤危機に適切な介入ができること，⑥チーム医療を推し進めること，⑦連携についてさまざまな工夫（普段から顔の見えるネットワークの形成）の必要性を指摘している．

　先述の通り，増加する認知症患者が住み慣れた地域で暮らしていくためにも，精神科診療所の果たすべき役割はきわめて大きいであろう．

5．おわりに

　高齢者，精神障害をもった人など，すべての人が住み慣れた地域で，健康で安心して暮らすことができる社会を実現していかなければならない．

　精神科地域包括ケアの仕組みづくり（実施主体）は行政の仕事だが，多職種連携のリーダーシップは，精神障害者の健康状態，家庭環境等を熟知しているかかりつけ医である精神科診療所医師の役割である．

　地域包括ケアの構築はまさに「まちづくり」でもあり，地域に密着した精神科診療所医師が，かかりつけ医として，この一翼を担っていくことを期待したい．

VI

依存と嗜癖—現状とこれからの展開

1 人はなぜ依存症になるのか

松本俊彦
国立精神・神経医療研究センター
精神保健研究所薬物依存研究部

1 はじめに

最初に1つの質問から始めてみよう.

人はなぜ依存症になるのか?

よくある回答は次のようなものだ.

「それは,依存症になった人が,ハイになれるモノなら手当たり次第に何でも手を出す,節操のない,だらしない性格の持ち主だからです.」

しかし,本当にそうなのか? 薬物依存症者の多くは,薬物と出会った当初こそいろいろな種類の薬物—覚せい剤や大麻,MDMA,LSD,危険ドラッグ,そしてアルコール—を試しますが,その後,長期にわたってたくさんの物質をまんべんなく使い続ける人は案外少ない.たいていは,さまざまな物質の遍歴を重ねた後,最終的にはいずれか1つか2つの種類の「自分好みの物質」に落ち着く.つまり,依存症者は,決して「手当たり次第」に物質を摂取しているのではなく,自分なりの基準に基づいて主体的に何らかの物質を選択しているものなのだ.

では,次の回答はどうだろうか?

「依存症の原因は,性格や意志の弱さなんかじゃありません.あくまでも依存性物質—脳に強烈な快感をもたらし,その快感が脳に刻印付けされて,脳を支配してしまう物質—に手を出したこと自体にあります.」

松本俊彦（まつもと・としひこ）　　　　　　　　　　略歴

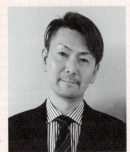

1967年神奈川県生まれ.1993年佐賀医科大学卒業後,神奈川県立精神医療センター医師,横浜市立大学医学部附属病院精神科助手などを経て,2004年に国立精神・神経センター（現,国立精神・神経医療研究センター）精神保健研究所 司法精神医学研究部専門医療・社会復帰研究室長に就任.以後,同研究所 自殺予防総合対策センター自殺実態分析室長,同副センター長を歴任し,2015年より国立研究開発法人国立精神・神経医療研究センター精神保健研究所薬物依存研究部部長.

主著として,『薬物依存とアディクション精神医学』（金剛出版,2012）,『よくわかるSMARPP—あなたにもできる薬物依存者支援』（金剛出版,2016）,『薬物依存臨床の焦点』（金剛出版,2016）など.

この回答は前のものに比べれば一歩前進だが，それでもまだ問題がある．確かに，たとえどんな性格であろうと，あるいは，どれだけ深刻なトラウマを抱えていようとも，依存性物質を一度も使ったことがない人が依存症になることは，まずありえない．しかしその一方で，依存性物質を使った人がすべからく依存症に罹患するわけではないのも事実だ．たとえば，成人であれば世の中の大半の人は，多少ともアルコール飲料を口にしたことがあるが，そのなかでアルコール依存症を発症するのはほんの一部の人にすぎない．外科手術を受けた患者の大半は，術後の鎮痛目的で麻薬を投与されるが，それによって依存症を発症する人はきわめてまれだ．

意外に思うかもしれないが，覚せい剤のような依存性の強い薬物でさえそうなのだ．実際，「覚せい剤を勧められて使ったことがあるが，かえって気分が悪くなって自分には合わなかった．結局，それ以降，まったく使っていないし，使いたいとも思いません」という話は，時々，覚せい剤とは異なる別の薬物を乱用する患者から聞かされる．興味深いのは，物質依存症者がさまざまな物質遍歴の末にたどり着く物質が，必ずしもそれまで経験したなかで「最もハードな（＝強い快感と依存性をもつ）」ものとは限らないことだ．実際，「覚せい剤よりもアルコール（あるいは，大麻）が好き」と語る者は珍しくない．要するに，依存症の原因を物質の薬理学的な依存性だけに帰する考え方にも無理があるといえるだろう．

そもそも，われわれ人間はきわめて飽きっぽい動物である．いかなる快感や刺激に対しても呆れるほどすぐに慣れ，倦んでしまいやすい．それが人間の特徴といってもよいほどだ．だからこそ，人気絶頂であったお笑い芸人の大半は，連日テレビに登場して同じネタを繰り返すうちにあっという間に飽きられ，「一発屋」として消えていくのだ．

それにもかかわらず，なぜ一部の人だけがいつまでも倦むことなくある同じ物質を繰り返し使い続けるのか？つまり，なぜ一部の人だけが依存症になるのか？

2 苦痛を緩和するための依存症

人が依存症になる原因が，個人の資質でもなく，物質自体がもつ薬理学的な依存性でもないとしたら，いったい何が原因なのだろうか？

現時点において依存症専門医の多くから最も支持されている回答は，おそらく個人の資質と物質の作用との関係性に注目した理論だ．それは，1980年代半ばにカンツィアン（Khantzian EJ）らによって提唱された「自己治療仮説」である[1]．この理論は，依存症の本質を「快感の追求」ではなく「苦痛の減少・緩和」—行動分析学の用語を使えば，「正の強化」ではなく「負の強化」—ととらえる考え方であり，前提として，「物質依存症者は，物質を使用する以前から何らかの苦痛を抱えている」ことを想定している．

苦痛が物質使用を促進する可能性を示す研究は多数存在する．たとえば，思春期時代に自尊心が低かったり，抑うつ気分を抱えていたりすることは，後年，アルコール

やニコチンへの依存を予測する危険因子であることがわかっている[2]．幼少期や思春期においてつらい感情を引き起こされる体験に遭遇する，あるいは，家族や友人との関係にトラブルを抱えたり，孤立したりする経験は，その人が大人になったときにマリファナのヘビーユーザーになる危険を高める[3,4]．また，ストレスの多い職場で長年働いていた人は，定年退職後，飲酒量が増加しやすいことを指摘した研究もある[5]．

　同様のことは動物実験でも確認されている．たとえばラットに対してモルヒネを投与して依存症にさせる実験では，檻のなかに隔離されたラットは，より自然な環境のなかで飼育されたラットに比べ，モルヒネ入りの水を大量に消費するという[6]．また，サルに対するコカイン投与実験では，支配的で威圧的なサルよりも，いつも屈従を強いられているおとなしいサルのほうが，大量のコカイン入りのエサを消費することが確認されている[7]．これらの実験結果は，動物においても，困難な環境のなかで苦痛を味わう体験が物質使用を促進することを示すものといえるだろう．

　カンツィアンら[1]は，自尊心・自己評価の低さ，社交場面での緊張，将来の不安，人間関係のトラブルが引き起こす苦悩など，さまざまな苦悩が物質使用を促進する可能性があると述べている．また，罹患する精神障害がもたらす苦痛もまた，依存性物質の使用を促進することがわかっている．たとえば，物質依存症患者の3～7割は，依存症以外に他の精神障害にも罹患しているが，そのような患者の大半は，物質依存症を発症する以前から精神障害を発症している[8]．このことは，罹患している精神障害がもたらす苦痛が，その後の物質使用に影響を与えている可能性を示唆する．

3　心理的苦痛と物質との関係

　自己治療仮説が興味深いのは，心理的苦痛の性質と物質の作用との関係に言及している点だ．カンツィアンら[1]によれば，たとえば激しい怒りを鎮めるにはヘロインやモルヒネのような麻薬や大量のアルコールといった強力なダウナー系の作用が適しており，一方，気分が沈んで元気が出ない，何もやる気がしない，疲れやすいといった状態には，覚せい剤やコカインといった強力なアッパー系の作用が，少なくとも一時的には有効だという．また，対人場面での緊張や不安に悩む人の場合，日中に服用する睡眠薬や大麻，あるいは，少量～中等量のアルコール飲料が社交の助けになる．

　要するに，人がある物質に惚れ込む背景には，需要（自分が抱える心理的苦痛）と供給（物質の作用）の組み合わせが大きく影響するのだ．そして，需要と供給がうまくマッチしたとき，その物質はある人にとっての「魔法の薬」として体験され，その効能が脳に刻印される．

　人によっては，罹患する精神障害の症状がそうした「需要」を作り出している場合もあろう．実際，アルコール依存症患者のなかには，うつ病や心的外傷後ストレス障害の症状として現れる激しい焦燥感や怒りの感情，不眠に対して，大量のアルコールを用いるなかで依存症に罹患してしまったという人が，一定の割合で存在する．また，覚せい剤依存症患者のなかには，その薬理作用を期待して，うつ病が引き起こす意欲

低下に対処したり，摂食障害がもたらす過食衝動を抑えたりしてきた人がいる．

　それから，これは少年院に収容されている子どもに散見されるのだが，幼少時から注意欠如・多動症に悩んできた人が，注意欠如・多動症の治療薬と同じ作用をもつ覚せい剤を自己治療的に使用していたという事例がある．また，作業所やデイケアで見かける統合失調症患者のなかにはヘビースモーカーであり，しかも毎日濃いコーヒーを何杯も飲んでいる人が少なくないが，これについても，統合失調症の陰性症状（発動性低下や失快楽症，離人症）に対して，ニコチンやカフェインといった弱いアッパー系物質で自己治療を試みている可能性がある．

　ここまでの話をまとめよう．

　ポイントは次の2点だ．一つは，人を依存症にするのは「快感」ではなく，「苦痛の緩和」であるということであり，そしてもう一つは，物質依存症者はそれぞれが抱えている「生きづらさ」を解決するのに役立つ物質を選択している―つまり，個人の素因と物質との関係性，あるいはマッチングの問題―ということである．

　問題は，物質の苦痛緩和効果には限界があることなのだ．繰り返すたびに作用に対して慣れが生じ，当初と同じ効果を得るためには，1回あたり使用する物質の量を増やしたり，物質を投与する回数を増やしたりする必要が出てくる．早晩，いくら物質の使用量を増やしても苦痛は緩和されないという事態に直面するであろう．そして，それにもかかわらず，物質摂取をやめれば離脱症状による新たな苦痛が生じ，それで結局，離脱の苦痛を緩和するために物質摂取を続ける，という泥沼戦になるわけだ．

　こういいかえてもよい．これまでは自分が抱える苦痛をコントロールするために物質を利用しているつもりだったのが，いつのまにか物質にコントロールされている自分がいるという状況―これが依存症のありようだ．

4　「コントロールできない苦痛」を「コントロールできる苦痛」に

　ここまでの議論を端的に要約すれば，依存症の本質は「苦痛の緩和」にあるということになる．しかし，本当にそれだけで依存症を説明できるのか？

　次のような事例を想像してみてほしい．アルコールで身を持ち崩し，職場にも家族にも見捨てられた一人の男が，離脱症状との苦闘を乗り越えて断酒をし，酒を一滴も飲まない状態を数年続けるのに成功した．次第に周囲からの信頼を回復し，一度解雇された会社に再び呼び戻され，長いこと別居状態にあった家族とも定期的に外で食事をするくらいにまで関係性が改善した．それなのに，彼はほんのささいなきっかけで再飲酒し，あっという間に数年前と同じ連続飲酒の状態に舞い戻ってしまったのだ．再び職場を解雇されただけでなく，家族は本人との面会を拒絶し，本人が何度コンタクトを試みても音信不通の状態になってしまったのである……．

　依存症臨床ではおなじみの場面だ．再飲酒や再使用はしばしば，患者の精神状態が比較的落ち着いている時期―これといった悩みごとのない時期，「もう大丈夫」と安堵したり，退屈を感じたりしたとき―に突然生じる．

　もちろん，再使用したところで快感を覚えるのは，線香花火のようにほんの一瞬，ごく短いあいだだけだ．むしろその後に苦痛の時間─酩酊の後に訪れる嘔気や頭痛，焦燥感，不安感といった離脱症状の苦痛はもとより，家族との別離や失職，ときには逮捕─のほうがはるかに長く続き，本人を責めさいなむ．本人は，そのことは誰よりも深く，そして嫌というほど知っているはずなのに，しばしば衝動的に，ときには周到な準備を経て，自らをそのような困難な事態に陥れてしまう．

　この現象は，「苦痛の軽減」という理屈では到底説明できない．それどころか，この現象こそが，フロイト（Freud S)[9]をして「死の本能にもとづく反復強迫」といわしめ，ラドー（Rado S)[10]をして「依存者にとって快楽と苦痛は等価」といわしめ，そしてメニンガー（Menninger KA)[11]をして「慢性自殺」といわしめた，あの依存者の自己破壊的な性格傾向の発現と考えたくなる．

　なぜ彼らは平和な生活を捨て，自ら進んで苦痛のなかに飛び込むのか？

　意外にもカンツィアンら[1]は，このような「長く続く苦痛しかもたらさない」物質摂取行動でさえも，基底に存在する苦痛の緩和に役立っている可能性があると指摘している．その論拠として彼が引用しているのは，精神分析家ドゥデス（Dodes L)[12]の見解だ．ドゥデスは，「嗜癖は人生早期から生涯にわたって心を蝕む無力感に根ざしたものである．長期間持続する感情状態は自己感覚を損傷するが，嗜癖はその人が抱える無力感を反転させ，パワーとコントロールの感覚を再確立することで，一時的に好ましく感じる自己感覚をもたらすことがある」と述べている．さらに，カンツィアン[1]はこのドゥデスの見解をさらに発展させて，「依存者は物質によって感情の質と量を変えている．彼らは，自分には理解できない不快感を，自分がよく理解している，物質が引き起こす不快感と置き換えることで，『コントロールできない苦痛』を『コントロールできる苦痛』へと変えているのだ」と主張するのだ．

　カンツィアンらは，こうした「別の苦痛」を用いた苦痛の緩和は，外傷体験をもつ物質依存患者に多くみられるとも述べている．外傷記憶というものは，しばしば生活史の文脈から切り離されて意識の「別室」に封印され，通常意識している生活史記憶のなかでは「なかったこと」にされているからだ．当然，生活史における意味づけもされていない．しかし，何かのきっかけで封印されたはずの記憶の「蓋」が開いてしまうと，外傷記憶の侵入的回想が生じてしまう．その際，本人が体験するのは，コントロールできない苦痛であり，同時に，生活史において意味づけられていないがゆえに自分では説明できない痛みである．しかし，そこに物質使用がもたらす心身の苦痛があれば，その苦痛はいわば「自分でコントロールでき，自分で説明することのできる苦痛」として機能し，侵入的回想がもたらす，「自分ではコントロールも説明もできない苦痛」から意識をそらすのに役立つわけだ．

　この理論は，過食・嘔吐や反復性自傷といった，一見，自己破壊的にみえる嗜癖行動にもそのまま適用できる可能性がある．たとえば，筆者が治療を担当していたある患者は，リストカットを繰り返す理由について次のように語ってくれた．

　「私は心の痛みを身体の痛みに置き換えているんです．心の痛みは意味不明で怖い

けど，身体の痛みならば怖くない．だって，『あ，ここに傷があるから痛くて当然だ』って納得できるし，そもそもその痛みは私が作り出したものだからです．」

この言葉は，「コントロールできない苦痛」を「コントロールできる苦痛」で置き換えるプロセスを実に的確に表現しているといえるだろう．そして，このような手続きで苦痛をコントロールできるという感覚が，一時的には本人の自己効力感を高め，世界を予測可能な，多少とも安心できるものへと変えてくれるのに違いない．

<h2>5 なぜ助けを求めずに一人で対処するのか</h2>

ここまでの議論からわかるように，物質依存症者は，物質を用いることでさまざまな苦痛をコントロールすることに執着している．しかし長期的には，その多くは，物質に自分自身がコントロールされ，翻弄される結果となってしまう．

冷静に考えれば，彼らが選択した方法はどう考えても最善の解決策ではない．最善の解決策は，何といっても，その心理的苦痛について周囲の人に相談し，必要に応じた援助を受けることだ．

しかし，彼は周囲に助けを求めない．なぜか？　カンツィアンら[1]は，「それには彼らが生来的にもっている資質が関係している」と指摘する．彼らは，実験心理学の知見に基づいて，「依存者の多くはアレキシサイミア（失感情症）の傾向が顕著であり，自分の感情に気づき，言葉で表現することが苦手である」と述べている．なるほど，これでは援助希求どころではないのも当然かもしれない．

ここに，「なぜ一部の者だけが依存症になってしまうのか」を説明するヒントがある．一般に心理的苦痛は，それが苦痛として認識され，言語的に表出されることで内的緊張の減圧（=「楽になる」という体験）が図られるが，カンツィアンらによれば，物質依存症者の場合，どうやらそのメカニズムが働きにくいようなのだ．このため，物質依存症者は，苦痛は「言葉にされない強い感情」として蓄積し，内的緊張が高まってしまう．このような内的緊張状態を抱える者の場合，物質がもたらす作用は苦痛の緩和効果（=報酬）としてより顕著な形で自覚しやすく，それが後に物質摂取を反復させる動機となりうるわけだ．

しかし筆者は，物質依存者の援助希求の乏しさは，単にアレキシサイミアのせいだけではなく，生活史のなかで遭遇したさまざまな傷つき体験に影響された，一種の心理的要因も関係していると考えている．その一つの根拠となるのが，治療に抵抗する若年の重篤な薬物依存症患者が，まるで申し合わせたように決まって口にする言葉—「人は必ず裏切るけれど，クスリは絶対に俺を裏切らない」—だ．

おそらく物質依存者にみられる援助希求性の乏しさは，実際に援助を求めて傷つく経験を重ねていたり，そもそも誰かに援助を求められるような環境に生育してこなかったりしたことが影響しているのであろう．実際，若い薬物依存症患者の多くに虐待やいじめ被害を生き延びてきた経験と，それによって生じた愛着障害が認められる．そうした経験をもつ者の主観のなかでは，世界は信用のならない，危険に満ちた場所

と感じられているのではなかろうか？

　いや，もしかすると，彼らのアレキシサイミアと呼ばれる資質でさえも，幼少時から持続的な苦痛に耐えつづけるなかで体得した「苦痛否認の機制」―「大丈夫，俺は傷ついてない」と，自分に嘘を繰り返すこと―という可能性さえありえるだろう．

6 おわりに

　ここで再び，冒頭の問いに立ち戻ってみる．

　人はなぜ依存症になるのか？

　断言できるのは，決して快楽を貪ったからではないということだ．むしろ，そもそも何らかの苦痛が存在し，誰も信じられず頼ることもできない世界のなかで，「これさえあれば，何があっても自分は独力で対処できる」という偽りの万能感で自分を騙し続けたこと―筆者にはそれが依存症の根本的な原因であるように感じられる．

　ここでキーワードとなるのは「嘘」という言葉だ．なるほど，依存症者はよく嘘をつく．まず，周囲の非難に抗って物質を使い続けるために他人につく嘘があり，それから，「これが最後の一杯（一発）」，「時期が来れば必ずやめる」，「俺はまだやめることに本気を出していない」といった，自分を安心させるために自分につく嘘がある．しかし，これらの嘘は，所詮，依存症に罹患したことの結果として生じたものにすぎない．依存症者の嘘のなかで最も重要なものは，何といっても，物質使用の当初から存在し，おそらくは依存症の原因となる嘘だ．それは，「自分は傷ついていない」と苦痛否認の機制としてなされる，「自分に対する嘘」ではなかろうか？

　そのような理屈をふまえて逆方向から考えていけば，依存症からの回復に必要な第一歩は，こうした「嘘を手放すこと」といえるだろう．事実，多くの援助者や回復した当事者が口をそろえて，依存症からの回復で重要なのは「正直さ」であると語っているし，筆者も自身の臨床経験を通じてそのことを実感してきた．

　もちろん，いくら正直さを意識したからといって，ただちに自分の感情を自覚し，表現することは容易ではない．というのも，自分に対して正直になるには，正直さを担保してくれるような「安全な場所」が整っている必要があるからだ．その場所は，たとえば「クスリを使いたい」とか「クスリを使ってしまった」と告白しても，誰も不機嫌にならず悲しげな顔もしない場所であり，同時に，誰からも説教や叱責もされず，罰を受けることもない，思いやりと共感に満ちた場所でなければならない．

　そのような場所はいったいどこにあるのか？おそらくそれは自助グループのミーティングの場であり，依存症専門外来の診察室ということになるのであろう．

文献

1）Khantzian EJ, Albanese MJ. Understanding Addiction as Self-Medication：Finding Hope Behind the Pain. Rowman & Littlefield；2008／松本俊彦（訳）．人はなぜ依存症になるのか―自己治療としてのアディクション．星和書店；2013.

2）Fergusson MT, Lynskey MT, Horwood LJ. Comorbidity between depressive disorder and nicotine dependence in a cohort of 16-year-olds. Arch Gen Psychiatry 1996 ; 53 : 1043-1047.

3）Shedler J, Block J. Adolescent drug use and psychological health : A longitudinal inquiry. Am Psychol 1990 ; 45 : 612-630.

4）Wills TA, Sandy JM, Shinar O, et al. Contributions of positive and negative affect to adolescent substance use. Test of bidimensional model in a longitudinal study. Psychol Addict Behav 1999 ; 13 : 327-338.

5）Richman JA, Zlatoper KW, Zackula Ehmke JL, et al. Retirement and drinking outcomes : Lingering effects of workplace stress? Addict Behav 2006 ; 31 : 767-776.

6）Alexander B, Hadaway PF. Opiate addiction : The case for an adaptive orientation. Psychol Bull 1982 ; 92 : 367-381.

7）Morgan D, Grant KA, Gage HD, et al. Social dominance in monkeys : Dopamine D2 receptor and cocaine self-administration. Nat Neurosci 2002 ; 5 : 169-174.

8）Zimberg S. A dual diagnosis typology to improve diagnosis and treatment of dual disorder patients. J Psychoactive Drugs 1999 ; 31 : 47-51.

9）Freud S. Beyond the Pleasure Principal, standard edition. vol. 18. Hogarth Press ; 1955. pp7-61.

10）Rado S. The psychoanalysis of pharmacothymia. Psychoanal Q 1933 ; 2 : 1-23.

11）Menninger KA. Man Against Himself. Harcourt, Brace ; 1938.

12）Dodes L. The Heart of Addiction. HarperCollins ; 2002.

2 病としての依存と嗜癖

成瀬暢也
埼玉県立精神医療センター

1 はじめに

　嗜癖やアディクションは広義の依存症を指し，「コントロールできない悪い習慣」という意味で使われる．「依存」はアルコールや薬物などの物質に限定され，エビデンスが蓄積されている．「嗜癖」は物質，行為，人間関係に関する内容を含むことが一般的であり，エビデンスの裏づけがいまだ十分とはいえない．嗜癖は次のように分類される.

① 物質：アルコール・薬物の摂取

② 行為：ギャンブル，セックス，暴力，万引き，仕事，性犯罪，自傷行為，買い物，インターネット，ゲームなど

③ 人間関係：虐待，いじめ，ドメスティックバイオレンス（DV），パワーハラスメントなど不適切で支配的な関係

　わが国で依存症として治療されるものとして，アルコール・薬物依存症がある．最近ではギャンブル，インターネットなども治療対象として取り組まれ始めている.

　依存症の共通した特徴としては，「手っ取り早く強力に気分を変えること（酔うこと）にのめり込んでコントロールがつかなくなり，問題が起きても修正できなくなっていく」ことである．依存症の問題が続いているあいだは，精神的な成長が止まり，ストレスに弱くなる．そして，あたりまえの生活ができなくなっていく．嗜癖も同様の視

成瀬暢也（なるせ・のぶや）　　　　　　　　　　　　　　　　　　　略歴

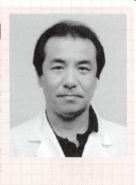

1986年順天堂大学医学部卒．同大学精神経科入局，大学病院などで研修医として勤務．同大学助手を経て，1990年埼玉県立精神保健総合センター開設と同時に勤務，1995年同センター依存症病棟，2002年同センター組織改変に伴い，埼玉県立精神医療センターと埼玉県立精神保健福祉センターとなる．2008年10月より，埼玉県立精神医療センター副病院長（兼 埼玉県立精神保健福祉センター副センター長）.
専門分野は，薬物依存症・アルコール依存症，中毒性精神病の臨床.
単著書に『薬物依存症の回復支援ハンドブック』（金剛出版，2016），『誰にでもできる薬物依存症の診かた』（2017），『アルコール依存症治療革命』（2017）〈以上，中外医学社〉が，共著書に『依存と嗜癖』（医学書院，2013），『危険ドラッグ対応ハンドブック』（へるす出版，2015）がある.

点でみることができる.

　治療者が，これらの問題を病気としてみることができるか否かによって対応が異なる．病気とみられないことによる患者，家族のデメリットは大きい．しかし，一般には病気とは受け入れられないことが多い．この項では病という視点で依存と嗜癖を考えたい.

2　風鈴とクーラーの話

　真夏の暑い日，昔の人々はどのように暑さをしのいでいただろうか．うちわを使い，風鈴を吊るし，水をまき，スイカやソーメンを井戸水で冷やして食べ，行水や川遊びに涼を求め，蚊帳を吊って寝るなど，当時の人々は少しでも暑さをしのごうとさまざまな工夫をした．しかし，どれもそれほど効果はなく，後は我慢して受け入れるしかなかった.

　今はどうだろうか．どこにでもクーラーがあり，24時間クーラーの恩恵を受けることができる．これだけ便利で快適になった私たちは幸せになったといえるだろうか.

　当時の人が畑仕事などをしていて，たまたまクーラーの効いている建物に入ったとき，「わあ，涼しい！」，「生き返るわ！」と感動したはずである．しかし，私たちはもはやクーラーに感動することはない．クーラーが効いていることがあたりまえになっているからである．初めはどんなに快適なものでも，慣れてしまうと，それが普通になってしまう．そして，当初期待した快感は得られず，感動を失い慢性的な欲求不満状態が続くようになる．初めの頃の快適さは，いくら設定温度を下げても得ることはできない.

　これをストレス対策に置き換えてみる．人はそもそもさまざまなストレス解消法をもっていたはずである．山に登る，釣りに行く，ドライブする，音楽を聴く，スポーツを楽しむ，おしゃべりする，旅行に行くなど，さまざまな方法があった．しかし，そのなかで「手っ取り早く強力に気分を変える方法」として，酒や薬物に「酔う」という方法がある．ストレスが高くて苦しい人はこの強力な方法に向かう．そして，相性が合えばそれを繰り返す．そうなると，酔っていることが普通になってしまう．もはや酔うことに感動は得られない.

　クーラーに慣れきった人は，感動を得られなくなるだけではなく，いつの間にか「暑さに弱い人」になってしまう．同様に，酒や薬物に酔うことに慣れきった人は，しらふでいることが大きな苦痛となる．こうして「ストレスに弱い人」になってしまう.

　アルコール依存症の人が医療機関を受診し，「あなたは依存症だから今日から一滴も飲んではいけません」と言われることは，われわれが真夏の暑い日に，「あなたはクーラー依存症だから，クーラーをいっさい使ってはいけません」と言われるのと同じことである．このように考えると，依存症の人がなぜ酒や薬物がやめられないのかを少しは想像できるのではないだろうか.

　以上のことは，依存症は誰もがなりうるありふれた病気であること，そして，いっ

たん依存症になったら逆戻りはたいへんであること，さらに，便利で我慢する機会が少なく目先の快適さを求める現代人は，依存症になる危険性が高いことを示している．

3 脳内報酬系の話

　快感や喜びには，脳内報酬系が関与している．これは，中脳皮質辺縁系経路（A10神経）とも呼ばれ，興奮するとドパミンを分泌する．報酬系は，さまざまな日常的な喜びに関係している．依存症は，この報酬系を狂わせてしまう．

　ネズミを使った実験で，ネズミがレバーを押すと薬物が体内に入り，快感が得られるようにしておく．すると，ネズミは食べることも飲むことも忘れてレバーを押し続け餓死してしまう．生命の維持に重要な，本能的な行動さえ変えてしまう．単なる快楽から依存症（のめり込みによるコントロール障害）へと変化していく．

　薬物などの依存性物質やセックス，ギャンブル，ゲームなどは，報酬系に作用し，強制的にドパミンを分泌させる．ただし，ドパミンの強制的な刺激が繰り返されると，ドパミンに対する脳の反応は鈍くなっていく．これは薬物が身体に繰り返し入ることによって起こる生体の自然な反応である．そのため，さらに量や頻度を増やしていっても快感や喜びは得られず，焦燥感や不安・物足りなさばかりが強くなっていく．このように「風鈴とクーラーの話」を裏づけることが脳の中で起きている．

　依存をきたすものは，総じて，「短期的にはグッドだが長期的にはバッド」であり，詐欺みたいなものである．初めは良いが次第に効果はなくなっていく．そして，依存になる前よりもバッドな状態となる．快感は得られないがやめるともっとつらくなる．さらに使い続けると身体や精神にさまざまな健康問題が起きてくる．こうして依存症が進行すると，「使うも地獄，やめるも地獄」となる．追いつめられて自殺に向かう人も少なくない．

4 依存症の定義・診断基準から考える

　乱用，中毒，依存の言葉の定義を考えてみる．まず，「乱用」とは物質使用上のルール違反をいう．「中毒」は毒にあたるということ，つまり脳を含めた身体のダメージのことである．本人の意思に関係なく，物質が体内に入り健康障害を引き起こせば中毒である．そして，「依存」は物質使用上のコントロール障害である．以上を整理すると，乱用により急性中毒の症状がみられ，乱用を繰り返すと依存が形成される．依存が形成されても乱用を続けていると慢性中毒の症状を引き起こすことになる．

　国際的診断基準であるICD-10では，強い渇望，コントロール障害，離脱症状，耐性，物質中心の生活，有害な結果が起きていても使用，の6項目のうち1年間に3項目以上満たせば依存症と診断される．アルコールを例にすると，会社で終業時間が近づくと無性に飲みたくなり（渇望），飲酒量が増え（耐性），飲酒問題を起こしても修正できなければ，すでに依存症である．依存症はありふれた病気であるが，本人も周

囲も依存症という認識がもてない．わが国には109万人のアルコール依存症者がいると推定されているが，実際に治療につながっている人は4〜5万人にすぎない．

さらに，もう一つの重要な国際的診断基準であるDSM-5では，依存と嗜癖をめぐって大きな変化がみられた．まず，「依存（dependence）」と「乱用（abuse）」の文言が撤廃されて「使用障害（use disorder）」に一本化された．さらには，物質関連障害でまとめられていたセクションにギャンブル障害が組み込まれ，物質関連障害および嗜癖性障害群（Substance-Related and Addictive Disorders）とされた．現在のところ，DSM-5で病気とされているのは，物質使用障害とギャンブル障害であるが，今後の基礎研究の裏づけが整えば，インターネットなどもこのセクションに入ることが検討されている．

このように診断には，まだ不確定な要素があり流動的であるが，臨床症状を裏づける脳の基礎的研究の進展に委ねられている．現状では物質依存症と嗜癖との境界が取り払われ，精神依存の重要性が強調されることになった．病としての依存，嗜癖をめぐっての検討は続いている．

5 依存症患者の特徴と背景にある問題から考える

依存症の元には人間関係の問題があるといわれる．筆者は依存症患者の背景には共通した特徴があると考えている．それは，「自己評価が低く自分に自信がもてない」，「人を信じられない」，「本音を言えない」，「見捨てられる不安が強い」，「孤独で寂しい」，「自分を大切にできない」の6項目に集約できる．治療者は，この特徴を十分理解して患者にかかわることが大切である．基本的には，彼らを「尊厳ある一人の人間」としてきちんと向き合うことである．一般的にわれわれは依存症者に対して，初めから「意志の弱い人」，「厄介な人」，「トラブルメーカー」，「犯罪者」などと陰性感情をもつことが多く，そのことを彼らは敏感に察知している．治療者側が患者に対して陰性感情をもった場合，すみやかに修正できないと治療は失敗に終わる．

依存症となり乱用を続けると，さらにストレスに弱くなっていく．それは現実の問題に向き合って対処することなく，気分だけ変えて問題を先延ばしすることを繰り返すからである．

依存や嗜癖は，歴史的に道徳的問題，性格上の問題，そして司法の問題とされてきた．“アル中”や“ヤク中”のイメージに代表されるように，「不真面目で意志の弱い自己中心的な人格破綻者」という見方が一般的である．依存症が進行すると，表面的には確かにこのような状態になっていく．彼らは，周囲から非難され追いつめられ排除され，孤立していく．薬物依存症者の過半数が死にたい思いをもち，約半数が自殺未遂の経験があるとする報告もある．依存症はとんでもなく死に近い疾患であることを治療者は知っておく必要がある．患者の内面がみえてくると，依存症患者の飲酒や薬物使用は，「人に癒されず生きにくさを抱えた人の孤独な自己治療」という見方が最も適切であることに気づく．虐待，いじめ，性被害にあってきた患者は驚くほど多い．

　このような状況はひとり個人の問題であるはずだが，依存症者は同じ症状をもち，同じ問題を起こし，同じ経過をたどる．性格や環境が異なっていても，依存症になると同じ状態になっていく．ということは，さまざまな問題は個別の問題ではなく，依存症という病気の特徴であると考えることが自然であろう．

　依存症は糖尿病や高血圧症と同じ慢性の疾患であり，適切な治療を行わないと進行する．依存症の問題は，健康問題，就労問題，家族問題，事故・事件，暴力，借金など多岐にわたる．そして放置されると，依存症患者は健康，自信，信頼，友人，家族，財産，希望，生きがい，命など大切なものを次々と失うことになる．

6 治療の視点から考える

　依存症患者のなかには「このままではいけない」，「回復したい」という思いが存在する．そして，自分を理解してくれ，信頼して本音を話せる拠り所を求めている．人のなかにあって安らぎを得ることができなかったために，アルコールや薬物によるかりそめの癒しを求め，のめりこんだ結果が依存症である．とすると，人のなかにあって安心感・安全感を得られるようになったとき，物質によって気分を変える必要はなくなる．依存症からの回復のためには，元にある対人関係の問題を改善していくことが必要である．その回復を実践する場が，自助グループ（断酒会，AA〈Alcoholics Anonymous〉，NA〈Narcotics Anonymous〉）であり，回復支援施設（ダルク，マックなど）である．これら回復の場につなぐための準備と橋渡しが医療機関の役割である．

　治療的には，アルコールや薬物の依存症もギャンブル，セックス，買い物などの嗜癖も共通点が多い．自助グループや回復支援施設では，嗜癖を対象とするところが増えている．

　道徳や性格の問題として叱責したり，懲罰を与えたりしても依存症は回復しない．依存症は「病気」である．懲らしめてよくなる病気はない．むしろ悪化する．問題の解決のために必要なのは，治療であり回復支援である．依存症や依存症者に対する誤解や偏見が依存症患者を追いつめ，多くの自殺者や事故死者，病死者を出している．

　依存症が「病気」であれば，治療・支援を提供することが当然であろう．しかし，病気と認識されなければ，これらは提供されない．自己責任として放置される．問題を起こすとバッシングされる．病者である依存症患者が傷つけられることになる．この根強い依存症に対する誤解と偏見を何とかしなければ，わが国の依存症の治療・回復支援は，この先も変わらないであろう．

　依存症に対しては，コントロール障害を基本とした脳の病気であることを認識した対応が求められる．わが国はこの視点が著しく遅れている．たとえば，薬物依存症に対してはこれまで取締り一辺倒で対処してきたため，治療・回復支援は三流以下といわざるをえない状況が続いている．脳に直接働きかける決め手となる依存症治療は現在のところ存在しない．治療効果を期待できる方法として，認知行動療法などの心理

社会的治療が行われる．エビデンスに基づいた治療者に求められるスタンスは，「患者に対して敬意を払い，患者のニーズに沿った治療計画を立て，対決することなく患者を動機づけしていく」というものである．

アメリカの国立アルコール乱用・依存症研究所（National Institute on Alcohol Abuse and Alcoholism：NIAAA）が実施した大規模多施設研究 Project MATCH（Matching Alcoholism Treatments to Client Heterogeneity）では，アルコール依存症者を 3 つの代表的な治療法に無作為に振り分け，効果を比較した．その結果，いずれも飲酒頻度や飲酒量を減少させる効果はあったが，治療間の比較においては差がなかった．また，ミラー（Miller WR）らは，治療者の共感的態度こそが治療の効果を左右するとしている．「誰が治療するか」が，「どの治療を選択するか」よりも治療効果を左右する可能性がある．さらに，リット（Litt MD）らによると，認知行動療法によって改善した患者は必ずしも新しい対処スキルを使っているわけではないという．

これらの意味するところはきわめて大きい．治療技法のいかんにかかわらず，回復のためには，治療者との良好な治療関係のうえに動機づけが進められることが重要である．それが，自助グループや回復支援施設につながることであれ，認知行動療法であれ，その他の治療法であれ，結局は患者が「安心できる居場所」と「信頼できる仲間」ができたときに治療効果が得られる．とすると，治療に際して大切なのは，治療者・援助者が患者に陰性感情・忌避感情をもたず*，共感と受容に基づいて適切な方向に導くことである．治療技法のみに流されては有効な治療にはならない．依存症患者は健康な人とのかかわりにおいてこそ回復する．依存症患者が人に癒されるようになったときに，酔いを求める必要はなくなっているはずである．依存症や嗜癖は人間関係の病気である．回復とは，信頼関係を築いていくことにほかならない．

7 おわりに

依存症は，正常範囲と病気の境界線の見分けが難しく，病気として認識することが困難な病気である．加えて患者や家族に否認が起こる．文化的社会的道徳的要素も影響する．そして，周囲の人々の陰性感情を引き起こす．このように，依存症はそれが病であると受け入れにくいさまざまな要素を含んでいる．しかし，一定の症状があり，患者本人や周囲の人々の日常生活に支障をきたせば，それは「病気」であろう．これはギャンブル，セックス，インターネット，ゲームなどの嗜癖にも共通する．

飲酒運転事故が大きな社会問題となった時も，危険ドラッグ問題が爆発的に広がった時も，わが国の採った方策は，なりふり構わない取締り強化と厳罰化であった．そのような状況のなか，2015 年（平成 27 年）6 月に刑の一部執行猶予制度が施行された．

---

*：本論で述べている内容を理解して診療に臨む治療者は，患者に対する行き過ぎた陰性感情・忌避感情をもたずにすむ可能性が高くなるだろう．依存～嗜癖の臨床に通暁した治療者も患者にわずかな陰性感情・忌避感情を覚えることはあるが，それに支配されてしまい反治療的なふるまいに及ぶことはない．むしろ，そのような微細な陰性感情・忌避感情を治療に活かすことができるようになる（例：自らの陰性感情・忌避感情を通して，患者の心境の理解を深めて治療の進展に活かす）．

多くの覚せい剤事犯者が，刑期を一部残して社会に出てくる．そして長い執行猶予期間を，保護観察所に通って治療的関与を受けることが義務づけられる．わが国でも「刑罰」から「治療・回復支援」への移行が始まる．ただし，社会の受け皿の整備は進んでいない．中心になるべき精神科医療機関はまったく関心を示していない．ここにも依存症に対する精神科医療のスタンスが見て取れる．取締り一辺倒で対処してきたわが国に最も遅れているのは，依存症は病気であり治療や回復支援が必要であるという認識である．

　わが国の依存症者が回復を求めたとき，あたりまえに治療・回復支援が受けられる日が来ることを切望する．

参考文献

1) 成瀬暢也. 第1章 臨床家が知っておきたい依存症治療の基本とコツ. 和田　清(編). 精神科臨床エキスパート 依存と嗜癖—どう理解し，どう対処するか. 医学書院；2013. pp18-48.
2) 成瀬暢也. 病としての依存と嗜癖. こころの科学 2015；182（7）：17-21.
3) 成瀬暢也. 薬物依存症の回復支援ハンドブック. 金剛出版；2016. pp93-106.

3 処方薬依存の実態

武藤岳夫
肥前精神医療センター

1 はじめに

　従来，わが国における主たる乱用薬物は，長らく覚せい剤や大麻，有機溶剤などの違法薬物が代表的であった．そのため，わが国では「薬物乱用＝犯罪」として司法的対応がその中心であり，救急医療の現場においても，薬物の急性中毒で搬送された患者の場合は，しばしば警察通報の是非が取りざたされてきた（念のため断っておくが，わが国にはいかなる違法薬物においても，医師に警察通報を義務づけた法令は存在しない）．ところが，近年は危険ドラッグや市販薬の乱用など，いわゆる「捕まらない薬物」の乱用が台頭してきたため，司法的対応が取りにくく，またその使用目的や乱用者の特徴などが，これまでわれわれが医療機関で多く目にしてきた薬物乱用者と大きく異なっており，既存の治療的アプローチが適用しにくいことなど，新たな問題点が浮上してきた．そのなかでも，特に処方薬は，その薬物の供給者が医師であるため，他の薬物と違い医原性の乱用・依存がつくりだされる危険性があるという独自の問題点をもっている．

　乱用・依存が問題となる処方薬には，鎮痛薬，緩下薬，中枢神経刺激薬などさまざまな種類の薬剤が存在するが，精神科外来で最も身近な問題となるのは，ベンゾジアゼピン系薬剤を中心とした向精神薬であると思われる．よって本項では，「処方薬＝依存性のある向精神薬（睡眠薬，抗不安薬等）」として論じていくこととし，処方薬依存の特徴とその問題点，および外来での対応の留意点を中心に述べる．

武藤岳夫（むとう・たけお）　　　　　　　　　　　　　　　略歴

1973 年熊本県生まれ．2000 年佐賀医科大学卒．
熊本大学医学部附属病院神経精神科，国立病院機構琉球病院を経て，2005 年から国立病院機構肥前精神医療センターに精神科医師として勤務．2013 年から同センター精神科医長，2014 年から同センター依存症治療センター長（併任）．
共著書として，『DSM-5 を読み解く 2 統合失調症スペクトラム障害および他の精神病性障害群，物質関連障害および嗜癖性障害群』（中山書店，2014），『いまどきの依存とアディクション』（南山堂，2015）等がある．

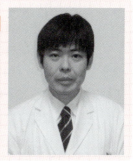

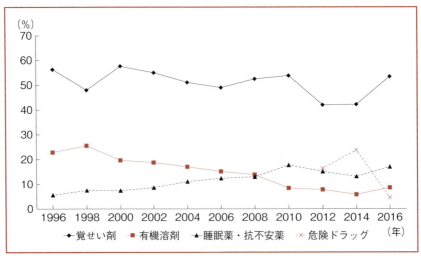

図 1 主たる薬物別にみた症例比率の経年的推移

（松本俊彦. 全国の精神科医療施設における薬物関連精神疾患の実態調査. 平成 28 年度厚生労働科学研究費補助金分担研究報告書. 2016[1] より）

2 処方薬依存の実態 ①─増加の背景にあるもの

　　わが国の薬物乱用状況を示す統計資料としては，警察庁が毎年発表する「薬物・銃器情勢」や，国立精神・神経医療研究センター精神保健研究所薬物依存研究部が隔年で実施している「薬物使用に関する全国住民調査」などがあるが，同研究部では，「全国の精神科医療施設における薬物関連精神疾患の実態調査」[1]（以下，実態調査）も1987 年から隔年で実施しており，最新の調査は 2016 年に行われた．この調査が現在の薬物依存の臨床現場での実態を最も反映していると思われるため，主にこの実態調査結果から処方薬依存の問題を考察する．

　　全国精神科医療機関における薬物関連障害患者の主乱用薬物別にみた症例比率の経年変化を図 1 に示す．先に述べた通り，わが国における乱用薬物の中心は覚せい剤と有機溶剤であり，いずれの薬物も精神病症状を惹起しやすいことから，必然的に精神科医療機関の関与する機会も多く，実態調査でも長年この 2 つの薬物が全体の大半を占めていた．ところが 1990 年代後半頃から，有機溶剤の問題で医療機関を受診する者の割合は減少の一途をたどる．時を同じくして徐々に割合が増加してきたのが，処方薬の問題での受診者である．2010 年の実態調査では，ついに両者の割合は逆転した（有機溶剤：2008 年 13.8 ％→ 2010 年 8.3 ％，処方薬：2008 年 13 ％→ 2010 年 17.7 ％）．2012 年の実態調査から危険ドラッグが加わったため，処方薬の全体に占める比率は若干減少した（13.1 ％）が，それでも症例数は 2010 年 119 例→ 2014 年 207 例と確実に増加している．危険ドラッグについては，医薬品・医療機器等法による指定薬物の包括指定（基本骨格が同じ物質を一括して規制可能とする）や，乱用者本人の所持・使用に対する罰則規定，店舗に対する販売停止命令など，国のたび重なる規制強

化にて鎮静化がはかられ，2016年には症例数，割合とも大幅に減少し（101例，4.5％），その結果，処方薬の全体に占める割合は再び第2位に浮上した（384例，17.0％）．

　処方薬依存者が増加した背景として私見を述べると，同時期（1998〜2010年）は，バブル崩壊後の経済低迷が持続し，自殺者が3万人を突破していた時期とほぼ重なる．自殺対策（そのほとんどはうつ病対策）に関連した普及啓発活動においては，「精神科に行こう」，「うつは心の風邪」といったキャンペーンが展開され，時を同じくして，街中には「メンタルクリニック」，「心療内科（精神科医が標榜しているケースが多いと思われる）」を標榜する医療機関が急増した．厚生労働省の医療施設調査[2]によると，1996年には「精神科」，「心療内科」を標榜する診療所は計3,860か所であったのが，2011年には計9,603か所に増加している（1996年調査での「神経科」標榜診療所は除く．なお，2014年度は計11,058か所とさらに増加している）．これらの現象が，それまで偏見が強く，ハードルの高かった精神科受診に対しての心理的抵抗を軽減し，アクセスしやすい環境となり，精神疾患の早期発見，早期治療に有効に作用したことは間違いない．しかしながら，実際には患者が精神科クリニックにあふれかえり，一人ひとりの患者にじっくり向き合う時間的な余裕がなくなり，患者も医師も当座の苦痛を軽減するために薬物療法に頼らざるをえず，結果として処方薬の使用頻度が増加した（処方頻度や処方量が増加すれば，必然的に依存症のリスクは高くなる），という負の側面も考えられる．

3　処方薬依存の実態 ②—乱用者の臨床的特徴

　処方薬は本来，不眠や不安症状の治療目的で用いられる薬剤であるため，他の乱用薬物と比較し，使用開始の動機が異なることは想像にかたくないが，実際に精神科（この場合，薬物依存の専門医療機関，と言い換えたほうがより正確であろう）を訪れる処方薬乱用者の特徴は，それ以外にもさまざまな点で異なっている．

　2014年度の実態調査では，処方薬乱用者の臨床的特徴について，覚せい剤関連障害群，危険ドラッグ関連障害群との3群間で比較検討が行われている．その結果をまとめると，処方薬関連障害群では，① 女性の割合が多い，② 学歴が比較的高い，③ 反社会的集団とのかかわりが少ない，④ 過去の犯罪歴が（薬物関連犯罪か否かにかかわらず）少ない，⑤ 不眠・不安などの苦痛の軽減を目的として薬物使用を続ける（他の2群はいずれも「刺激を求めて」，「ストレス解消」などを使用継続の理由と回答した者が多い），⑥ 気分障害（ICD-10コード：F3）や神経症性障害（同F4）を併存する症例が多い，⑦ ICD-10におけるF1下位分類において，精神病性障害（ICD-10コード：F1x.5），残遺性・遅発性精神病性障害は少ない，などの特徴があげられる．

　こうした特徴の違いから，従来の薬物関連障害に対する治療的アプローチ，すなわち解毒や中毒性精神病に対する治療から導入し，依存症についての集団での心理教育，NA（Narcotics Anonymous）などの自助グループやDARC（Drug Addiction Rehabilitation Center）などの回復施設につなぐ，といった一連のプログラムが適用しにくい患者が多い．何とか治療に導入できても，「違法なものは使っていない」という独特のプライドが，依存症の回復にとって重要な「仲間からの支持・仲間への共感」を阻害し，個別での対応を要することをしばしば経験する．そもそも，医師が処方した薬剤であるため，乱用することへの罪悪感，病識が得られにくく，患者本人が困る事態が生じにくいことから，治療への導入そのものが難しい．乱用の目的が苦痛の軽減にあるのならばなおさらである．

4 処方薬依存の実態 ③―処方医の問題意識

　処方薬乱用者は，数か所の医療機関を回って重複処方を受けたり，予定より早めに受診したりして薬剤をストックすることが多いが，筆者自身，数年前までこうした乱用者は専門診療科以外の医療機関を意図的に「狙って」処方を受けているのだろうと誤解していた．しかし2012年の実態調査で，処方薬関連障害患者の75％は精神科医療機関から「薬物」を入手していたことが明らかになった．この傾向は，2014年，2016年の調査でも変わっていない．

　乱用リスクの高い薬剤は，依存性の高い高力価・短時間作用型のベンゾジアゼピン系薬剤や，処方薬乱用者のあいだでブランド化した薬剤など，ある程度特定されており（表1），それらの薬剤を同時に処方したり，薬剤をためている可能性を考慮しない，漫然とした処方を繰り返す精神科医療機関が多いことも指摘されている[3]．普段の臨床で，将来的な離脱，中止を初めから見越して処方を行う医師の存在は，実態調査をはじめとするさまざまな調査結果や，紹介されてきた処方薬依存患者の処方内容を見る限りでは，きわめて少ないといわざるをえない（筆者の自戒も含んでいる）．

　こうした実態は，近年マスメディアにもしばしば批判的に取り上げられたこともあり，厚生労働省では処方に関する注意喚起，多剤処方に対する診療報酬上の減算措置，さらに2016年11月にエチゾラムの向精神薬指定などの対策が講じられた．その結果，外来では処方薬剤数や処方日数を意識せざるをえない状況となり，今後一定の抑止効果は期待できるであろう．

5 処方薬依存患者への対応の留意点

　処方薬依存患者の特徴を表2に示す[4]．患者は不眠・不安をはじめ，さまざまな不快な状況に対する耐性が低下し，何でも薬で解決しようとする傾向が強まっていることが多い．先に示した表1の薬剤は，いずれも即効性が高く効果を実感しやすい薬剤であり，次第にそうした薬剤にこだわりを強め，受診時に薬剤を指定するようになる（ただしほとんどの場合，患者はこだわりを医師に悟られないよう，上手にカモフラージュする）．したがって，特に初診の段階では，治療者側がまずこうした患者の特徴を把握し，処方薬の乱用・依存に対する問題意識をもち，患者の訴えのまま安易に

表 1 乱用されていた処方薬上位 5 剤

薬剤名	乱用患者数（例）
エチゾラム	204
フルニトラゼパム	143
トリアゾラム	120
ゾルピデム	84
フェノバルビタール含有合剤 （2016 年で販売中止）	56

（松本俊彦. 全国の精神科医療施設における薬物関連精神疾患の実態調査. 平成 28 年度厚生労働科学研究費補助金分担研究報告書. 2016[1) より改変）

表 2 処方薬依存患者の特徴

- すべて薬で解決しようとする
- 1 錠減らすことにも強い抵抗を示す
- 自分の気に入った薬を飲みたいときに服用する
- 睡眠薬に対する要求が特に強い
- 「まとめのみ」するためにためている
- もうろう状態で転倒や外傷を負うことが多い
- 「乱用しても捕まらない」という意識が強い

（成瀬暢也. 薬物依存症の回復支援ハンドブック. 2016[4) より）

これらの薬剤を処方しないことが求められる．限られた診療時間のなかでも，可能な限り最初から薬物療法に頼ることは避け，睡眠衛生指導や不安の原因の除去に焦点を当てた精神療法などの検討が必要である．どうしても処方が必要な場合は，同種の薬を複数処方しない，短期間の処方にとどめる，処方を自己調整できないように一包化する，比較的依存性の低い薬剤や，保険適応外となるが，鎮静効果のある抗うつ薬や少量の非定型抗精神病薬を用いる，などの工夫が可能と思われる．

　それでも執拗に特定の薬剤の処方を強く求めてくることもあるが，その場合は依存性の観点から，治療的判断として処方できない旨，一貫して毅然とした対応をとることが望ましい．こうした対応を個別に行うことは多大な労力と時間を要するため，あらかじめ受付窓口やホームページなどに，処方薬依存に配慮した治療を行っている旨明示しておく，処方薬依存とその治療に関するリーフレット等[5) を置いておく，などの予防的対応が有効であると思われる．

　処方薬依存の治療に際し，最も重要となるのは，良好な治療関係の構築である．それができていない段階で，いくら薬物乱用の害や減薬・断薬の必要性を説いたところで，患者はまず聞く耳をもたない（これは，他の薬物の場合も同様である）．治療者としては，望ましい治療目標を提示しながらも，患者の生活状況やニーズを確認しつつ，常に目標のすり合わせをしながら関係構築に努める必要がある．処方の変更・減薬をするのはそれからでも決して遅くはない．減薬の方法については，他の文献[5-7)に詳しいため省略するが，基本的には離脱症状の予防に留意した対応となる．その場合も，単に「処方する，しない」のパワーゲームになることや，正論ばかりを押しつける対応は極力避けたい．

　ある程度治療関係が築けた後でも，患者は生活習慣の見直しをしようとしなかったり，ときには過量服薬したりということもしばしば経験するが，それらは裏切り，治療契約違反としてではなく，依存症という慢性疾患の症状としてとらえると，いたずらに患者を責めたり陰性感情を募らせたりすることはなくなる．患者の行動変容のための動機づけを高めていけるよう，粘り強い対応が必要と考える．

6　おわりに

　患者一人ひとりに十分な時間をかけ，薬ばかりに頼らない丁寧な診療の実践が理想ではあっても，実際の忙しい精神科外来診療のなかでは，診療システムの構造上，また医療経済上，許されない場面も多い，という現実が立ちはだかっている．欧米の水準と比較し，きわめて安価な精神科医療の診療報酬体系は，改定されるたびにますます引き下げられており，薬物療法に依存せざるをえない現在の精神科医療体制を改善する対策も同時に進めていかなければ，結局は「絵に描いた餅」で終わってしまうのではないかと危惧している．少なくとも，わざわざ時間と手間をかけて（しかも患者が希望する処方を断ってまで）処方薬依存の問題に取り組もうとする臨床医を増やすためには，薬物療法以外の治療法に対する診療報酬上のインセンティブが強く望まれる．

文献

1）松本俊彦（研究分担者）．全国の精神科医療施設における薬物関連精神疾患の実態調査．平成28年度厚生労働科学研究費補助金（医薬品・医療機器等レギュラトリーサイエンス政策研究事業）分担研究報告書．2016.
　※同平成24年（2012年）度，平成26年（2014年）度も参照．
2）厚生労働省．平成23年（2011）医療施設（静態・動態）調査・病院報告の概況．
　http://www.mhlw.go.jp/toukei/saikin/hw/iryosd/11/
3）松本俊彦，成瀬暢也，梅野　充ほか．Benzodiazepines使用障害の臨床的特徴とその発症の契機となった精神科治療の特徴に関する研究，日本アルコール・薬物医学会雑誌 2012；47：317-330.
4）成瀬暢也．薬物依存症の回復支援ハンドブック．金剛出版；2016.
5）東京女子医科大学病院神経精神科ホームページ．睡眠薬や抗不安薬を飲んでいる方にご注意いただきたいこと．2012. http://www.twmu.ac.jp/PSY/images/image-psy/pdf-psy/suimin-koufuanyaku.pdf
6）アシュトン H．ベンゾジアゼピン―それはどのように作用し，離脱するにはどうすればよいか（通称アシュトンマニュアル）．2002. www.benzo.org.uk/amisc/japan.pdf
7）佐谷誠司．ベンゾジアゼピン依存の治療，精神科治療学 2013；28（増刊号）：225-231.

依存症・嗜癖治療の新しい流れ

吉田精次
藍里病院

1. これまでの依存症治療の限界

　これまでの依存症治療の一般的な進め方は，大まかにいうと ① 診断基準に従い依存症と診断する，② 依存症という病気であるから治療が必要である，③ 治療目標は断酒・断薬である，④ 依存症患者には特有の否認がみられ，それが治療の妨げになっているのでこれを打破して治療に導入する，というもの（これを「疾病モデル」と呼ぶことにする）であった．問題行動を特定し，依存行動の弊害を指摘し，依存行動の修正を図るというこの方法では，多種多様な患者に対応することは困難である．そこには治療者側からの視点・発想しかないこと，人が自分の行動を修正するとはどういうことであり，そのために必要な要素は何かという研究がないこと，患者は治療者の指示に従って当然であるといった固定的で硬直化した考えが治療者と患者の信頼関係を阻害することなどの大きな欠点があることがその理由である．これまで依存症治療で「あたりまえ」とされていたことを見直す必要がある．見直すべき点をいくつかあげる．

① 「依存症の治療が始まるには"底つき"が必要である」といわれてきたが，そもそも底つきの定義とは何かが曖昧である．患者が大切なものを失い，これ以上失いたくないから依存行動を諦め，治療を受け，回復を目指すターニングポイントのことを指す用語だとは思うが，その転機はそれぞれの患者の価値観に左右されるものであり，治療を始めるようになるための条件や状態を一般化することができない．そ

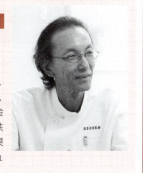

吉田精次（よしだ・せいじ）　　　　　　　　　　　　　略歴

1955 年徳島県生まれ．1981 年徳島大学医学部卒．
2001 年からアルコール依存症治療を開始．刑務所における薬物離脱教育を 6 年間担当．
2007 年からギャンブル依存症の治療も開始．現在は依存症全般を専門として治療にあたっている．
訳書・著書として，『CRAFT 依存症者家族のための対応ハンドブック』（監訳．金剛出版，2013），『CRAFT 薬物・アルコール依存症からの脱出―あなたの家族を治療につなげるために』（共著．金剛出版，2014），『CRAFT アルコール・薬物・ギャンブルで悩む家族のための 7 つの対処法』（共著．ASK，2014），『家族・援助者のためのギャンブル問題解決の処方箋―CRAFT を使った効果的な援助法』（金剛出版，2016），『アルコール依存のための治療ガイド―生き方を変える「コミュニティ強化アプローチ」[CRA]』（監訳．金剛出版，2016）などがある．

の意味では治療にはまったく役に立たない概念である．なぜ治療現場でこれが長年いい続けられてきたのかといえば，患者の動機づけを怠る〜あるいは知らない治療者側のいいわけに便利であったからである．治療が始まり回復を始めた当事者が過去を振り返って，あの時点が自分の底だったと言うときに使う表現としては適切かもしれないが，治療者が使用してはならない概念である．

② 「自分から治療を受けに来ないとダメ」，「本人が受診しなければ治療はできない」ともいわれてきた．強制治療から始まった治療でも適切な治療を受けることで効果が期待できるという研究結果もあり，どのようなきっかけであれ，患者の動機を強化し，治療意欲をいかに高めていくかを研究し提供するのが本来の治療者の仕事である．自分から治療を受けようしないという現実をどう分析して，それに対して何ができるのかを発見し，効果的な働きかけををいかに提供するかだけに治療者は労力を割くべきである．

③ 「回復するには○○しかない」という考えも改めるべきである．逆に，それぞれの患者に合った治療の道筋を見つけることが治療者の課題である．断酒・断薬しか治療ゴールがなければ，それを選択できない〜しようとしない患者は排除されてしまう．どの患者にも健康でありたい，良い方向に変わりたいという思いはどこかにあるはずで，少しでも害を減少させる方法から治療をスタートさせてもよいはずである．

④ 「依存症は一生治らないが，回復はする」という考え方も修正が必要である．依存症という病気を甘くみてはいけないという危機感を喚起するためにいわれてきたものであろうが，この言葉が発せられるときに，依存症という病気についてや，治癒するということの意味や治癒と回復の違いなどについて丁寧な説明がなされたうえで語られているかどうかはきわめて疑わしい．治らないと聞いて患者が意欲的に治療に取り組めるはずがなく，逆に，一生消せない重い荷物を背負ってこれから生きていくしかないのかと思わせてしまう．依存症からの回復がさまざまな困難をかかえてはいても，その時に最も大切なのは回復したいという意欲であり，それを阻害する要素は必要がない．

2. 転機―これからの依存症治療

動機づけ面接法やCRA（Community Reinforcement Approach；コミュニティ強化アプローチ），CRAFT（Community Reinforcement And Family Training；コミュニティ強化と家族訓練）の登場によって，これまでの依存症治療の限界を突破できるようになった．コミュニティ強化は，当事者と関係のある人がかかわり方を変えていく手法である．治療者もその重要な関係者の一部である．筆者がCRAFTから学んだことをいくつかあげる．

① CRAFTの考え方の一つに「いくら正しい方法でも，相手に合わなければそれは正しいとは言わない」がある．目の前にいる家族に実行可能な方法を提示し，小さな成功体験を積み重ね，そのことで徐々に家族は自信とやる気を取り戻し，やがて最初

に望んでいた目標（当事者の受診）に到達することができるという考え方である．治療者は目の前にいる家族に実行可能な行動を提案できなければならない．助言を実行できなかったのは家族のせいではなく，治療者の未熟であると考える．

　これまで筆者がやってきた依存症治療はどうだっただろうか．「飲酒問題発生＝断酒」という方程式を押しつけてこなかっただろうか？"強制や叱責や非難がない関係性のなかではじめて患者の素直な気持ちは姿を現す．問題を感じていない患者はいない"というのが筆者の信念であるが，正直なところどうしたいのか，どうありたいのか，どうなっていきたいのかというシンプルでストレートな願いが浮上してくるような面接を行うことが治療者には求められている．その願いから逆算して，その患者にはどのような進み方が必要なのかを見出していくのが適切な順序なのではないか．

② いったい治療者は何をする者なのか，何を提供する立場にあるのかという問いは重要である．「治療者＝治す人，患者＝治してもらう人」という関係図は依存症治療にはそぐわない．であるならば，治療者はいったい何をする者なのか？　さらに言えば，治療とは何なのか？　治療者の仕事とは「相手を理解しようとすること，依存症を深く理解しようとすること」に尽きる．経験や知識でつくりあげた自分の判断・評価基準をいったん棚上げして，相手に向き合い，相手を理解しようとすることから治療関係を構築していく．その後に経験と知識を総動員して問題に対処する場面がやってくる，という順序が大切である．その意味で治療者とは第一義に「理解しようとする者」ではないか．依存症の回復は理解されようとするところから始まると筆者は考える．

③ 疾病モデルで対応することは治療の入り口をかなり狭いものにしてしまう．多様性に対応するには患者に合った治療ルートを見つけることが必要である．そのためには，患者が何にいちばん今困っているのかからスタートするアプローチが有効である．困っていることを解決するにはどのような行動修正が必要かを見出す．行動修正にとりかかり，それを継続するためには患者のどの動機を強化すればよいのかを探る．治療者の仕事は患者の動機をどう強化するかであり，患者に動機がないと責めたり裁くことではない．問題解決の過程で問題の最も本質的な部分（それが依存症ということになるのかと思うが）にたどり着いた時に，その問題に向き合っていくという手法（問題解決モデル）が多様性に対応できるやり方ではないかと考える．

④ 「自分で選択する」ことを重視する．自分にやれそうかどうかを自分で考えて決める．「あなたにやれそうなことは何ですか？」はCRAFTでは家族に必ず行う質問である．CRAFTを活用するときには，これがだめならあれはどうかと，選択肢をいくらでも提案することが求められる．家族はこれならやれそうだという自信めいたものを発見し，やってみようと決心していく．この過程が重要である．「それはイネーブリングです．それを続けるほど問題は解決しないし，それどころか深刻になるだけですので，イネーブリングはやめましょう」という進め方はあまりに乱暴であり，家族

や当事者の立場に立ったものではない. 「説明されただけでは行動を修整できない」ということを治療者自身が知ることが大事である. そのうえで, 「どんなことならできそうですか？」と聞いて, できそうなことをいっしょに見出していく. 治療者にとっての「正解」を押しつけることが治療ではない. 患者に対してもこのやり方は有効である.

⑤ 「常に "本当は何を望んでいるのか？" という相手の動機にアクセスすることが大事」という考え方は, 人はなぜ変わろうとするのか, という問いへの一つの答えである. CRAFT では徹底して否定型の話法（「酒をやめなければ, ～なりますよ」）ではなく, 肯定型の話法（「酒をやめれば, ～なりますよ」）を訓練する. この練習をしながら, いかに否定型の話法が筆者になじんでいるかを痛感する. 否定型の話法は罰・警告・圧力・支配の発想であり, 肯定型は願い・希望・自発の発想である. 「～なりたくないから, ～する」（これを陰の動機とすると）から「～なりたいから, ～する」という陽の動機への転換がここにはある. 話法は技術にとどまらない, その人の考え方や生き方まで変える力を内包している. 自分から進んでその方向に向かい続けるためには陽の動機が必要である. 必要性に迫られての行動修正で始まってもかまわない. しかし, どこかの時点で動機が転換していく必要があるだろう. CRAFT では終始, 陽の動機にアクセスしていく. このアプローチはそのまま依存症治療にもあてはまる.

⑥ 「講義を聞くだけの方法は行動修正には最も効果がなく, スキルの獲得が行動を変える」という考え方. 飲酒機会を避けるという課題の場合, 飲酒を避けることが大事であるということを知っているだけでは不十分で, 実際の場面で役立つには避ける技術, 誘いを断る技術が必要である. その技術を身につけてこそ実際の場面で行動することができる. 練習でできないことは実践できない. 気合と根性では限界がある. 具体的なスキルを知り, 練習し, 獲得するところまでの過程を提供することが必要である.

　これからの依存症治療は理にかなったものに変わっていく必要がある. 最後にこれまで述べてきた要点をまとめる.

① 問題指摘型から問題解決志向型への転換
② 行動修正に必要なものは反省・後悔よりも動機が重要
③ 動機を強化するという考え方と技法習得の必要性
④ 問題指摘型話法から肯定的話法への転換
⑤ 問題解決のためのスキルを提供することが不可欠
⑥ 疾病観と治療観の転換～依存症は一生治らない病気か？
⑦ 医療者の役割

参考文献

- メイヤーズ RJ, ウォルフ BL（著）, 松本俊彦, 吉田精次（監訳）. CRAFT 依存症者家族のための対応ハンドブック. 金剛出版；2013.
- メイヤーズ RJ, スミス JE（著）, 境 泉洋, 原井宏明, 杉山雅彦（監訳）. CRAFT 依存症患者への治療動機づけ. 金剛出版；2013.
- メイヤーズ RJ, スミス JE（著）, 境 泉洋, 吉田精次（監訳）. アルコール依存のための治療ガイド─生き方を変える「コミュニティ強化アプローチ」[CRA]. 金剛出版；2016.
- 吉田精次, 境 泉洋. CRAFT 薬物・アルコール依存症からの脱出─あなたの家族を治療につなげるために. 金剛出版；2014.
- 吉田精次. 家族・援助者のためのギャンブル問題解決の処方箋─CRAFT を使った効果的な援助法. 金剛出版；2016.

エッセイ

禁煙——外来診療でこそできること

村井俊彦
村井こころのクリニック

1. はじめに—タバコと精神科

　タバコは怖い存在です．静かに身体を蝕み，気づかぬうちに心まで蝕まれていきます．身体が蝕まれることが周知され喫煙率は劇的な減少を遂げています．男性では1965年の82.7％が，2016年には29.7％に，国民全体では喫煙率は19.3％と2割を切っています[1]．しかし19.3％は2,027万人にあたり，いまだに2,000万人を超える人たちが依存の犠牲者であり続けておられます．この依存こそがタバコの怖さの本体です．そして「やめられない」ことで身体のみならず，精神機能そのものまでもが低下していく[2-4]ことがここ数年で明らかにされています．

　依存でありながら「依存と感じさせない」タバコの特性のため，依存のエキスパートであるはずのわれわれ精神科医療従事者までが，煙に巻かれていました．喫煙を治療の対象とする姿勢の乏しさです．喫煙はWHOも認める精神疾患[5]です．ところが禁煙に向けて，日本循環器学会，日本小児科学会，日本産婦人科学会等，名だたる学会が参加してできた「禁煙ガイドライン」[6]には精神科関連の学会はいっさい関与していません．より正確には関与できなかったのだと思います．

　ガイドライン制定時，精神科医師のおよそ8割が精神科病院に勤務し，当時の精神科病院では喫煙は日常の光景でした．喫煙は見過ごされていました．見過ごす背景に「入

村井俊彦（むらい・としひこ）　　　　　　　　　　　　　略歴

1955年京都府生まれ．
1990年京都府立医科大学卒．
1993年から宇治おうばく病院勤務．禁煙支援委員長として全国の精神科病院として初めて全敷地内禁煙を達成．
さわ病院，土佐病院，紀の川病院はじめ各地の病院で全敷地内禁煙についてお伝えし全敷地内禁煙の輪を広げる．
2016年3月宇治おうばく病院副院長を退任し，2016年4月から村井こころのクリニック開設．
執筆を分担した雑誌・書籍として，『禁煙科学』（日本禁煙科学会編．文光堂，2007），『禁煙外来ベストプラクティス』（中村正和ほか編．日経メディカル開発，2010）等がある．

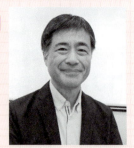

表 1 病棟の禁煙・分煙

		総数		禁煙		分煙		区別なし	
		病棟数	割合（%）	病棟数	割合（%）	病棟数	割合（%）	病棟数	割合（%）
精神科救急	入院料 1	105	100.0	71	67.6	34	32.4	0	0.0
	入院料 2	1	100.0	1	100.0	0	0.0	0	0.0
精神科急性期治療病棟	入院料 1	216	100.0	113	52.3	103	47.7	0	0.0
	入院料 2	9	100.0	2	22.2	7	77.8	0	0.0
児童・思春期病棟		10	100.0	9	90.0	1	10.0	0	0.0
精神療養病棟		1,140	100.0	517	45.4	623	54.6	0	0.0
認知症治療病棟	入院料 1	366	100.0	295	80.6	68	18.6	3	0.8
	入院料 2	16	100.0	14	87.5	2	12.5	0	0.0
老人性認知症疾患療養病棟（介護保険）		11	100.0	8	72.7	2	18.2	1	9.1
特殊疾患病棟入院料 2（精神科）		51	100.0	44	86.3	6	11.8	1	2.0
地域移行機能強化病棟		6	100.0	4	66.7	2	33.3	0	0.0
精神一般病棟		1,539	100.0	725	47.1	805	52.3	9	0.6
合計		3,470	100.0	1,803	52.0	1,653	47.6	14	0.4

（日本精神科病院協会．平成 28 年度日精協総合調査報告．2016[11] より）

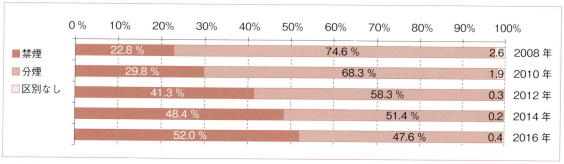

図 1 病棟の禁煙・分煙

（日本精神科病院協会．平成 28 年度日精協総合調査報告．2016[11] より）

院中の精神科患者（以降 Pt）に禁煙は無理」とする「諦め」があったように思います．これは日本に限ったことではありませんでした．1996 年のアメリカ精神医学会（APA）の指針には「入院中の Pt への禁煙は精神症状のさらなる悪化が懸念され推奨しない」[7] とありました．しかしこの「諦め」が偏見に基づいたものであり，「症状の悪化」も事実ではないことに気づかされました．

2004 年 7 月，精神科病院である宇治おうばく病院で全敷地内禁煙を達成し，Pt の禁煙が可能であり，禁煙が精神症状の改善に効果があることを示すことができました[2,8,9]．これが契機となり燎原の火のようにわずか 10 年のあいだに，「たばこの聖域」と思われていた精神科病院の半数が禁煙となっています[10,11]（表 1，図 1）．10 万を超える入院 Pt が禁煙をされています．入院を要するまでに病状が悪化している Pt でも，長期にわたり喫煙を続けてきた Pt でも，禁煙は可能でした[9]．禁煙の継続で精神症状

の安定化とともに，減薬することができ，さらには長期・超長期入院患者の退院も可能となっています[8,9]．精神科病院とタバコとの関係は大きく変化しています．精神科がタバコと向き合う時を迎えているのではないでしょうか．

　現在，精神科医師の3割が診療所に所属しておられます．先生の外来診療でPtへの禁煙支援をお願いできればと思います．入院という枠組みをもたない外来診療でこそできる禁煙支援があります．それをお伝えできればと思います．

2. 薬物依存，そしてタバコの特殊性─己を知り，敵を知らば，百戦危うからず

　われわれは，刻一刻と変化する情報を受けとめ，その価値を判断し，過去の情報と照らしあわせ，よりよいと思われるものを選び取り行動します．その行動が適切であったのかを「快」，「不快」というわかりやすい形で教えてくれるのが「脳内報酬系」です．「依存」はこのシステムが「依存物質」という新参者に乗っ取られ，人が「依存物質」を取りこむ存在に変えられていく過程とみることができます．その過程で精神機能の低下も生じます．薬物依存とは寄生虫に乗っ取られ，寄生虫のために生きている宿主のような存在に人間を変えてしまう，恐ろしい疾患なのです．

　タバコはニコチン依存症という精神疾患です．ニコチンはこの乗っ取り方がとてもクールです．他の依存物質のようにホットで華々しい事件を引き起こすわけでもなく，法的規制を受けることもありません．喫煙者に依存と感じさせないマイルドさで，依存の深い闇に喫煙者をいざなっていきます．

3. 禁煙治療，分業の勧め─適材適所

　禁煙には長距離走を走りきるのに似た困難が待ち受けています．① スタートに立つ困難（動機づけの困難），② スタートを切る困難（渇望対策），そして，③ 長距離を走りきる困難（再燃への備え）です[12]．

　Ptの禁煙にはさらに，① 喫煙の有害性が知らされていない（動機づけの機会の乏しさ），② 知っていてもどうすればいいのかわからない（渇望対策を知らない），③ 禁煙外来で失敗を繰り返す（再燃への備えの弱さ）とPt固有の難しさが加味されます．

　この状況からPtを救いだせるのは，Ptとの接点をもち，Ptを知り，Ptを支えておられる先生をおいてはいらっしゃいません．① 動機づけ（スタートに立つ援助），② 禁煙外来への紹介（スタートを切れる援助），③ 禁煙を見守り，再燃への備えの弱さを補う（走りきる援助）をお願いしたいのです．渇望対策には有効な薬剤を保険適用できる禁煙外来との連携が効果的です．禁煙治療，分業の勧めです．

4. 禁煙の動機づけ

◉誰が伝えるのか

　そもそもスタートに立つことがなければ何も始まりません．

　禁煙はPtの脳がタバコに乗っ取られつつあるのを止める作業です．これにはかなり

の影響力，力技といっていいものが必要です．Pt は先生の外来を受診されているのが強みです．まだ間にあいます．健康な部分へ働きかけ，「依存」の「本当の怖さ」に気づいてもらうのが先決です．タバコの本当の怖さに気づけていない方が大半です．「もう，長く吸っているから，仕方ない」，「ストレス解消に役に立つ」，「依存ってわかっているけど…」等々．

依存が単に「わかっているけどやめられない」のではなく「やめられない」まま「脳全体の働きが低下」していくこと，それに気づけず「ストレスを高めている」のを「ストレス解消」と思いこんでいること[4]．それでも「仕方がない」としていいのかを話し，見直す機会をつくってもらいたいのです．そしてこの状態を食い止める方法があり，その援助，見守りをする用意があることを伝えていただければと思うのです．先生が直接，Pt に向けて語りかけることほど，Pt にとってインパクトのあるものはありません．

● タバコ会社が売ろうとしているもの

タバコをくわえて産まれてくる赤ちゃんはいません．Pt とタバコとの出会いの物語があるはずです．まずそれを聞いてください．「カッコよさ」，「大人への憧れ」，「仲間に入るため」，いろいろでしょうが，「病気になるため」に喫煙を始めた方はいないはずです．タバコへの良いイメージがあったからこそ，出会いで感じた違和感（立ち眩み，むせ込み）があっても喫煙を続け，心地良さを感じはじめるとそれがタバコ会社の示す「上質の喜び」であると納得し，気がつけば手放せない存在になっているのではないでしょうか．

タバコ会社はタバコだけを売っているのではありません．タバコの良いイメージをつくりあげ，売り込んでいるのです．カウボーイが馬を追って走る躍動感のある映像と心躍る音楽，そして最後に渋くタバコで一日を締めくくる姿．これは CM 史上の金字塔といわれ，マルボロの売り上げは何十倍にもふくらみ，カウボーイのイメージをも変えたといわれています．巧みなイメージ戦略の勝利です．その裏で，マルボロ俳優はタバコ関連疾患で悲惨な死を遂げています．イメージがもたらす悲惨な現状を告発したテレビドキュメンタリーの "Death in the West"（1976）はタバコ会社の圧力でお蔵入りとなっています．

近年ではこうした「紙巻タバコ」の有害性を逆手にとり，安全性を売りにした電子タバコの売り込みに躍起です．しかしその安全性を保障するデータの提示はありません．タバコをどう消費させるかの違いだけでニコチン対策は置き去りです．そこまでして売ろうとしているタバコへの愛情を売る側はもっているのでしょうか？

タバコ会社がタバコをどうみているのかを示す RJ. レイノルズ・タバコ・カンパニー幹部の発言 "We don't smoke. We just sell it. We reserve the right to smoke for the young, the poor, the black and stupid"[13] が残っています．この言葉は禁煙教育のなかで最もインパクトがありました．「タバコを売っているやつがこんなふうに俺らのことをみているのか！」と Pt のタバコを見る目が変わりました．幹部はタバコを売っても吸わない．タバコの健康被害の大きさと依存の怖さを熟知していたからにほかなりませ

ん．タバコ会社のお先棒をわれわれが担ぐ愚は避けたいものです．そして Pt にはタバコ会社のイメージ戦略（電子タバコも含めて）の犠牲であり続ける必要はないことを伝えてください．

● **タバコのクールさの仕組み**

タバコがクールであるのは，ニコチンを取り込みドーパミン（DA）を分泌する受容体である $\alpha_4\beta_2$ の働き方の巧みさ[14] によります．タバコを吸ってニコチンが脳に届き DA が分泌されるまで 10 秒とかかりません．この「すみやかな」DA 分泌が快をもたらし，「効く」と実感させるのです．しかし $\alpha_4\beta_2$ による DA 分泌は短時間で終わります．最初の 1 本を吸い終わる頃には DA 分泌は止み，次のタバコを吸っても「効き」は感じられなくなります．しばしの休息が必要となります．$\alpha_4\beta_2$ の「節度ある」DA 分泌が，生命体に備わる「ほどほど」の DA 分泌に一致しているため，ニコチンを「自然」なものとして受け止めてしまうのです．他の依存物質が，受容体を刺激し続けて野放図に DA を分泌させ，異次元の「快」へとトリップさせるのとはわけが違うのです．

タバコは，すみやかに「心地よさ」へと「引き上げて」くれますが，その後の休息期で，元の状態に「引き降ろされて」しまいます．この「上昇」と「下降」の繰り返しで「引き降ろされる」着地点が微妙にずれていきます．元に戻っているつもりがそうではないのです．少しずつ沈みこんでいくのです．

それを明らかにしたものが図 2 の禁煙開始前のうつ病（抑うつ状態）自己評価尺度（CES-D）の値です[15]．「気分を上げる」ために吸っているはずのタバコが実は「気分を落ち込ませている」ことを示しています．その落ち込みの度合いはニコチン依存度（Fagerstrom Test for Nicotine Dependence：FTND）に対応しています[2, 9, 10]．脳が乗っ取られていくと，精神状態までが悪化していくのです．人は急速な変化には気づけますが，長く時間をかけた変化には気づきにくいものなのです．これをイラストにしたのが，本項中 COLUMN の「奇妙な建物」[12] です．Pt に示していただければ理解が進みます．ありがたいことに禁煙を始めると，早期に回復が始まります（図 2）．伝えていただきたいのはこの点です．「奇妙な建物」からの早期退去は可能なのです．

5. 渇望対策―クール対策の決めわざと落とし穴

タバコがクールであることに変わりはないのですが，喫煙の繰り返しでクールの立役者である $\alpha_4\beta_2$ 受容体がへばってしまうことがあります．ニコチンが入っても DA が分泌されず「期待した効果が得られない」ことで，渇望が生じます．脳内ではこれを解消するため新たな受容体が形成されます．これが困った事態を引き起こします．へばっていた受容体の復活です．受容体が増えるわけですからこれまでのニコチン量では足りなくなり「もっと，もっと」が強化され渇望の激しさを生むことになります．ニコチン依存度の高まりです．「快」を得るはずであった喫煙が「不快」を解消するための行為に変えられ，依存の深みにはまっていきます．

ご安心下さい．この深みからの救出も可能な渇望ストッパーが用意されています．

┌───┐

禁煙による喫煙患者の抑うつ度の推移

- **調査対象**：入院喫煙患者で禁煙し調査に協力の得られた患者.
  FTND（Fagerstrom Test for Nicotine Dependence：質問紙法によるニコチン依存評価法）5 以上の Pt 36 人，5 未満の Pt 34 人.
- **調査方法**：禁煙前後の抑うつ状態の変化を CES-D（Center for Epidemiologic Studies Depression Scale：抑うつ状態の自己評価尺度）で調査.
  離脱症状はニコチン依存度との関連が指摘されており，FTND に基づき 2 群に分類. 2 群（2004 年当時の喫煙入院患者〈Pt〉と，対照群として当院の喫煙職員〈St〉. 在院患者数は 234 人で，うち喫煙者は 116 人，職員数は 413 人で，うち自己申告による喫煙者は 102 人. Pt 88 人，St 84 人から調査への協力が得られた. Pt 88 人中，統合失調症 78 人，気分障害圏 5 人，アルコール依存症 4 人，パーソナリティ障害 1 人，平均年齢は Pt 54.4 歳，St 37.4 歳）の平均値が 4.71，4.51 であり，5 点を基準値とした.
  依存の観点からその離脱症状としての抑うつ状態に焦点を当てた. 症状は数時間後に始まり，48 時間でピークに達し，2 ～ 5 週間にわたり減弱するといわれており，CES-D の調査時点を禁煙開始直前，1 週間後，1 か月後に設定. またタバコへの渇望は数か月持続するともいわれており，3 か月後の調査で抑うつ度からタバコへの渇望との関連を調べることとした.
- **調査期間**：各 Pt が実際に禁煙を始めた時を基準に，禁煙開始 ① 直前，② 1 週間後，③ 1 か月後，④ 3 か月後に調査を行った（2004 年 1～3 月）.

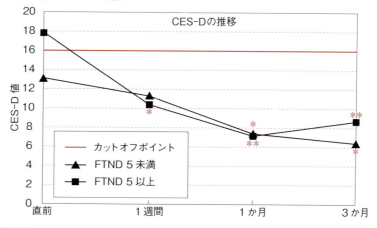

禁煙後調査

	FTND 5 以上の群	FTND 5 未満の群
直前（喫煙時）	17.8	13.1
1 週間後	10.4*	10.6
1 か月後	7.1**	6.9*
3 か月後	8.8**	6.4*

各時点での抑うつ度の推移を示し，喫煙時（禁煙直前）との有意差の有無を記した.
**は *p*＜0.01　*は *p*＜0.05 （Mann-Whitney 検定）

FTND 5 以上の群，5 未満の群でも禁煙を開始することで抑うつ度は改善.
その効果はニコチン依存度の高い，FTND 5 以上の群で顕著.
さらに FTND 5 以上の群は喫煙時は「抑うつ状態にある」ことが示された.
「気分が落ち込むから吸っている」
　　　　のではなく
「吸うから気分が落ち込んでいる」 ことが示された.

└───┘

図 2　禁煙による喫煙患者の抑うつ度の推移

（村井俊彦. 日精協誌 2017；36〈9〉：54-63[15] より）

$\alpha_4\beta_2$ へのパーシャルアゴニストであるバレニクリン（チャンピックス®）です．これは $\alpha_4\beta_2$ への刺激を微妙に続け，受容体に休止期をつくらせません．「節度ある」のさらに上をいく「『超』節度ある」分泌を続けさせ「快」は得られないまでも「不快」を抑えてくれます．渇望を抑え，禁煙を実現させる優れものです[14, 16]．

COLUMN
奇妙な建物

ここに奇妙な建物があります．最上階からの見晴らしがよく，最上階に行くための，高速エレベーターも用意されています．あなたがボタンを押せばエレベーターが最上階にまで一気に運んでくれます．それはとても心地よい経験でもあります．

エレベーターの扉は最上階では開きません．最上階にとどまる時間はわずかでエレベーターは下降を始め元の場所にまでつれ戻されます．最上階の眺望を味わうにはもう一度上昇ボタンを押すしかありません．エレベーターを上昇させることはできるのですが，すぐに下降，それでまた上昇ボタンを押してしまう……．上昇と下降を繰り返すうち，エレベーターに乗る目的が「最上階の眺望を味わう」から，毎回の「上昇する感覚を得る」に変わっていきます．何度下降しようが上昇ボタンを押すことを繰り返すようになります．ある日，ふと外を眺めてみると，景色が一変

しています．最上階に行っているはずが，そこからは何も見えないのです．エレベーターのボタンを押すたびに建物ごと，ゆっくりですが沈下を続けていたのです．そのことに気がついても，上昇する感覚を求めて，またエレベーターのボタンを押してしまう……．

- エレベーターの上昇，下降はタバコによって得られる快感の高まりと薄らいでいく様子とを示しています．
- 建物が建つ位置が脳内ネットワークの機能レベルを示します．
- エレベーターの上昇ボタンを押す（喫煙する）たび，少しずつ建物そのものが沈下を続けていきます．喫煙するたびに「上昇」する感覚は得られても，全体としての精神機能は徐々に低下していきます．
- 地下深く沈み込んでいく自分に気づけたら，上昇ボタンを押すのをやめることです．退去は可能です．

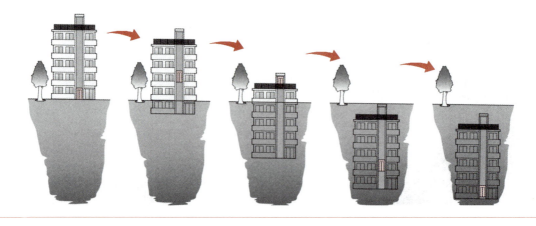

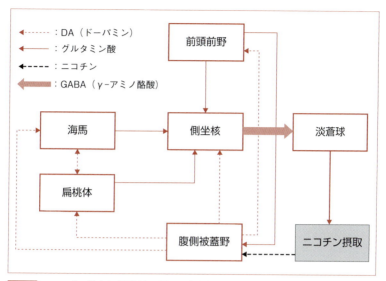

図 3 ニコチン依存に側坐核の果たす役割

　バレニクリンを保険適用させるには禁煙外来を標榜する必要があります．禁煙外来との連携がお勧めです．

　バレニクリンは強力ですが保険適応は 2 か月だけです．ここに落とし穴があり，脱落される方も多いのです．特に Pt の脱落率が際立ち，「禁煙のために受診しているのか，それとも話を聞いてほしいのか」との声を他科の禁煙外来の先生からお聞きします．ここに「禁煙，分業の勧め」の大きな理由があります．Pt は「話を聞いてもらい」，「支えて欲しい」のではないでしょうか．先生のお力が必要です．実際に精神科で禁煙外来を標榜されている診療所では禁煙率は一般科と変わりません[17]．

6. 再燃への備え―「棘」対策，君子危うきに近寄らず，そして伴走者の役割

　禁煙で「脳の乗っ取り」は終わり，精神症状の回復が始まります．しかし脳内にはタバコによって，刻みつけられた仕組みが残されたままとなっています．DA の受け手である側坐核細胞の樹状突起に生じた「棘」(spine) です[18]．

　ここで脳内報酬系の受け手側である，側坐核の働きと依存物質がどう側坐核の働きを変えてしまうのかについてみておきます[19]．側坐核は脳内の QB（クオーターバック）と位置づけられ，さまざまな情報を取り入れその情報に基づく行動の起点となります．側坐核は前頭前野，海馬，扁桃体，その他の脳内各部との連絡[19]（図 3 は簡略化したもの）をとり，「快」，「不快」により，行動の結果への適切なフィードバックを行っています．

　ところが依存物質による過剰な DA 分泌が繰り返されると側坐核細胞の樹状突起に形態変化（棘）が生じ[18]，依存物質への感度が高められてしまいます．些細な刺激でも行動（薬物探索）が引き起こされてしまうのです．

　タバコであればその匂いだけでも渇望が引き起こされてしまう危険があります．「君子危うきに近寄らず」です．危険な場所には近寄らないよう伝えてください．万が一，再喫煙されても大崩れしないよう「喫煙を再開するまで禁煙を続けられた」ことを評価し，禁煙の再開を約束していただければと思います．「禁煙なんて簡単だ．俺はもう何千回も禁煙している」とマーク・トウェインの言葉が残されているほどに禁煙は難しいものなのです．Pt にとって，禁煙の苦労を知る先生からの言葉ほど，勇気づけられるものはありません．先生が見守っていてくれることを実感するはずです．これは再燃への大きな備えになります．

　禁煙への動機づけ，スタートへの援助，そして見守りと，それぞれのタイミングでかかわることで，多くの Pt を救っていただけるものと思っています．

　そして Pt が自らの意志で来院する外来診療には，① Pt の「自主性」，② 入院という期間を設けない「継続性」，③ 病棟という守られた場ではない，生活の場でそのつど遭遇する喫煙の危機にこまめに対応できる「柔軟性」があり，「入院の枠をもたない」ことが Pt の禁煙にはむしろ強みとなります．

7. おわりに

　受診される患者さんの胸ポケットがタバコの箱でふくらんでいたら，吐く息，着衣からタバコの匂いが感じられたら，一度，尋ねてみてください．「タバコはどう？」と．

　そこから患者さんとの禁煙の物語を始めることができます．

文献

1) 日本たばこ産業（株）．全国たばこ喫煙者率調査．2016.
2) 村井俊彦，奥宮祐正，菅野辰生．精神病院での全館禁煙の可能性と有効性について．病院・地域精神医学 2005；48：33-34.
3) Taylor G, McNeill A, Girling A, et al. Change in mental health after smoking cessation：Systematic review and meta-analysis. BMJ 2014；348：g1151.
4) Mino Y, Shigemi J, Otsu T, et al. Dose smoking cessation improve mental health？ Psychiatry Clin Neurosci 2000；54：169-172.
5) World Health Organization. ICD-10 International Statistical Classification of Diseases and Related Health Problems. WHO；1990.
6) 9 学会合同研究班（班長：藤原久義）編．禁煙ガイドライン．Circ J 2005；69（Suppl Ⅳ）：1005-1103.
7) American Psychiatric Association. Practice guideline for the treatment of patients with nicotine dependence. Am J Psychiatry 1996；153（10 Suppl）：1-31.
8) 村井俊彦．精神科病院で禁煙？─精神科病院でこそ全敷地内禁煙を．日精協誌 2008；27：42-48.
9) 村井俊彦．長期・超長期入院患者へ禁煙導入は可能か？─精神科病院でこそ敷地内禁煙を．日本精神科救急学会誌 2013；16：57-68.
10) 村井俊彦．精神科病院のあり方を変える契機としての全敷地内禁煙─「閉じた」場を「開かれた」場に，そして「つなぐ」場へ．日精協誌 2015；34：1187-1194.
11) 日本精神科病院協会．平成 28 年度日本精神科病院協会総合調査報告．2016.

12）村井俊彦．禁煙を阻む3つの壁―離脱症状の新しい見方．Heart View 2012；6：73-78.

13）Giovanni J, "Come to Cancer Country；USA；Focus" The Times of London, August 2, 1992.

14）Stahl SM（著），仙波純一ほか（訳）．ストール精神薬理学エッセンシャルズ―神経科学的基礎と応用，第4版．メディカルサイエンスインターナショナル；2015．pp579-594.

15）村井俊彦．精神科，精神科病院と喫煙との関係を変えた十余年―全敷地内禁煙全国初の試みのその後．日精協誌 2017；36（9）：54-63.

16）Lancaster T, Stead L, Cahill K. An update on therapeutics for tobacco dependence. Expert Opin Pharmacother 2008；9：15-22.

17）川合厚子．精神障害者も禁煙したい！，禁煙できる！精神科救急 2010；13：8-11.

18）Nestler EJ, Malenka RC. The addicted brain. Sci Am 2004；290：78-85.

19）Kalivas PW, Volkow ND. The neural basis of addiction：A pathology of motivation and choice. Am J Psychiaty 2005；162：1403-1413.

エッセイ

カジノ解禁の愚と精神医学会の沈黙

森山成彬
通谷メンタルクリニック

1. はじめに

2016 年 12 月，臨時国会を延長していわゆるカジノ法案が成立しました．衆議院内閣委員会での審議開始が 11 月 30 日，可決は 12 月 2 日で，実質審議時間はたったの 6 時間です．

こうした性急な可決の裏に，11 月 17 日安倍首相が，大統領選に当選したトランプ氏の自宅を訪問した際，裏取引があったと勘ぐられても仕方がありません．ラスベガス・サンズやシンガポールのマリーナベイ・サンズ，マカオのサンズマカオのオーナーはユダヤ系アメリカ人で，トランプ大統領の一大スポンサーだからです．

2. 何度も出された有病率の高さ

ギャンブル障害の有病率が初めて調査されたのは 2008 年です．厚生労働省の委託研究班が，全国 356 地点で男女 7,500 人を無作為抽出し，訪問による面談調査で得た 4,123 人の有効回答をもとにしています．男性 9.6 ％，女性 1.6 ％，全体で 5.6 ％という驚くべき数字がはじき出されました．

あまりに高い有病率が本当かどうか，各方面で首をひねる向きがあったのか，第 2 回の調査は別の研究班が 2013 年に実施しました．無作為抽出で得た 7,052 人に訪問

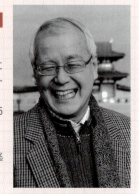

森山成彬 （もりやま・なりあきら）　　略歴

1947 年福岡県生まれ．
1969 年東京大学文学部仏文学科を卒業後，TBS に勤務．2 年後に退職して九州大学医学部に学び，精神科医となる．その傍ら小説の執筆に励み，「帚木蓬生」（ははきぎ・ほうせい）のペンネームで作家としても活動．
1978 年九州大学医学部卒．1979〜81 年フランス留学．1988 年八幡厚生病院診療部長．2005 年通谷（とおりたに）メンタルクリニック院長．
主な受賞歴
1992 年『三たびの海峡』吉川英治文学新人賞，1995 年『閉鎖病棟』山本周五郎賞，1997 年『逃亡』柴田錬三郎賞，2010 年『水神』新田次郎賞．

面接をして 4,153 人の有効回答を得ました．結果は男性 8.7 ％，女性 1.8 ％，全体で 4.8 ％でした．この有病率から，わが国には 536 万人の有病者がいると公表したのが 2014 年 8 月です．

そして同年の 10 月，横浜で開催された第 16 回国際嗜癖学会で，同じ研究班が結果を発表しています．結論要旨は次の通りです．「この研究によって，病的ギャンブルの有病率は，特に男性の場合，日本は他の国々よりかなり高いことが明らかになった．パチンコは非常に一般的であり，日本の有病率を高く押し上げていることを，強く示唆している」．

この有病率の高値を何とかして低く算定したいのか，厚労省は 3 回目の委託研究を 2016 年に実施します．東京 23 区や名古屋市，大阪市など全国 11 都市で，面接調査して 993 人から回答を得ています．回答率は 45.1 ％でした．その結果，都市部の成人の生涯有病率は 2.7 ％だと，今度は厚労省自身が 2017 年 3 月末に発表しました．前回，前々回より大幅に数字が低くなったので，こちらこそ本当の数字だと厚労省はいいたいのでしょう．

しかしたかだか有効回答千人足らずの調査ですから，実態が反映されているかおおいに疑問です．厚労省としては，さらに対象を 1 万人規模に拡大して調査をし，2017 年夏に公表する予定のようです．

有病者 536 万といえば，北海道の人口に相当します．生涯有病率が 2.7 ％としても，全国で 300 万人くらいの有病者がいると推定されます．これとて，福岡市の人口の 2 倍ですから，恐るべき病気の蔓延状態といえます．

3. 厚労省および精神医学界の沈黙

わが国のギャンブル障害の有病率の高さは，他国のそれと比較すれば一目瞭然です．アメリカが 0.42 ％，カナダが 0.50 ％，デンマークが 0.10 ％，フィンランドが 1.5 ％，イギリスが 0.50 ％，スペインが 0.30 ％，スイスが 0.80 ％，香港が 2.20 ％，マカオが 1.80 ％，シンガポールが 2.10 ％です．

わが国の 2008 年の 5.6 ％，2013 年の 4.8 ％という数字は欧米の 10 倍であり，カジノで有名なマカオやシンガポールと比べても 2 倍から 3 倍の高さです．2017 年発表の 2.7 ％をとっても，世界一のギャンブル汚染国と断言できるのです．

にもかかわらず，国民の健康を託されている厚労省が，すわ一大事と色めきたった形跡はありません．数字を積極的に公表するどころか，発表を控えると後日追求されるのを危惧したのか，2013 年の結果をチラリと一部の新聞に発表したのみです．

ギャンブル障害の有病率の高さをあまり口にしたくない理由がどこにあるのか，この謎はやがて明らかになります．

同じような冷淡な態度は，精神医学界も同じ穴のむじなといえます．ギャンブル症者の異様な多さに，まず眼を向けなければならない学会は少なくありません．日本アルコール・アディクション医学会，日本依存神経精神医学会，日本嗜癖行動学会，日本社会

精神医学会，そして何よりも精神科の最大学会である日本精神神経学会です．しかしどれひとつとして，ギャンブル障害の異常なはびこり方に対し，国や国民に警告や提言を行っていません．

　厚労省の助成金で，いわゆるギャンブル依存研究班が成立したのは 2007 年でした．筆者も班員の末席を汚していました．2008 年の調査結果が出たとき，班の事務方から「数字がひとり歩きをしないよう，5.6 ％の有病率は口外しないようにお願いします」と釘をさされたのを覚えています．ギャンブル障害に特化した研究班でありながら，この引け腰は何だと腹が立ち，私自身はインタヴューを受けるたび吹聴に努めました．

　この研究班はその後も継続されているはずですが，厚労省が予算を毎年削ったため，ここ数年は班会議さえも開かれていません．

　しかしもっと責められるべきなのは，2008 年と 2013 年の研究班の態度でしょう．厚労省の研究助成金にしても，もとはといえば国民の税金です．研究成果は国民にフィードバックをしなければならないのに，声を大にした跡はみられません．特に 2013 年の研究班の班長は，有病者 536 万人を一部の新聞に漏らした後，完全に沈黙を守っています．驚いたマスメディアが，インタヴューを申し込んでもいっさい応じていません．

　私が『ビッグイシュー 日本版』のゲスト編集長になった 2017 年の春，ギャンブル障害を特集しました（Vol.309）．その際，班長に対し，「ギャンブル障害の疫学調査から見えてくるもの」というテーマでインタヴューを申し込んだときも，梨のつぶてでした．「数字がひとり歩きをしないように」と 10 年前に釘をさした，ギャンブル依存研究班の事務局と同じ態度です．

　第一線の研究者ですらこの体たらくなので，精神科の他の学会が動かないのも当然なのかもしれません．

　毎年実施されている日本精神神経学会でも，2012 年まで何一つ討議されず，2013 年になって私が市民公開講座でチマチマとしゃべったのみです．シンポジウムがようやく組まれたのは，2014 年になってからです．しかしこのときでも，この重大な疾患に対する施策の必要性を喚起するシンポジストはいませんでした．2015 年，2016 年も同様です．

　この精神医学会の沈黙が，今回のカジノ解禁を許したのではないかと思っています．関連学会，特に日本精神神経学会がいち早く，カジノ反対の声明を出しておれば，その波紋は大きく広がり，反対のうねりを生じさせたはずです．

　しかし私は，研究者たちや学会の沈黙の裏には，一つの悪だくみが隠されているのではないかと邪推しています．それは厚労省が広言しているように，カジノの収益の一部を，ギャンブル障害の対策費にあてるという目論見です．こうなると，沈黙は，現在のギャンブル症者，そしてカジノから生み出される新たなギャンブル症者を人質にとった悪賢い戦術といえます．

　ギャンブルからの収益の一部を対策費にまわすのであれば，とっくの昔に実行すべきだったのです．年間の売り上げは，中央競馬が 3 兆円，地方競馬が 3,000 億円，競艇

が 9,000 億円，競輪が 7,000 億円，オートレースが 700 億円，宝くじが 1 兆円，スポーツ振興くじが 500 億円です．これにギャンブル障害の最大温床ともいうべきパチンコ・パチスロの 23 兆円を加えると，合計 30 兆円に達します．それなのに，そこからはビター文も対策費として，税を徴収してこなかったのです．

4. 厚労省が口にする今後の対策

カジノの収益から対策費にあてる施策として，厚労省は 3 つの方法をあげています．1 つは対策費を 5 倍に引き上げること，2 つ目は指定治療機関を現在の 5 か所から 67 か所に増やすこと，3 つ目が回復施設職員の養成です．

最初の対策費について，私はこれまで対策費などあったかなと，耳を疑いました．すると 1 億円あったそうです．その 5 倍ですから 5 億円です．こんなはした金で 500 万人もの有病者を扱えるはずはありません．

17 か所のカジノ，6 種の公営ギャンブルを有する韓国では，約 2 兆円の年間売り上げがあります．そのうち 0.5 ％を治療対策費に充当するという法律が存在します．そうすると 100 億が治療対策費にまわされているのですが，現場の職員たちの実感では，せめて 5 ％，できれば 10 ％にすべきだというのです．厚労省のいう 5 億円がいかに噴飯ものかが理解できます．

指定治療機関を 67 か所に増やせば，費用は 5 億円ですむはずはありません．50 億円でも足りず，最低でも 500 億円は必要でしょう．回復施設職員の養成にしても，数千人単位での実施でなければ，膨大な数の有病者，今後生み出される病者には対応できないはずです．

ギャンブルが開始されるのは 20 歳前後です．ギャンブルの恐ろしさは，中学校，高校，そして大学でも，生徒や学生に教えるべきで，現在行われているタバコ，シンナー，覚せい剤，アルコール予防教育と同様です．この対策費にも予算を計上しなければなりません．5 億円がいかに馬鹿げた数字か，ここに厚労省のこの疾患に対する無知ぶりと，本気度の欠如が表れています．

しかしとりもなおさず，それは研究者や学会の不作為と沈黙に根源を発しているのです．

5. おわりに

2017 年の 3 月，日本精神神経学会は，厚生労働大臣に対して，性同一性障害の治療を目的としたホルモン療法や手術に対し，保険適用を求める要望書を提出しました．

この疾患をもつ患者がいかに治療費を捻出するのに苦労しているかを考慮すれば，当然の要求です．しかし同様な要望書を，ギャンブル障害に関して，対策の重要性，カジノ解禁の危険性を高らかに唱って，手渡せなかったのかが悔やまれます．

実際は今からでも遅きに失することはないはずです．カジノ解禁の阻止がかなわないなら，「アルコール健康障害対策基本法」にならって，まず，「ギャンブル障害対策法」

の設立を発案すべきです.

　第2は, 国内のギャンブルを一括して規制する「ギャンブル規制局」を提言すべきでしょう. 農林水産省が競馬, 国土交通省が競艇, 経済産業省が競輪とオートレース, 総務省が宝くじ, 文部科学省がスポーツ振興くじ, そしてわが国特有のパチンコ・パチスロが警察庁と国家公安委員会というように, 管轄する省庁はてんでバラバラです. 各省庁が競い合ってギャンブルを奨励しているのが現状です. これにカジノが加われば, 文字通りギャンブルの百家争鳴, 戦国時代に突入します. これでは規制などどこ吹く風になります.

　これには, 警察庁と国家公安委員会がゲームだとうそぶいているパチンコ・パチスロを, 正式にギャンブルと定義し直す必要があります. それでこそ規制の網をかけることができます.

　第3は, カジノに出入りする自国民の規制です. 入場料, 制限時間, 入場制限や入場禁止, 費消額の上限設定, ATMの場外設置など配慮すべき項目は多々あります. 韓国では自国民が入れるカジノは1か所のみです. しかしその1か所で, 他の16か所のカジノを合わせた売り上げを凌ぐのですから, カジノは自国民の懐から金を巻き上げる装置なのです.

　トランプ大統領の一大スポンサーであるサンズのオーナーが虎視眈々と狙っているのも日本人の財布であるのは間違いありません. マカオ, シンガポールで収益が減り, ラスベガスでも頭打ちになっているので, 次の標的は間違いなく日本なのです.

ベンゾジアゼピン系抗不安薬
──依存形成をどう防ぐか

川谷大治
川谷医院

1. はじめに

　ベンゾジアゼピン（BZD）系抗不安薬の依存形成を防ぐ方法の一つに誰でもできるとても簡単なやり方がある．抗不安薬を処方しなければよい．幸いにもわが国でも選択的セロトニン再取り込み阻害薬（SSRI）が処方できるようになって20年が経過した．筆者のBZD系抗不安薬の処方量は確実に少なくなっている．

　ところが，わが国におけるBZD系薬剤の出荷量をみると，処方量は減少していない．むしろ，年々増加し，2012年（平成24年）の抗不安薬・睡眠薬多剤処方における減算項目拡大施策が導入されるまで右肩上がりだった．その施策によって翌年は減少したにもかかわらず，実質的な効果は得られていないといわれている[1]．

　BZD系抗不安薬はSSRIよりも守備範囲が広く副作用も軽度で不安緩和には絶大な効果をもつので，臨床の場ではBZD系抗不安薬の選択を迫られるのが臨床医の偽らざる思いである．使ってみて患者のホッとする笑顔を見ると，BZD系抗不安薬はやはり捨てがたい薬である．とはいえ，常用量依存や薬物乱用などの問題に眼をつぶるわけにもいかない．

2. BZD系抗不安薬の個人的な思い出

　臨床医学は演繹法からスタートして，その臨床経験をもとに構築されていく帰納法の世界である．薬を投与して患者の反応を確かめないと臨床医学は成り立たないので，本

川谷大治（かわたに・だいじ）　　　　　　　　　　　　略歴

1952年長崎県五島市生まれ．
1980年長崎大学医学部卒，長崎大学病院，五島中央病院，福岡大学病院を経て，1997年福岡市にて川谷医院を開設．

著書に『思春期と家庭内暴力─治療と援助の指針』（2001），『自傷とパーソナリティ障害』（2009）〈以上，金剛出版〉など．

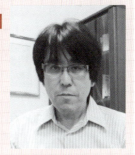

小論も個人的な臨床経験を綴ってみることから始めたい.

1980年（昭和55年）に医学部を卒業後, 4年間は出身大学で研修を積んだ. 研修医時代に不安神経症の患者を精神分析療法で完治させた経験に酔いしれて, 神経症の診断がつく患者には精神分析療法を施してずいぶんつらい目に合わせてしまった. 治療を中断した患者が別の病院を受診して, 診察した先輩医師に「50分間の自由連想はつらかった」とこぼしたという.

その苦い経験から薬物治療にも関心をもつようになった. 長崎では抗不安薬の代表はジアゼパムだった. その後, 福岡大学病院に移って, ブロマゼパムの処方の多さに驚いた. この地域差は教授の好みによるものだと解釈して一人悦に入っていた. 西園教授からは「神経症が薬で治る」のは, 神経症の本質が不安であること, 抗不安薬はその不安を鎮めるので治るのだと教わった.

平成に入る直前に精神科外来で働いていた頃, 中学校2年生の男子Aの主治医になった. 彼が苦しんでいる対人恐怖にブロマゼパムを処方した.「先生, この薬は私に合っています. ウキウキします」と喜んで, 2週間後には家で暴れて部屋をぶち壊し, 緊急入院することになった. 今から思うと, BZD系抗不安薬によるボーダーライン化のはしりで, 対人恐怖は"怒り"の投影によるものだという理解のもとにリチウムを処方し, 彼は立ち直った.

1997年（平成9年）, 精神科クリニックを開業した頃にBZD系抗不安薬によってボーダーライン化した患者を数例発見した. 同僚にその話をすると, 鹿児島の神田橋先生はエチゾラムをボーダーライン化の原因薬にあげているという[2]. それもありか, と注意してみていたが, 福岡ではエチゾラムよりもやはりブロマゼパムのほうが多かった. その違いは福岡でブロマゼパム, 鹿児島ではエチゾラムの処方が多いことによる, という結論に至った.

2003年（平成15年）から始まった厚生労働科学研究事業「境界性パーソナリティ障害の治療ガイドライン作成」（通称, 牛島班）でアルプラゾラムもボーダーライン化を引き起こすと昭和大学研究班は報告した. そのアルプラゾラムを服用後, スーパーに駐車していた車をめちゃくちゃに壊した青年Bが筆者のもとを受診してきた. パニック症は確かにもっていたが, 権威者に対する反発は強く, しばしば筆者を挑発するので, 治療はできないと断った. BZD系抗不安薬によって衝動コントロールを失う症例は, Aもそうであったように, パーソナリティそのものが未熟なのではないか, と考えた.

こうした経験をもとにBZD系抗不安薬の処方には神経を尖らすようになり処方量も減った. ところが, 十分に注意を払っていたにもかかわらず, 20歳の女性患者Cにエチゾラムを処方してしまった. 肩こりは短期に改善したが, 性格的な未熟さと緊張の強い生活のためにいらいらが続いて, 常用量依存が形成されたのである. ほかにもいないか調べると, 2ヵ月に1回の通院間隔でエチゾラムを処方している会社員が2人いた. 社会参加を第一に考えて処方をし続けた, という反省しても反省し足りない失敗例である. 運よくジアゼパムを加えながら25%ずつ減量していくことで1例は中止できたが,

もう一人はやめたくないと減量を断り続けている.

　以上の常用量依存，ボーダーライン化からBZD系抗不安薬の使用は少なくなった．前主治医の処方に倣って抗不安薬を処方することはあっても，第一選択薬の座からは滑り落ちた．それでも，抗不安薬は劇的な改善を生み出すので捨てがたい薬であることは間違いない．初診時にSSRIを処方し中断の憂き目にあうケースが続くと，BZD系抗不安薬への誘惑にどうしてもかられてしまう．筆者のほうが依存症になっている，と突っ込みが入りそうだが，気を取り直して常用量依存の対策について述べよう.

3. 依存形成を防ぐ個人的な対策

　BZD系抗不安薬は臨床医には根強い人気があるので，依存形成にはしっかり対策を練っておかねばならない．石郷岡ら[3]はBZD系抗不安薬の依存形成過程における薬物そのものの要素として，① 短時間型，② 高力価，③ 最高血中濃度到達時間が短い，などをあげ，これらの薬物は離脱症状が出やすいために投与中止が困難になり，その結果として，長期連用と依存形成の危険性が起きると説明している．加えて筆者は，たとえ長時間作用型であったとしても，BZD系抗不安薬であればどの薬でも常用量依存は生じる，と改めて注意を促したい.

　BZD系抗不安薬の常用量依存とは「本来の症状は改善したものの，服用を中止すると離脱症状が生じるため断薬できない病態」を指す[4]．そして，その常用量依存は「社会的障害は目立たないものの，離脱症状のために中止ができない静かな依存」なので，よけいにたちが悪い．お叱りを受けるのを覚悟して言うと，常用量依存の患者たちは，患者の望む薬剤を処方する手軽さゆえに，精神科クリニックでは歓迎されるお得意様である．しかも，福井ら[5]の指摘にもあるように，彼らの特徴は「中高年の女性で，家庭や会社で比較的安定している，性格的に内向的，神経質な人たち」なのでトラブルを起こすこともない.

　しかし，自戒を込めて言うのだが，臨床医はこの"静かな依存"を放っておいてはいけない．福井らの指摘以外に，筆者の臨床経験ではBZD系抗不安薬の常用量依存は男性会社員や若い独身女性にもみられる．しかも，彼らのほとんどが薬をやめたいと思いつつも，より手軽な服薬継続のほうをより望んでいる．離脱症状を説明しても，なかには「そうですか」と減薬に気乗りしない人もいる．"心身の不快さ"のみに意識が集中し，なかには薬をやめて調子を崩した場合，仕事ができなくなるのではないかと恐れている人たちもいる.

　なぜ彼らは心身の不快さにとらわれているのだろうか．フロイト（Freud S）[6]は心気状態をナルシシズムとの関連で述べた．ナルシシズムとは自分以外に関心がない状態である．それゆえに，訴えに耳を傾けている医師にすら関心を示さず，症状軽減という直接的な解決を求める．「共感するなら薬をくれ」というセリフが聞こえてきそうである．即効性のある薬以外には興味を示さず，症状出現の因果関係にはほとんど関心を示さない態度にはがっかりするときがある.

その心的構えに変化を与えるためには，ナルシシズムから医師-患者の二者関係への移行が欠かせない．患者の訴えを要約して伝えると，患者は「（苦痛を取り除くには）どうしたらいいですか」とハウツーを求めてくるときがある．そうなれば治療は半ば成功したようなものである．やっと自己愛の殻を破った瞬間なので，この一瞬は大切に扱わなければならない．

二者関係への移行を可能にするにはどうしたらよいか．不快な症状を訴え続けているときたいていの患者は「薬が欲しい」と口にはしていない．それなのに医師は薬を処方する．ぴったり一致する場合は患者も満足するだろう．しかし，薬の効果がない，と言外に匂わせるときもある．そうなると関係はこじれて，医師への不満・苦情は身体症状として表出され，その執拗さに医師のほうも嫌気がさして，薬を処方し続けて長期連用になるのである．

もしこの時，「お薬を出します」と言わずに，患者の訴えを理解し自身の考えを伝えることができたら，あるいは患者の"怒り"を嗅ぎとれたら，二人の不毛の関係性に変化を与えることができる．すると患者は医師に何を求めているのかが意識化される．たとえば，楽になる薬を欲しい，あるいは苦痛を吐き出したい，そして受け止めてほしい，などといったニーズについて．この意識化が常用量依存を防ぐ，つまり関心が身体から心へと移る，欠かせない基本的な作業になる．そして「どうしたらいいですか」という問いが生まれるのである．

● BZD 系抗不安薬の基本的な使い方

それゆえに患者の関心が身体から外界へと柔軟に行き来するのを治療の目標にする．BZD 系抗不安薬による治療は，大坪ら[7,8]も述べているように，3〜4か月前後が依存の分岐点と考えて，それまでに精神症状の因果関係に関心が及び，鋳型外しをしながら，洞察を得るようにしておくのである．目標が達成されるまでは基本的に週1回の通院は欠かせない．筆者は計12回のセッションを目安にしている．薬が奏効したからといってすぐに月1回の通院頻度にするのは危険と隣り合わせている，といわねばならない．

この間，発症過程，不安・心気的なパーソナリティ特性，そして現実の諸問題について話し合われ，日常生活に支障のない程度に回復しておかねばならない．その後は，低力価で半減期の長い薬へ置き換えるか，あるいは用量を漸減しつつ通院間隔を延ばしていく．その過程で患者はぷっつりと来院しなくなる．SSRI 同様 BZD 系抗不安薬でも，パニック症の場合，その治療期間は長くても1年余りで治療終結にこぎつける．

● 安心して処方している患者たち

急性期を乗り越えたパニック症の患者 X がいる．X は BZD 系抗不安薬を2日に1回1錠朝食後に服用するまでに減量できた．離脱症状はないという．X は嫁の父親の会社を継いだ若い社長．1年ぶりに受診して，神経質な性格のためにネガティブ思考に陥る話を一通り話して帰った．頭の中で考えると堂々めぐりに終わるが，主治医と対話することで改めて心の整理になるという．「薬はお守り」と説明した．薬は，主治医との治療関係の確認みたいなもので，X がいつの日か筆者を必要としなくなる日を楽しみにし

ている.

●依存形成を念頭に処方せねばならない患者たち

最後に，BZD 系抗不安薬の常用量依存が形成されやすい患者たちの特徴について述べよう．端的に述べると，長期連用を余儀なくされる人たちといえる．福井ら[5] の研究では，不安，不眠，抑うつ感の治療目的で受診し，神経症，抑うつ状態と診断されているという．筆者にはかつて汎神経症と呼ばれた未熟なパーソナリティ構造をもつ患者たちのことが思い浮かぶ．多彩な症状をもつ患者には，症状に焦点をおくのではなく不安を引き起こす地盤の緩んだパーソナリティ構造や環境問題への働きかけも重視されなければならない．そうでないと，薬物は長期連用・常用量依存へとつながることになる.

40 歳の女性 Y は，25 歳でパニック障害と診断されて，投与されたブロマゼパムでボーダーライン化して入院も数度経験した．その間に双極性障害という概念が精神科医のあいだで流行し，リチウムとカルバマゼピンが追加されて 15 年が経過した．そして，主治医とうまくいかなくなって当院を受診してきたのである．困っている症状は，不安，不眠，いらいら，憂うつ，対人緊張などである．生い立ちを聞くと，両親は離婚し，小学校高学年の頃から不安症状が出現し学校を休むことはあったが，高校・短大は何とか卒業して仕事に就いている．しかし，仕事は続かず結婚．夫に暴力を振るわれて離婚になった．その離婚騒動の時にパニック発作が起きて医療機関との長いつき合いが始まったという.

Y の常用量依存形成には，薬そのものの副作用以外に社会適応能力の低さと他罰的で親密な対人関係を築けないパーソナリティの病理も関与していると考えられた．パーソナリティの病理をもつケースの場合，服薬中断を成功させるためには，主治医との良好な治療関係が構築される[9] と同時に就労のための社会的支援が欠かせない．筆者は，就労支援 A 型施設を併設し，そこで働くようになってから，なかなか進まなかった減薬に成功した症例を数例経験している．フロイトが「心の健康とは愛することと働くこと」と述べているように，働くことによって生活が破綻する不安は小さくなり減薬に向かう気持ちになるようである.

4. おわりに

BZD 系抗不安薬の依存形成の対策について筆者の臨床経験を中心に述べてきた．BZD 系抗不安薬の常用量依存は "静かな依存" と呼ばれる副作用がゆえに，患者も日常生活を送るには不自由がないので長期投与を希望し，医師は患者の直接的ニーズに応えることが治療，という憂慮すべき事態に陥りやすい．そして依存形成には薬そのものの要素以外に，長期服用を求める患者のパーソナリティの病理性，つまり自己愛的構え，対人関係の問題，そして社会との接点がなくなることへの恐怖も見逃せない．したがって，その対策には薬物の要因同様，患者と医師の関係性に注目し，対話を通した不安心気的態度の変化や社会との接点にも気を配る必要があると考えている.

文献

1) 奥村泰之. ベンゾジアゼピン受容体作動薬に対する処方抑制施策の国際動向. 月刊薬事 2016；58(8)：1895-1901.

2) 神田橋條治. 双極性障害の診断と治療―臨床医の質問に答える. 私の臨床精神医学―九大精神科講演録. 創元社；2014. pp78-107.

3) 石郷岡 純, 稲田 健. BZ 系抗不安薬多剤併用からの減剤・減量方法. 日本精神神経学会精神科薬物療法研修特別委員会（編）. 精神科薬物療法グッドプラクティス―ワンランク上の処方をめざして. 新興医学出版社；2015. pp48-52.

4) 河野敬明, 稲田 健. 臨床用量依存の観点からベンゾジアゼピン系薬の問題を考える. 臨床精神薬理 2016；19(10)：1455-1461.

5) 福井 進, 和田 清, 伊豫雅臣. ベンゾジアゼピン系薬物―臨床編―長期服薬と乱用・依存の問題を中心に. ベンゾジアゼピン系薬物の基礎と臨床. 日本アップジョン；1990. pp25-49.

6) Freud S. On Narcissism：An Introduction. In：Strachey J (ed, trans). Standard Edition of the Complete Psychological Works of Sigmund Freud, XIV. Hogarth Press；1914／懸田克躬, 吉村博次（訳）. ナルシシズム入門. フロイト著作集 5. 人文書院；1969.

7) 大坪天平, 上島国利. 抗不安薬の乱用. 臨床精神医学 1998；27(4)：413-418.

8) 渡邊衡一郎. 抗うつ薬・抗不安薬使用における多剤併用の問題点およびその整理の仕方. 精神神経誌 2016；118(3)：133-138.

9) 成瀬暢也. 薬物（睡眠薬等）を強く要求する事例への治療的対応. 精神科治療学 2014；29(10)：1235-1241.

VII

暴力と現代─被害者／加害者双方へのアプローチ

1　DV 被害者・加害者・子どもへのアプローチ

信田さよ子
原宿カウンセリングセンター

1　DV 防止法制定の意義

　　DV（ドメスティックバイオレンス）は，子ども虐待と並び，家族内暴力の代表的なものである．2000 年に虐待防止法が制定され，2001 年に DV 防止法（配偶者からの暴力の防止および被害者の保護等に関する法律）が制定された．配偶者からの暴力には夫から妻へ，妻から夫への 2 種類があるが，本稿では前者を対象としている．カウンセリングでも妻からの暴力を主訴とする男性の来談もみられるが，刑事事件化した DV の 90 ％以上が加害者は男性であり，男性のほうが筋力・腕力において勝り（オリンピックが男女別であるように），社会経済的地位においていまだに女性よりはるかに優位であるのがその理由である．

　　上記二法が制定されるまでは，家族内における暴力は存在しないものとされ，しつけや愛情の表現とされてきたのである．その点で，わが国の 21 世紀は家族という親密圏における「暴力」「支配」の存在を認め，被害者を支援しそれを防止する法律から幕開けしたといえよう．また DV 防止法は，その後に続くストーカー防止，ハラスメント防止，さらには本年（2017 年）成立した性犯罪を厳罰化する刑法改正案に至る「女性への暴力防止」政策の突破口としての意味をもっている．これによって大きく家族のとらえ方が転換することになった．なぜなら，暴力という定義は加害・被害というパラダイムによるものであり，それまでは司法領域で犯罪をめぐる定義や判断

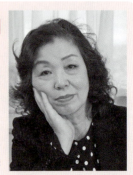

信田さよ子（のぶた・さよこ）　　　　　　　　　　　　略歴

1946 年岐阜県生まれ．1973 年お茶の水女子大学大学院修士課程修了．
駒木野病院勤務などを経て，1995 年原宿カウンセリングセンターを設立．アルコール依存症，摂食障害，ひきこもり，ドメスティックバイオレンス，児童虐待などに悩む人たちをはじめとして，広く家族の問題のカウンセリングを行っている．
臨床心理士，原宿カウンセリングセンター所長．
著書に『アディクションアプローチ』(1999)，『DV と虐待』(2002)〈以上，医学書院〉，『母が重くてたまらない・墓守娘の嘆き』(春秋社，2008)，『依存症臨床論』(青土社，2014)，『アディクション臨床入門』(金剛出版，2015) など多数．最新刊は『家族のゆくえは金しだい』(春秋社，2016)，『母からの解放─娘たちの声は届くか』(ホーム社，2016)．

表 1 原宿カウンセリングセンターにおける主訴別来談者数（2016 年 1 ～ 11 月）

主訴	来談者数	主訴	来談者数	主訴	来談者数
夫婦関係	75	家庭内暴力被害者	3	ギャンブル	3
親子関係	113	家庭内暴力加害者	2	借金・浪費	9
その他の家族関係	17	家庭内暴力心配者	1	PTSD	11
職場の人間関係	15	虐待被害者	14	性被害	6
学校の人間関係	3	虐待加害者	5	性加害	5
恋人関係	12	虐待心配者	1	性加害被害心配者	6
その他の人間関係	3	子育ての悩み	3	生き方	11
ED	36	不登校	5	ハラスメント	6
AC	69	ひきこもり	5	統合失調症	5
共依存	6	うつ	18	統合失調症以外の精神病	9
DV 被害者	50	自傷	2	盗癖	3
DV 加害者	30	AL	13	その他	31
DV 心配者	6	Drug	9	計	621

ED：摂食障害，AC：アダルトチルドレン，DV：ドメスティック・バイオレンス，AL：アルコール依存症，Drug：薬物依存症，PTSD：心的外傷後ストレス障害

に限定されてきたからだ．言い換えれば，「法は家庭に入らず」とされて法律の適用から除外されてきた家庭にも，司法の加害・被害パラダイムが適用されることを意味する．暴力の被害者に責任はなく，すべて加害者に責任があるという責任をめぐる明快な非対称性も前提となる．つまり，ある行為，ある関係性を暴力と定義したところから，加害者の責任追及と被害者の救助・支援が導き出されるのだ．これは司法が家族への介入を認めたことを意味し，従来の家族問題とは一線を画す．

2 開業心理相談機関における DV

　DV 防止法制定から 16 年が経ち，DV をめぐる状況は変化している．筆者が運営する開業心理相談機関（以下センターと略す）における DV 関連の来談者の割合は，2016 年には約 15 ％を占めるに至っている（表 1）．ここであらためて，センターは厳密には外来精神科医療の範疇外であることをお断りしておく．10 人の臨床心理士をスタッフとするセンターは会社組織であり，患者ではなく来談者（クライエント）の支払うカウンセリング料金だけを収入とする．1995 年設立当初から，開業精神科医療機関と援助対象がバッティングすることを避けるために，アルコール依存症をはじめとするアディクションを主たる対象としていたが，徐々に，表 1 にあるような家族内暴力や性暴力・ハラスメント等の加害・被害を対象とすることになった．いわば医療モデルを脱して司法モデルへと接近を図りつつ，さまざまな技法やアプローチの先駆的実施を心がけてきたといえる．このような背景から，別途設立した NPO 法人主催の DV 加害者プログラム，DV 被害者を対象とした 2 種類のグループカウンセリング，さらに近年は DV 被害母子を対象としたプログラムを実施してきた．

3 DV 被害者支援

　　DV に関する包括的支援の必要性が強調されて久しいが，なかでも根幹に位置するのは DV 被害者支援である．センターでは，クライエントへの個人カウンセリングはもちろんのこと，それとは別に 6 種類のグループカウンセリングを実施している．DV 被害者のグループカウンセリングは 2 つあり，一つは DV についての基礎的知識を獲得するために，その多くが夫と同居中の女性を対象とした心理教育的グループである．もう一つは緊急的介入も辞さないグループである．別居，調停，裁判，といったさまざまな段階のメンバーが参加しており，家を出るための計画や戦略，離婚後生じる心的外傷後ストレス障害（PTSD）や多発する子どもたちの問題，面会交流までがテーマとなる．後者は筆者がファシリテーターを担当して 15 年近く実施している．以下そのグループについて述べる．

4 DV 被害者のグループの構造

　　月 2 回，ウィークデーの午後 2 時間実施され，全 12 回で 1 クール（約半年間）である．ファシリテーターに記録担当者が加わる．平均参加者数は 8 人で，年齢は 20 歳代から 80 歳代まで幅広いが，やはり 40 ～ 50 歳代が最も多い．オープングループであり，何クールも継続して参加する人もいれば，諸事情から中断する人もいる．

　　ファシリテーターとして，DV の影響や精神的被害に関する知識はもちろんのこと，法律的知識も必須である．調停の仕組み，家庭裁判所の役割，調査官面接など面会交流に関する手続きなどを把握していなければ，参加する被害者を支援することはできないからである．同時に DV に積極的に取り組んでいる弁護士を紹介し，連携していくことも事態の展開を左右する．センターでは，クライエントの多様なニーズや特徴に合わせて紹介できるように，10 人近い弁護士リストを作成している．

　　運営上必要なポイントは次の 3 点である．

① 介入・ケア→逃げる，家を出る，調停を申し立てる，陳述書を書く，離婚成立後のさまざまな困難をのりこえる，といった現実課題への取り組みに関する提言や支援を行う．法律的知識に基き，明快な口調で迅速に方向性を示す必要がある．それに加えて，長年の被害経験で心身ともに弱っている参加者には必要に応じて医療機関を紹介し，ケアされる場であるように配慮する．

② 希望を示す→人生で最も大きな選択をするために，彼女たちのもてる力を承認・拡大する．そして予測可能な希望を提示し，勇気づける．離婚だけが解決ではないことを繰り返し説明し，参加者が再同居を選択すればそれを尊重することはいうまでもない．配偶者との関係を最終的に自己選択できるようになることが目的の一つである．

③ 自責感の払拭→彼女たちは自分が夫を怒らせたという深い自責感を抱いている．これは後述する DV 加害者の深い被害者意識と対になった「加害者意識」である．

意識において加害・被害の逆転現象が起きていることは，DV にかかわるときに知っておく必要がある．これらの意識・認知を転換するには長い時間がかかるが，繰り返し心理教育的アプローチによって DV に関する正確な知識を伝え続けることで変化がみられることはいうまでもない．

5　DV 加害者プログラム

2004 年，内閣府男女共同参画局における DV 加害者更生プログラムに関する調査研究班に加わったことを契機として RRP 研究会を立ち上げ，現在に至るまで DV 加害者プログラムを実施している．カナダのブリティッシュ・コロンビア（BC）州で実施されている DV 加害者更生プログラムは「尊重しあう関係作りのプログラム」（Respectful Relationship Program：RRP）という名称であるが，それをモデルとしてプログラムを作成し実施している．2007 年には NPO 法人として認証され，理事は精神科医・臨床心理士などから成る．

北米において 1977 年，ヨーロッパではノルウェーにおいて 1980 年にそれぞれ最初の DV 加害者プログラムが誕生した．現在，先進国では広く DV 加害者プログラムが実施されているが，国によって法体系が異なるために，裁判所命令で参加を強制される国もあれば，自発的参加者を対象とする国もある．北米や韓国は前者だが，日本は後者であり，逮捕されて裁判で参加を命令されることはない．このことが参加者のモチベーションに大きな影響を与えることはいうまでもない．プログラム内容は，認知行動療法といった心理学の知見と，フェミニズム的視点とが融合されて作成されている．重要なポイントは，彼らの人格は肯定し，暴力という行為を否定するところにある．また加害責任をとることと，再発防止のスキル習得も大きな柱である．

具体的方法論は紙数の関係で省くが，基本理念は「DV 被害者支援の一環としての加害者プログラム」にある．RRP 研究会の場合，多くの参加者は別居・同居中の妻から参加を促されて申し込んでくる．ネットで検索して自分から申し込む男性も徐々に増加しつつある．2005 年から現在まで，参加男性実数は 150 人を超え，そのうち妻と同居中の男性が 61 ％を占めており，そのうちの 54 ％に子どもがいる．このことは重要なポイントである．

日本における従来の DV の支援は主として被害者を対象とし，すべてを捨てて逃げることを勧めることに力点がおかれてきた．大前提として DV 加害者は変わらない，暴力は止まらないという諦念・絶望があった．そこから導きだされた DV 加害者凶悪説は多くの被害者支援員に共有されており，姿を隠して住民票も不開示にしなければ何をされるかわからないという恐怖は大きい．別れるしかないという前提が，加害者を追いつめ，被害者にも負担を強いることになっている．

DV に気づいた女性たちが，まず夫に変わってほしいと望むのは当然だろう．その受け皿である加害者プログラムに夫を導入し，はたして変化するかどうか，暴力をやめるために努力するかどうかを見届けるのだ．同居しながら彼らの変化を観察する妻

たちも，被害者支援機関やセンターなどで援助を受けることが望ましい．加害者プログラム実施者と被害者支援員との緊密な連携によって，彼らの変化はより促進される．北米では加害者プログラムの効果も実証されているが，何より実施するコミュニティがプログラムの存在を肯定的にバックアップする姿勢（community coordinated response）が，効果をあげる大きな要素であるとされる．

6 DV 被害を受けた母子のプログラム

　カナダ・オンタリオ州のロンドン市で開発された，DV 被害母子の同時並行プログラムをコンカレントプログラムと呼んでいる．RRP 研究会は武蔵野大学心理臨床センターの協力のもとで，本プログラムの日本版を作成するために 2008 年から対象となる母子を募り，2 クールのセッションを実施した．条件は DV 被害を受けて夫と別居（離婚）中の母と子ども（小学 1 ～ 3 年生）である．目的は，DV を目撃し暴力的環境で育った子どもに対して，自責的認知から離れて安心感・自尊心・他者への信頼を取り戻すことである．方法としては，小グループでのプレイや心理教育を通して暴力・怒り・問題解決のスキルなどを学ぶのだが，課題活動と自由遊びが組み合わさり，子どもたちが楽しみながら学習できるようにプログラムが組み立てられている．子どもたちは DV について沈黙するしかない状況にあり，被害者である母は子どもをケアする余裕もないことなどから，本プログラムが母子関係と子どもの回復に大きな役割を果たすことが感じられた．現在に至るまで，毎年 1 クールのプログラムを実施してきたが，2016 年には初めて小学校高学年を対象とした．本プログラムは，カナダにおいて父の DV 加害者プログラム参加，母の DV 被害者支援を前提として組み立てられているが，日本の現状は双方ともに不十分である．そのためにいくつかの工夫を重ねながら現在に至っている．

　2011 年民法 766 条が改正され，離婚に際しては「子の利益を最優先に考慮する」という表現で，実質的に離婚後の父親との面会交流が義務化される事態となっている．そのことで不安定になる子どもも多く，プログラム終了後もさまざまな問題が長期化する傾向にあり，継続的ケアの必要性を感じさせられている．

7 今後に向けて

　被害者・加害者・母子それぞれに関する実践のこころみを紹介してきたが，上述のように DV 事例の離婚に関する状況は大きく変わろうとしている．今後は新たに，DV 加害者を対象とした「父親プログラム」が必要になるだろう．家庭裁判所が面会交流に際してこのようなプログラム受講を半ば義務化することで，子どもを巻き込んだ不幸な事件が防げるのではないかと考えている．

　日本では公的な DV 加害者プログラムは実施されていないが，RRP をはじめとして東京や熊本・大阪・静岡ではすでに民間団体による実践経験が蓄積されている．

2016年度の内閣府の調査研究報告においても，DV 被害者支援に加害者プログラムは欠かせないという文言が盛り込まれた．このような転換は評価したいが，一方で DV 被害者支援が広義の女性への暴力の一つとして位置づけられるようになることで相対的に現場の支援の弱体化が起きるのではないかという危惧を抱く．

DV の包括的支援という視点からは，夫と同居しながら被害者支援を受けられること，子どもへの面会交流に際して父親プログラムの必要性が認知されること，DV 加害者プログラムに関して公的に認められることなど，数々の課題が残されている．外来精神医療の現場においても，DV を発見し，症状の背後に被害をみる視点を涵養していただきたいと願う．また DV 目撃の深い影響に関する知識は，生育歴聴取の際に欠かせないだろう．

参考文献

- A. ジェンキンス（著），信田さよ子，高野嘉之（訳）．加害者臨床の可能性—DV・虐待・性暴力被害者に責任をとるために．日本評論社；2015.
- L. バンクロフト，J.G. シルバーマン（著），幾島幸子（訳）．DV にさらされる子どもたち—加害者としての親が家族機能に及ぼす影響．金剛出版；2004.
- 春原由紀，森田展彰，古市志麻ほか．DV に曝されたこどもたちへの援助—コンカレントプログラムへの実践．武蔵野大学心理臨床センター紀要 2008；(8)：19-61.
- 信田さよ子．DV 被害者支援．こころの科学 2013；(172)：75-79.
- 内閣府男女共同参画局．「配偶者等に対する暴力の加害者更正に係る実態調査研究事業」報告書．内閣府；2016.

2 性犯罪

藤岡淳子
大阪大学大学院

　費用を負担してでも専門機関に相談しようとする場合，本人あるいは家族に一定の収入があり，これまで「犯罪」や「刑罰」とは無縁の「普通の暮らし」をしている方が中心となる．その場合は，「性犯罪」を行ったとはいえ，時間は守るし，ていねいかつ常識的で，暴力的ということはまったくなく，こちらの言うことにもよく耳を傾けてくれることがほとんどである．① 司法機関に係属していることによって必要となる対応と，② 医療というよりは「性犯罪行動変化」のための学習という教育および ③ 環境への介入・調整というケースワークを中心とすることを除けば，一般の医療機関受診への対応とそれほど異なるわけではないと考えている．したがって，本項では，一般のメンタルクリニックの診療とはやや異なると思われる，上記3点について論述する．

1 司法機関に係属していることにより必要となる対応

● 嘘，隠し事への対応

　性行動については，通常，話題にしにくいことであり，話すのに一定のためらいがあることは珍しくない．ましてや，逮捕され，裁判を待つ身ともなれば，できるだけ事を小さくみせたくなるのは自然なことであろう．ただ，逆にいえば，司法の枠組みに乗っている場合，少なくとも警察・検察ですでに取り調べられたことについて，弁

藤岡淳子（ふじおか・じゅんこ）　　　　　　　　　　　　　　　　　略歴

1955年東京都生まれ．
1981年上智大学大学院文学研究科博士前期課程修了，同年法務省矯正局に入局．非行少年・受刑者の心理査定と矯正教育に携わる．
2002年より大阪大学大学院人間科学研究科．臨床心理士，人間科学博士（大阪大学）．2014年もふもふネット開始．
主な著書に，『性暴力の理解と治療教育』（2006），『非行・犯罪心理臨床におけるグループの活用』（2014）〈以上，誠信書房〉，『アディクションと加害者臨床』（金剛出版，2016）がある．

護側に立つと思われる専門家に対して，嘘や隠し事をしてもかえって損になるためであろうが，適切に方向づけと枠組みづくりを行えば，存外率直に話してくれることも多い．

適切な方向づけと枠組みづくりとは，いっしょに性犯罪のパターンや再発防止策を考えていくのに，その時何を感じ，考え，どう行動したかを知っているのは本人だけであること，その本人が「事実」を話してくれないと方法を誤るので，「できるだけ正直に隠し事をせずに話してくれるよう頼む」ことである．加えて，「ここでの話はここだけのこと」という秘密保持の原則を伝え，ただし，自傷他害のおそれがある場合はその限りではないこと，また弁護士など秘密保持義務をもつ協働する専門家とのあいだの情報の共有のあり方についても，本人に伝え，同意をとる，といった手順をきちんととることによって，嘘と隠し事を一定限減らすことが可能になる．

本人から話を聞く際は，本人にとっての「主観的事実」をまず聞くことが重要となる．本人はそのように体験した，そう感じた，考えたということを否定せずに聞く．それが警察・検察の調べによる「客観的事実」や，家族・友人などから聞く話，そして心理検査結果などの他の情報源からの「事実」とどのように一致し，くい違うのかというところが，むしろ治療的教育に向けての重要な手がかりとなる．

こうした方向づけをしたとしても，また本人にもそれに従いたい気持ちはあったとしても，処罰を軽くするために露見していないことは言わない，そこまでは言えないということは生じる．隠していたことや嘘をついていたことを，正直に話してくれたときには礼を言い，改めて話を聞く．「嘘をつかれること」が，本人の立場からすればある意味当然のことであると思えるかどうかは，こうした来談者に対応する気になるかどうかの試金石であるようにさえ思える．

● 来談の目的と動機づけ

「嘘，隠し事への対応」にもかかわるが，逮捕されたり，勾留されて，裁判前に来談するとなれば，心底非を悔い，行いを改めるために来談するというわけには必ずしもいかない．本人からではなく，家族や弁護士からのリファーも多いし，少しでも処罰を軽くすることが主たる目的であることもしばしばである．世間の人々は，逮捕され，裁かれれば反省すると期待しているかもしれないが，裁きの不安と恐怖を前にして，後悔はすれども反省できる人はそれほど多くはない．あろうことか，むしろ被害感を強める加害者も多い．被害感と加害行動ははがすことができない表裏一体のものであるように思う．

とりあえずは，その程度の動機で差し支えない．初めての逮捕で，盗撮などの身体的暴力が比較的軽微で，それゆえに処罰も軽くすむ性犯罪の場合，親や妻に言われて一度は来談するものの，「捕まったので，やめます．やめられます」で終始することも珍しくはない．その場合，本当にやめられればそれでOKなので，本人の主張を受け入れ，「何かあったら来てね」と伝え，深追いしない．

変化への動機づけは，ディクレメンテ（DiClemente CC）[1]によれば，人にはどう

言おうと，①「変わる必要性を感じていない」段階，②「変わったほうがよいかもしれないけど，誰か簡単に変わらせてくれないかな」と思う段階，③「自身で変わる努力をする」段階，そして，④「変化を保つ」段階とあり，適切な対応が異なる．すなわち，本人が「変化の必要性を感じていない」段階では，「変わらせようとすること」は逆効果となるので，「行動の変化」についての情報を提供し，再考するよう働きかけ，本人が変化を決断することを支えることが目標となる．性犯罪行動をやめるなどの「変化」をいったん達成した後は，それを維持するための介入の仕組みを組み込んでおくことが定番である．性犯罪を含む非行・犯罪心理臨床では，この「変化への動機づけ」が重要な部分となる．

　いったん変化とそのための努力をすることを決意したとしても，その動機は強まったり，弱まったりする．思うような結果が得られないとき，環境上の不遇や周囲の人々との関係の悪化といった外側の影響も大きい．「変化への動機づけ」は，必要に応じて，繰り返されるものである．

● 多様な利害関係者の調整

　性犯罪をめぐっては，さまざまな関係者の利害が厳しく対立する．裁判は，検察と弁護士の対立構造であり，言葉によるボクシングのリングとみなしてもよいくらい「闘い」の場であり，共通の目標を共に達成していこうとする臨床の場とは異なる論理で動いている．まずは，当然，被害者とその家族などの関係者と加害者の利害は激しく対立する．示談や被害弁償など弁護士が交渉し，本人と家族が対応するので，臨床家が直接被害者と接することはほぼないが，こうした対立に巻き込まれることなく，「暴力」を減らす，その悪影響を可能な限り防ぐというより高次の目標を見失わず，被害者の心情等についても理解を深めておくことは不可欠である．

　裁判において，意見書の提出や情状証人としての出廷を本人や弁護士から求められることもある．筆者は，「見立てや判断を正直に記すので，意見書が必ずしも裁判に有利になるとは限らない」としたうえで，求められれば意見書を作成するが，情状証人として法廷に立つことはしていない．場合によっては「服役」が必要なこともあると考えているし，専門家が本人の代弁をするのではなく，本人が自分の言葉で述べることが重要であると考えるからである．「刑罰を軽くする」ことのみを目指している弁護士もいるので，プログラムを受講する目的の調整はそこでも必要になる．

　本人とサポートしてくれる家族のあいだでも，その求めているところはかなり異なる．特に，本人が未成年の場合は，親は「再犯」の心配とその防止が前面に出て，本人の行動に過度の制限をかけようとすることが多いし，不安と心配のあまり本人に無断でスマートフォンをチェックしたり，GPS（global positioning system；全地球測位システム）をつけて「監視」したりすることも起こる．他方，本人が求めているのは，交際相手ができることであったり，学校に行ってスポーツで成果をあげることであったりする．本人の「性犯罪」をめぐって生じる家族の思いや行動であったとしても，家族メンバーそれぞれの思いや，ニーズは異なることは明白である．

　臨床家としては，支援の核はあくまで本人であることを明白にしておく必要がある．家族からリファーされた場合など，家族の意見につられて動いてしまい，いつの間にか本人が置き去りにされてしまうことは，残念ながら生じる．対策としては，可能であれば，本人担当と家族担当とをそれぞれにつけ，担当者たちが協働して対応することが望ましい．とはいえ，人員的に困難で1人で対応しなければならないときは，「本人から聞いた話をそのまま家族に伝えることはしない」，「いずれ本人から直接話せる時がくることを目標に行っていく」ことを伝えて，本人との関係を中心に実施することを共通理解とすることもできる．家族への対応は重要であるので，「3.環境への介入」で改めて論じる．

2　性犯罪行動変化のための学習

　紙数の関係から，性犯罪行動変化のための学習については，藤岡の著述[2]を参照されたい．大筋を述べると，変化への動機づけを行い，正直に話す関係性を築くことによって，本人と治療者とが，性加害行動のプロセス（感情-思考-行動の連鎖）と再犯リスクを明らかにし，自身の犯行のパターンと日常生活における性犯罪につながる維持パターンとを同定し，そのパターンを修正するための介入と回復の方法を考え，実行していくことになる．教育の一つの柱は「再犯防止」のためのリスク管理であり，本人の性犯罪行動を手放そうとする動機とその動機を実現するための自己統制力の育成がまず鍵となる．

　当初は，性犯罪のパターンやリスク要因についても気づきは乏しいので，まずは犯行に至る状況を「回避」することが大切になる．たとえば，盗撮で来談した人であれば，とりあえずは盗撮に使えるスマートフォンを持ち歩かないこと，電車内痴漢であれば，通勤・通学経路を変え，できれば自転車などで通うこととし，少なくとも視線が女性にいったことに気づいたらじっと見続けず，目をそらす，電車をいったん降りる，他の車両に移動するなど，直接的に再犯を防ぐための手立てをうつ．性犯罪行動を手放そうとしているときでも，加害行動の衝動は生じるものであり，それを野放しにして再犯に至れば，それまでの決意や努力は水泡に帰する．

　もちろん一生回避を中心にして生活すると人間としての経験やスキルが乏しいままになり，かえって再犯や他の困難に至る危険性も大きいので，まずは直接的なリスク回避を行いつつ，性犯罪のパターンを同定し，介入のための自己統制力を獲得していくことを目指す．人によってかかる時間は異なるが，少なくとも6か月，長い場合は，2〜3年を要することもある．その間に，性犯罪に至ったニーズに気づき，そのニーズを，自他を傷つけない方法で充足できるよう，本人と環境のもてる力を伸ばしていく働きかけを行っていく．その際の働きかけのやり方は，他の治療や教育分野の方法と変わるところはないと考えている．

環境への介入

● 生活環境の調整

犯罪行動は，個人と環境の相互作用のなかで生じるのであり，個人と環境双方への介入が不可欠である．生活環境に関しては，以下のような点に注意することが必要となることが多い．

◆就労

再犯防止策としては，何をおいても就労が強調されることが一般的であるが，性犯罪を行った人の場合は，比較的若くて，学歴等の面でも比較的恵まれていることが多いためであろうか，それとも勤労の構えや習慣が身についているためであろうか，仕事などは自身で探してきて，勤労生活を送ることは比較的容易であるという印象がある．ただ，就労場面での対人関係の問題や，「家族に迷惑をかけた」という負い目や，「稼いでこそ男」という価値観があるためか，ダブルワークなどの無理な働き方のほうが課題になることも多い．こうした働き方や職場での人間関係については，話を聞き，現実的な調整を助言することが必要である．

◆スマートフォン，インターネット，風俗店等を使った性刺激をコントロールすること

アダルトサイトなどを使って性刺激を求め自慰を行うことは，一般的には健康上も社会生活上も問題にはならない．しかし，性犯罪を行った人の場合，外からはわかりにくいものの，多くの時間とエネルギーを性に費やしていて，他の生活がおろそかになっていることが多い．アルコール依存の人に断酒または節酒を求めるように，性を用いて自身の否定的な感情状態に対処することが癖になっている可能性のある性犯罪を行った人には，その理由を説明し，性刺激をコントロールすることを求める．風俗に行くとかアダルトサイトを見るとか，SNS（social networking service）を使ってセックスフレンドを求めることは，少なくとも当分のあいだは慎重である必要がある．

◆その他，再び被害者を出すことを防ぐための物理的介入

家庭内で性加害が生じた場合など，父と娘，母と息子がそれぞれ寝室を同じくしていたり，思春期のきょうだいが狭い部屋で雑魚寝していたり，風呂上がりに裸のままで「家族だから」と室内をうろうろしたり，家庭内の境界線が緩かったり混乱していることはしばしばある．就寝時にスマートフォンでアダルトサイトを視聴することが習慣になっている場合には，ベッドにスマートフォンを持ち込まない，などの具体的，物理的な再犯への障壁を築くことが不可欠である．

● 家族との協働

環境への介入のうち，家族への働きかけは重要である．本人が未成年であったり，同居している場合は，特に家族との関係のもち方に働きかけることが有益な影響をもたらしうる．

家族に依頼するのは，まず「モニタリング」である．本人がどこにいて，何をして

いるのかを見守り，様子がおかしければ声をかけてもらう．本人も家族の気にかけられることを「監視」ととらず，「見守り」として安心感をもって受け止められる関係をもてるかどうかが要点となる．

次いで，本人のニーズに耳を傾ける双方向的なコミュニケーションを増やしてもらうことをお願いする．性加害を行う男性は，うまくいかないことがあっても，それに対して問題を認めて前向きに対処したり，人に話して相談するということが難しく，自身の内に否定的な感情状態をとどめたり，否定的な感情を抱いていることに気づきさえしないままに，性行動で否定的感情を一時的に押しやっていることが多い．身近にいる家族が，話せば共感を示してくれ，直接的ではなくとも問題解決の助けになりうることを体験することは，否定的感情への対処としての性加害行動を手離していくうえで，きわめて有効な体験となる．

大切なことは，家族を対等な協働の相手とすることである．性犯罪の原因としての家族ではなく，共に回復を支えるパートナーとして協働することである．息子が性犯罪を行ったと知った時の両親の衝撃はきわめて大きい．それまでは，「やさしい，良い息子」であったのに，犯罪を起こすとは，ましてや性犯罪をするなんてと裏切られた気持ち，そばにいながら防げなかったと自分を責める気持ちなど，家族もさまざまな否定的な感情に襲われている．こうした家族を支え，エンパワーすることによって，結果として本人の回復を最も効果的に支えることができると考えている．

文献

1) DiClemente CC. Addiction and Change：How Addictions Develop and Addicted People Recover. Guilford Press；2003.
2) 藤岡淳子．性暴力の理解と治療教育．誠信書房；2006.

3　児童虐待における援助──加害者と被害者への支援

森田展彰
筑波大学医学医療系

1　まず児童虐待とはどういうものかを理解しよう

　　児童虐待とは，保護者（親権を行う者，未成年後見人その他の者で，児童を現に監護するもの）が，子どもの心や身体を傷つけその心身の成長および人格の形成に重大な影響を与えるとともに，子どもの健やかな発育や発達に悪い影響を与えることを指す．厚生労働省の出している「子ども虐待対応の手引き（平成25年8月改正版）」[1]が示している具体的例を表1に示した．親は「しつけだ」と思っていても，結果的に子どもが与えられるべき養育を与えられず，その基本的な権利が侵害されているかどうかが虐待か否かを見分けるポイントである．

2　児童虐待事例に対する精神科医のかかわり方

● 患者の精神症状の背景に児童虐待の被害の影響が考えられる場合

　　診療している患者の精神症状の背景に児童虐待の影響が疑われる場合，以下の対応が求められる．

　　患者が未成年の場合で児童虐待の被害があることが疑われたら，児童虐待防止法に基づき，児童相談所（または市町村等）への通告が求められる．医師として患者との関係を考えて通告をためらう場合もあるが，守秘義務違反にはあたらないことも明文化されており，情報を抱え込まないことが虐待対応の原則である．通告した後の対応

森田展彰（もりた・のぶあき）　　　　　　　　　　　　　略歴

1963年大阪府生まれ．1993年3月筑波大学大学院博士課程医学研究科修了，博士（医学）．
研究テーマ：アディクション当事者と家族の回復支援，トラウマ関連障害の治療，児童虐待・DV・犯罪の加害者・被害者のケアと介入．
専門：精神保健学．
最近の論文・著書：依存症家族の精神健康・コミュニケーション問題の実態とその支援．『日本アルコール関連問題学会雑誌』（2016；18〈2〉），家庭内の暴力における関係性．『こころの科学』特別企画 犯罪の心理．関係性の中の犯罪（2016；〈188〉：65-72）．

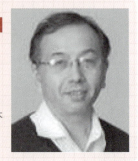

表 1 子ども虐待の種類と具体的行為

身体的虐待	● 打撲傷, あざ (内出血), 骨折, 頭蓋内出血などの頭部外傷, 内臓損傷, 刺傷, タバコなどによる火傷などの外傷を生じるような行為 ● 首を絞める, 殴る, 蹴る, 叩く, 投げ落とす, 激しく揺さぶる, 熱湯をかける, 布団蒸しにする, 溺れさせる, 逆さ吊りにする, 異物をのませる, 食事を与えない, 戸外にしめだす, 縄などにより一室に拘束するなどの行為 ● 意図的に子どもを病気にさせる
性的虐待	● 子どもへの性交, 性的暴行, 性的行為 (教唆を含む) ● 子どもの性器を触るまたは子どもに性器を触らせるなどの性的行為 (教唆を含む) ● 子どもに性器や性交を見せる. ● 子どもをポルノグラフィの被写体などにする
ネグレクト	● 子どもの健康・安全への配慮を怠っているなど. たとえば, ① 重大な病気になっても病院に連れて行かない, ② 乳幼児を家に残したまま外出すること等がこれに該当する ● 子どもの意思に反して学校等に登校させない. 子どもが学校等に登校するように促すなどの子どもに教育を保障する努力をしない ● 子どもにとって必要な情緒的要求に応えていない (愛情遮断など) ● 食事, 衣服, 住居などが極端に不適切で, 健康状態を損なうほどの無関心・怠慢, など, たとえば, ① 適切な食事を与えない, ② 下着など長期間ひどく不潔なままにする, ③ 極端に不潔な環境の中で生活をさせる, など ● 子どもを遺棄したり, 置き去りにする ● 祖父母, きょうだい, 保護者の恋人などの同居人や自宅に出入りする第三者が, 身体的虐待, 心理的虐待, 性的虐待の行為を行っているにもかかわらず, それを放置する
心理的虐待	● 言葉による脅かし, 脅迫など ● 子どもを無視したり, 拒否的な態度を示すこと ● 子どもの心を傷つけるようなことを繰り返し言う ● 子どもの自尊心を傷つけるような言動など ● 他のきょうだいとは著しく差別的な扱いをする ● 配偶者 (に準ずる者) に対する暴力の目撃

(日本子ども家庭総合研究所〈編〉. 子ども虐待対応の手引き—平成 25 年 8 月厚生労働省の改正通知. 2009[1] を参考に作成)

について心配されれば, 医師が積極的に対応チームにかかわっていくと様子もわかり, より的確な対応体制がつくれる. 個人で通告するよりも, 医療機関で「児童虐待対策委員会」をつくり, その委員会の判断として通告するほうがよい.

　患者が成人の場合でも, 養育者からの性暴力や心理的虐待が継続し, 病状の改善を妨げている事例もまれではない. この場合, 児童虐待防止法に基づく介入はできないが, ストーカー防止法や刑法上の犯罪として司法機関の協力を得たり, 性暴力被害者ワンストップ支援センターにつなぐことが有用である.

● 診療している患者の子育てが難しい状態であり, 虐待を生じている可能性がある場合

　診療中の患者が, 子育てにおいて困難が生じているか虐待が行われている可能性がある場合には, 以下のような対応が必要になる.

① 患者が子どもに対する虐待を行っている場合やその疑いのある場合には, 児童相談所等や市区町村や福祉事務所に虐待の通告を行うこと.

② 治療中の精神症状が, 子育て困難や虐待にかかわっているか, 妊娠・出産・子育てがうつなどの精神症状の悪化や継続につながる場合, その精神症状の治療とともに養育の問題を取り上げる必要がある. 出産前後のホルモンの変化や子育てを担うことになったストレスなどによる産後うつ病が注目されており, これを見逃

さないことが重要だが，それのみでなく以前からの感情障害や統合失調症，アディクション，知的障害，発達障害等が養育に与える影響も取り上げるべきである．養育への働きかけは，精神科医が直接行う場合もあるが，地域での子育てサポートや児童福祉機関と連携をとるほうが望ましい．

以上の2つのパターンの両方をもつ被虐待体験をもつ親が虐待的な養育に陥るという事例も少なくない．さらに以下に，加害者と被害者それぞれへの対応について詳しく示す．

3 虐待的な養育者への介入

虐待の要因

虐待は，背景にあるさまざまな要因が重複して生じることが多い（表2）．これらの要因のなかでも貧困や孤立などの環境要因の改善がまず重要であるが，子どもとの情緒的な関係性に大きく影響を与えるのは，親自身の被虐待体験である．こうした体験をもつ親では，普段の生活では感情的な問題の目立たない場合でも，子どもと2人で向き合う場面で極端に感情的になることがみられる．被虐待体験をもった親にとっ

表 2　従来の研究で指摘された虐待の発生要因

要因の分類	要因	従来研究の所見
親自身の要因が中心	親の年齢	親が20歳以下の若年であることは，それ自体で危険因子になる
	親の性格	・臨床記述された虐待親の性格：攻撃的，低い安全感，不満足，防衛的，低い自尊心など ・Merrillによる虐待親の3類型（常に攻撃的な群，強迫的で柔軟性の乏しい群，受動的な群） ・対照群をおいた心理テストによる所見：MMPIにおけるK, Lieスケールで攻撃性が高い，PFスタディでGroup Conformityや内罰性が高い，エリクソンの発達段階の質問表で低い達成度，自尊心尺度で低値，TATで高い病理生成性と攻撃性，独立性への無関心さなど
	親の精神障害	・虐待と関係が示唆される親の精神障害：気分障害，不安障害，PTSD，パーソナリティ障害，反社会的行動，解離性症状，物質乱用等である ・アメリカやカナダの大規模研究では，親が精神障害をもつ場合に虐待を生じる確率は，もたない場合の2〜3倍．日本では，斎藤による全国養護施設に虐待を理由に入所している児童の親についての調査で，実父の33.1%，実母の49.3%において精神障害が存在したという
環境要因が中心	夫婦関係やその他の人間関係	結婚における困難，配偶者との関係の歪み（極端に支配的-従属的，攻撃的-受動的），家族や友人からの孤立，重要な家族メンバーのサポートの喪失や減少
	社会経済的要因	貧困，悪い住環境，社会的な子育てのサポート（ベビーシッターや保育所など）の不足や急な減少
	妊娠出産・子どもの要因	・妊娠・出産における問題：異常な妊娠，異常な陣痛・分娩，未熟児 ・妊娠・出産における心理社会的状況：その時期に家族が強いストレス状態，望まない妊娠・出産，望まない性の子ども，非嫡出子，何らかの理由で出生前後に母子が分離していること ・子どもの障害や性質：先天的異常，慢性病，発達障害，多動，育てにくい行動上の問題が多いこと
個体要因と環境要因の両方の関与	親子間の認知やコミュニケーションスキルの問題	・子どもの表情・行為に対する親の認知に対する実験心理学の所見：共感性が乏しい，子どもの感情シグナルの解釈が不正確（陰性感情を肯定的にみたり，敵意があるときめつける等） ・しつけのスキル：スキルの低さ，一貫性のなさ，力の誇示によるしつけをしたがる等
	親自身の被虐待体験	親自身の被虐待体験およびこれによる愛着の問題（本文に詳述）
	被虐待体験以外の強いストレス，喪失体験	虐待以外の強いストレス，心的外傷体験（災害や事故や戦争，いじめ，強姦，DVなど），離婚等の喪失体験．過去のストレスによるPTSD等の長期的影響と，現在のストレスによるものの両方が養育を困難にする

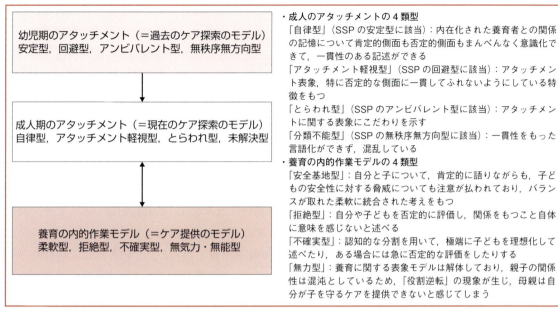

図 1　アタッチメントからみた虐待・養育スタイルの連鎖

ては，子育てという状況は親の子ども時代の外傷性記憶を刺激し，当時の感情を再体験させている可能性がある．こうした臨床観察から「虐待の連鎖」説が出てきたが，事例としてあがった虐待親による回顧的な調査では伝達率が高く見積もられてしまうことが指摘された．縦断研究で調べると，虐待の伝達率は $30 \pm 5 \%$ という[2]．つまり，虐待を受けても虐待を行わない者のほうが多いということになる．虐待の連鎖の機序としては，当初，虐待行為の模倣学習が指摘されたが，単純に同じ行為をしているわけではないため，より抽象化された人間関係のモデルが伝えられ，その結果として虐待行為が伝達されると考えられるようになった[3,4]．こうした人間関係のモデルを，アタッチメント理論では内的作業モデル（internal working model：IWM）と呼んでいる（図 1）．親から虐待を受けた子どもは，不安定なアタッチメントの IWM をもつことになり，そうした不安定なアタッチメントを内在化した者は，自分の子どもに対し虐待的な行動を取る可能性が高いとされる[4,5]．

● 心理教育・治療

◆支持的アプローチによる予防や介入の開始

　背景にある貧困などの社会経済的な問題，生活上の困難に関して援助を行うことが重要である．そうした具体的な援助は，援助関係を構築するうえでも重要である．現在，市区町村は，妊娠期から子育て期までの切れ目ない支援を提供する「子育て世代包括支援センター」を設置し始めている．精神科医は，市区町村の活動に積極的につなぐことが虐待の予防や再発防止に有用である．

◆養育行動の変容に取り組む動機づけと責任を明らかにすること

　子ども虐待の親は養育困難に悩み，助けを求めている場合もあるが，それを否認し

ている場合も多い．加害的な側面への働きかけには対決姿勢よりも，自分自身の望んでいることと現状のギャップを自身が感じ，変えていく行動に向かわせる動機づけが必要になる．ただし，治療的な作業をしながらも加害行為に関する説明責任があいまいにならないようにする必要があり，深刻な事例では外来診療の場だけでは限界があるので，児童相談所等の関連機関と連携していく必要がある．

◆ペアレンティングに関する心理教育

実際の養育場面で子どものケア欲求を受け止め，どのようにかかわりをもつかを考えさせるプログラムが行われている．その代表的なプログラムである COS（Circle of Security）はビデオや図を用いたわかりやすい手法でアタッチメントの視点を親に教えるものである．子どものニーズを適切に読み取り，これに応答することや，親自身の状態が養育に与える影響に気づかせることに焦点を当てている[6]．

COS 以外にも多くのプログラム[*1] が開発されているが，その多くは応用行動分析の考えがベースとなっており，子どもの良い行動を増やすためのスキル（子どもの気持ちを受け止めるスキル，具体的な良い点をみつけてほめる等）を増やすことに取り組ませ，その一方で子どもの不適切な行動（危険のないものに限る）に対しては「あえて注意を与えない」あるいは「良い指示を与えること」などの方法で悪循環を最小限にすることが推奨されている．こうした方法について学習し，外来で直接行うか，施行している機関に紹介することが役立つ．

◆虐待的な行動に対する認知の修正

虐待の衝動や行動化に対し，認知行動療法的なアプローチが用いられる．表3 に示すような虐待的な行動につながる認知について抽出する手助けをすることが重要である．さらに，図2 に示すように，具体的な場面で虐待的なかかわりを生じたきっかけや認知を同定させ，それを変える方策を検討してもらい，再発防止計画としてまとめる．

◆合併する問題への対応

虐待の背景に養育者のうつ病や心的外傷後ストレス障害（PTSD）などの精神障害や発達障害やアディクションがある場合，その治療が虐待の改善をもたらす可能性がある．特に被虐待体験による PTSD の治療を並行的に行うことは有用である．

4 虐待された子どもの心理的ダメージの評価と治療・援助

●被虐待児童の抱える精神障害・発達障害

アメリカ疾病予防管理センター（CDC）は子ども虐待を含む子ども時代の逆境的

---

*1：科学技術振興機構／社会技術研究開発センター「安全な暮らしをつくる新しい公／私空間の構築」研究開発領域公式ホームページ．養育者支援によって子ども虐待のリスクを低減するシステムの構築 子どもとのかかわり方，しつけの仕方に困っている保護者の方へ 養育者（親）プログラムの紹介．（http://parent-supporters.brain.riken.jp/supporters.html）

表 3 　虐待やネグレクトを行う親に生じがちな認知の例

1. こうでなければいけないという考え方（自分や子どもに対する過剰な期待，完璧主義）

① 何でも完全にできないと，それはうまくいかなかったと思ってしまうこと
② 何か間違ったことを少しでもすると，「だめだ」と極端に思いこんでしまうこと
③ 自分の責任でないことまで，自分が悪いからうまくいかないと，自分を責めてしまうこと
④ 子どもの行動について，何でも「すべき」，「すべきでない」と考えてしまう

2. 極端に，ダメなところばかりをみてしまう考え方

① 十分にできなかったことばかり考えて，必要以上に否定的に考える
② 良い点やうまくいったことがあっても，それを見落としたり，あまり意味がないことだと考えてしまうこと
③ 「子どもは何とかさぼろうとしている」などとあまり根拠もないのに心をよみすぎてしまうこと
④ まだ先の話であわてなくてもよいのに，先取りして心配なことを考えてしまうこと

3. 親役割をめぐる極端な考え方

① 過剰な親としての権利意識：「子どもは親にしたがうべきだ」，「なめられてはいけない」
② 体罰や暴力を肯定する考え方：「体罰をすることも時には必要だ」
③ 過度な保護意識：「私はあなたのためを思ってやってあげている」
④ 親としての自分への否定的な認知：「自分には良い世話をすることができない」，「かかわってもしょうがない」」

A：できごと・状態	B：考え方・うけとめ	C：感情	D：行動	E：影響
・親が疲れて帰ってきたところだった ・小学4年の子どもが言われたことをやっていなかったので注意したら，言い訳をした	・子どもは親にさからってはいけないのに，許せない ・しつけのためにはきつい言葉や折檻も必要である	・怒り100% ・親としての不安60%	・子どもを問い詰める ・「親にさからっていいと思っているのか」と責めたが，反抗的な態度だったので頬を叩いた	・自分はだめだ ・反省より恐怖
対応法	**対応法**	**対応法**	**対応法**	**対応法**
・疲れている時には難しい話はしない	・子どもには子どもの考えがある．子どもなりの事情があったかも ・小さい時には言われた通りにできないことはある．逆らう考えがあると決めつけないほうがいい	・疲れている時には難しい話はしない	・まず深呼吸をしておちつこう ・子どもの話をきいてみる	・やたらにどなっても，子どもの自尊心を傷つけるだけになる ・できないときに責めるよりも，できていることをほめる

図 2 　虐待を行ってしまった場面に関する分析と再発防止計画

　な体験のその後の心身の健康に与える影響を調べる大規模な疫学調査（Adverse Childhood Experiences Study：ACE Study）*2 を行っている．これにより，逆境的体験が多くある者ほど，その後の適応上の問題や心身の障害を生じ，寿命の短縮にも影響することが確かめられている．たとえば，フェリッティ（Fellitti VJ）ら[7] は，7つの子ども時代の逆境的な体験（① 心理的虐待，② 身体的虐待，③ 性的虐待，④ 母への暴力，⑤ 物質乱用，⑥ 精神的な病気や自殺歴，⑦ 収監された経験をもつ家族員と生活すること）のうち，4つ以上の場合はそれがない場合と比べて，アルコール症や薬物乱用やうつ病や自殺企図が4～12倍に増えることを報告した．

---

*2：ACE研究については，CDCのホームページを参照.
　　https://www.cdc.gov/violenceprevention/acestudy/index.html

　現在進行形の虐待事例における子どもの精神障害に関する調査としては杉山の報告[8]がある．彼は，あいち小児医療総合センターで診療した児童虐待事例の子どもの精神医学的診断をつけたところ，広汎性発達障害，注意欠如・多動性障害，反応性愛着障害，解離性障害，PTSD，多動性行為障害が認められたとしている．虐待事例の子どもの症状は，虐待が精神障害を生じている面と，子どもの障害が養育を難しくして虐待を生じる面の両面がある．

　ハーマン（Herman JL）[9]は，子ども虐待やドメスティックバイオレンス（DV）など長期反復的にトラウマに曝露されている場合に起きる症状群を「複雑性 PTSD」としてまとめている．さらに複雑性 PTSD を明確な診断基準としてまとめなおしたのが「disorders of extreme stress not otherwise specified（DESNOS）」である．また複雑性 PTSD の児童版といえる「発達性トラウマ障害（developmental trauma disorder：DTD）は，児童虐待により生じる症状をまとめたものとなっている．DESNOS と DTD を表 4 に示した．この診断項目を検討することで，成人や児童における虐待の影響を包括的に検討できる．

　いずれにしても，子どもの精神症状や問題行動をみたときに，虐待の影響を検討することが重要である．

● 被虐待児の治療過程

　被虐待児童に対する治療・援助を考える場合，合併する発達障害や精神障害あるいは教育の問題など幅広い観点が必要であるが，ここではアメリカ国立子どもトラウマティックストレス・ネットワークが推奨する複雑性 PTSD に対する治療を中心に 4 段階に分けて説明する[11]．

第 1 段階：家，学校，地域といった環境における安全性の獲得

　地域での生活支援あるいは児童相談所などを通じての親子分離や里親などの代理の養育者のかかわりを通じて，子どもが安心感をもてる環境を提供する．生活全体の環境の安定化とともに，心理療法への導入がなされ，治療者と非虐待的な養育者と子どもとのあいだに信頼に基づく作業同盟を形成する．

第 2 段階：情動調節と対人機能におけるスキルの開発

　失われた，または未形成の情動調節，対人機能のスキルを身につけさせる．そうしたスキルをもとに肯定的な自己体験や他者（治療者や家族）との交流を通じて安定したアタッチメントの機能を内在化することを目指す．非適応的なパターンを同定したうえで，それから離れていくことを目指す．

第 3 段階：過去のトラウマとなる出来事に対する意味づけ

　これまでの養育者との関係やトラウマ体験について，言葉やプレイの形で表出を助けていく．そうした過程のなかで，過去におけるアタッチメント対象やトラウマ体験の記憶についての個人的な意味づけを整理しなおす．

第 4 段階：社会的ネットワークの回復と統合の促進

　獲得した安定したパターンを，生活のなかで実現していく．家族や学校や職場と再

表 4　DESNOS（複雑性 PTSD）と DTD の内容

disorders of extreme stress not otherwise specified (DESNOS)	developmental trauma disorder（DTD）[10]
Ⅰ．感情と衝動の調節の変化 　A．慢性的な感情の制御障害 　B．怒りの調節困難 　C．自己破壊行動 　D．希死念慮 　E．性的な関係の制御困難 　F．過度に危険を求める行動	A．トラウマへの曝露 　● 1つかそれ以上の形式の発達上の有害なトラウマ体験に重複的にまたは慢性的に曝露されること．対人的なトラウマ（放棄，裏切り，身体的虐待，性的虐待，身体的な統御感への脅威，強制的な訓練，感情的虐待，暴力や死の目撃） 　●怒りや裏切りへの恐怖，あきらめ，敗北感，恥辱感などの主観的な体験をする
Ⅱ．注意や意識の変化 　A．健忘 　B．一過性の解離エピソードと離人症	B．調節障害 トラウマのキューに対して反復的な調節障害が引き起こされるパターン．キューの存在する時の調節障害（過剰または過小）．変化は持続しベースラインに戻らず，意識的にそれを減少できない 　●情動的 　●身体的（生理，運動，医療的） 　●行動的（例，再演，自傷） 　●認知的（再び起きることを考える，混乱，解離，離人化） 　●関係的（つきまとい，反抗的，不信感，不平） 　●自分への帰属（自己嫌悪，自責）
Ⅲ．自己認識の変化 　A．自分が役に立たないという感覚 　B．取り返しのつかないダメージを受けた感覚 　C．罪悪感，自責感 　D．恥辱感 　E．自分を理解する人が誰もいないという感覚 　F．自分に起こることを過小評価する傾向	
Ⅳ．加害者への認識の変化 　A．加害者から取り込んだゆがんだ信念 　B．加害者の理想化 　C．被害者を傷つけることばかり考える	C．否定的な帰属と予測 対人関係におけるトラウマ体験に関連する否定的な信念が，他者からの保護を期待することを妨げ，将来の再び被害をうけることが避けられないと考えてしまうこと 　●否定的な自己帰属 　●保護的な世話人への不信 　●他人からの保護への期待の喪失 　●社会的な機関の保護に対する信頼の喪失 　●社会的な正義や処罰を頼る気持ちの欠如 　●将来被害を受けることを避けられないと感じること
Ⅴ．他者との関係の変化 　A．他者を信頼できない 　B．再び被害を受ける傾向 　C．他者を傷つける傾向	
Ⅵ．身体化 　A．胃腸障害 　B．慢性的な痛み 　C．動悸息切れ 　D．転換症状 　E．性的な症状	D．機能不全 学校，友人関係，家族関係，法的問題を含むすべての生活の領域における困難
Ⅶ．意味体系の変化 　A．絶望感 　B．以前支えていた信念の喪失	

統合する場合などは，それらとの接触が刺激になり以前の反応や障害された関係に戻りかねないので，段階的に様子をみながら生活に戻るようにする．里親や友人や将来の結婚相手などとの新たな関係構築に向けたスキルアップが必要になる．

　こうした子どものトラウマ治療に関するエビデンスのあるプログラムの代表例は，TF-CBT（トラウマ焦点化認知行動療法）[12]であり参考になる．TF-CBT では，虐待していない養育者を安全な環境の担い手として治療に加わってもらい，心理教育，養育スキル，リラクゼーション，感情調整，認知のコーピングと処理，トラウマ・ナラティヴ，実生活内のトラウマ・リマインダーの克服，親子合同セッション，未来の安全感と成長を促進という9つの要素を行う．

5 おわりに

　　以上みてきたように，精神科医は虐待事例の発見や予防，治療において大きな役割を果たしうる．自分が診療をしている精神障害のある患者が新たに子どもをもった場合やすでに養育中の子どもをもつ場合は，その養育状況や，精神障害がそれに与える影響について評価し，養育支援の必要性の有無を積極的に検討することが重要である．特に現時点で児童虐待が起きている可能性がある場合には通告や関連機関との連携をとることが求められる．

文献

1）日本子ども家庭総合研究所（編）．子ども虐待対応の手引き─平成25年8月 厚生労働省の改正通知．有斐閣；2009.

2）Kaufman J, Zigler E. Do abused children become abusive parents? Am J Orthopsychiatry 1987；57：186-192.

3）Zeanah CH, Zeanah PD. Intergenerational transmission of maltreatment：Insights from attachment theory and research. Psychiatry 1989；52：177-196.

4）遠藤俊彦．内的作業モデルと愛着の世代間伝達．東京大学教育学部紀要 1992；32：203-220.

5）George C. A representational perspective of child abuse and prevention：Internal working models of attachment and caregiving. Child Abuse Negl 1996；20：411-424.

6）北川　恵．親子の関係性に焦点づけた評価と支援を提供するプログラム─The Circle of Security プログラムの特徴と実践．子どもの虐待とネグレクト 2012；14（2）：153-161.

7）Felitti VJ, Anda RF, Nordenberg D, et al. The relationship of adult health status to childhood abuse and household dysfunction. Am J Prev Med 1998；14：245-258.

8）杉山登志郎．子ども虐待は，いま．そだちの科学 2004；2：2-9.

9）Herman JL. Trauma and Recovery. Basic Books；1992／中井久夫（訳）．心的外傷と回復．みすず書房；1999.

10）van der Kolk BA. Developmental Trauma Disorder：Towards a rational diagnosis for children with complex histries. Psychiatr Ann 2005；35（5）：401-408.

11）National Child Traumatic Stress Network のHP. http://www.nctsnet.org/

12）Cohen JA, Mannarino AP, Deblinger E. Trauma-Focused CBT for Children and Adolescents：Treatment Applications. Guilford Press；2012／亀岡智美, 紀平省悟, 白川美也子（訳）．トラウマ・フォーカスト認知行動療法マニュアル．金剛出版；2014.

加害者臨床としての DV 加害者更生プログラム
——DV 加害者に特化された心理療法の展開

草柳和之
メンタルサービスセンター

　加害者の心理療法は臨床上の難題であろう．加害者は，自分の問題性の自覚に乏しい．ゆえに面接室で出会う率はまれで，来所したとしても，表面的な事実の羅列に終始したり，自分の考えを正当化して主張したり，話をはぐらかす，など，自己防衛が強く，面接を進めるうえで困難がある．他の訴えや症状に，加害者が隠れていることもある．そのため，変化のために有効な面接スキルや適切な方針がわからず，多くの臨床家にとって「敬遠したい」のが本音であったと思われる．

　一方で近年，加害者臨床[*1]という言葉が臨床家のあいだで徐々に使われ[*2]，非行・性犯罪・ドメスティックバイオレンス（DV）・虐待などの反社会的問題行動を改善するためのアプローチが注目されつつある．筆者は，はからずも今日の情勢に先駆けて加害者を変化させるための有益な方法論を開発してきたことになる．本項では，DV 被害者支援との整合性や従来の臨床との相違にふれながら，このアプローチの理論と独特な面接スキルの一端を紹介したい．

1.　開業臨床のなかで発展した加害者更生プログラム

　筆者は 1990 年 4 月，心理相談機関「メンタルサービスセンター」[*3] を設立，開業臨床を開始した．その詳しい発展過程については他の文献に譲るが[1)]，現在運営している加害者更生プログラムは，次の 3 つである．
① 個人心理療法：1997.12 開始．初回 90 分，2 回目以降 60 分，セッションの頻度は
　 2 週間に 1 回が最多．費用は 1 時間 1〜1.5 万円．

草柳和之（くさやなぎ・かずゆき）　　　　略歴

1980 年東京都立大学卒．
精神科医療・自治体の教育相談の臨床現場を経て，現在，メンタルサービスセンター代表・カウンセラー，大東文化大学非常勤講師．日本カウンセリング学会東京支部会・運営委員．
日本カウンセリング学会認定カウンセラー．長年の DV 問題の先駆的取り組みが評価され，社会貢献支援財団より，平成 27 年度社会貢献者表彰を受賞．
著書に『DV 加害男性への心理臨床の試み―脱暴力プログラムの新展開』(新水社，2004)，共著に『標準 音楽療法入門 下』(春秋社，1998)，ほか多数．

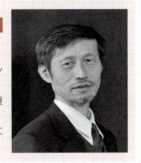

② 加害者自助グループ：1998.10 開始．毎月 2 回・120 分の例会を実施．スタッフは全部で 4 人，職種は心理士・精神保健福祉士（PSW）．参加者は 3〜8 人．参加費は 500 円．

③ DV 克服ワークショップ（集団心理療法）：1999.11 開始．3 か月に一度，土日約 8.5 時間で実施する．費用は 11,880 円，定員は 15 人，10〜15 人の参加がある．スタッフは 3〜4 人の心理士・PSW で対応する．毎回テーマを設定して異なる内容で行い，プログラムは，妻とのトラブルの会話を書く／心理教育／チェックシートの記入／ビデオ討議等の実習／ロールプレイング／など簡単な内容から段階的に発展し，サイコドラマ法等のインテンシヴな集団心理療法を実施している．

● 3 種のプログラムの活用法

　個人セッションとグループの連動を重視している．最初から併用する方が多数存在する一方，グループを嫌い，個人心理療法のみで始める方も多いが，その大部分は進展とともにグループに参加する傾向にある．加害者は，ものわかりよくみえても，驚くほど独りよがりな解釈をすることがあり，個人セッションでのチェックが不可欠である．遠方の方は，土日の集中プログラム・集団心理療法に参加し，地元でカウンセリングを受けるよう勧めている．以上のように，現在の日本は任意受講のため，加害者のさまざまな状態に応じられるよう，プログラムの間口を広く設定する必要があると考えている．

● 参加する加害者の内訳・特徴

　参加者の約 9 割が婚姻中であり，恋人関係，離婚後がそれに続く．家裁の調停中，別居状態，または同居中で，妻から「暴力がなくならないといっしょに暮らせない」と告げられ，復縁を希望して来所する加害者が大多数である．要するに「別れたくないから DV をなくそう」というわけで，モチヴェーションとしては不純といえる．このモチヴェーションの質を，巧みな面接スキルを通じて高められるかどうかが，加害者ケース初期の最大の課題である．加害者が妻を説得したいがために，巧みに治療者を利用する可能性もあるので，注意を要する．年齢は 30〜40 歳代が中心で，20 歳代は少なく，最近 50〜60 歳代の参加者が増加傾向にある．職業は，会社員・公務員・専門職・職人など，多様である．

2. DV 加害者更生プログラムの流れの概観

　アメリカの事情と比較して，日本の加害者更生プログラムの流れを総括したい．アメリカでは，パートナー間の暴力事件が起こった場合，加害者は逮捕され，重犯でないケースは裁判所命令で保護監察つきの更生プログラムへの参加が義務づけられる．プログラムは，1 回 2 時間，32〜52 週のグループで行われ，数千円相当の実費を支払う．加

＊ 1：“加害者臨床” は筆者による造語である．初出は，「加害者の DV 克服支援からの新たな視点―フェミニズムと “加害者臨床” の統合モデルに向けての試論」（『国立婦人教育会館研究紀要』2000：4）である．
＊ 2：たとえば，2008 年に『現代のエスプリ No.491』（至文堂）で特集が組まれた．
＊ 3：メンタルサービスセンター事務局．〒 176-8799 練馬郵便局留／Tel.03-3993-6147
　　　http://www5e.biglobe.ne.jp/〜m-s-c/

害者がこれを拒否，または規定割合以上欠席すると，刑務所行きとなる．いきおい参加者は低モチヴェーションで，反感を伴っての参加となり，それを前提にしたプログラム内容となる．

　これは，DV に限らず，ドラッグ・コート，メンタルヘルス・コートの制度（DV コート設置の州もある）と並んで，犯罪者の社会内処遇として刑罰の代替の位置づけで実施されるもので，治療的司法の流れのなかで制度化されてきた[2]．刑罰による犯罪抑止効果が不十分であることの反省から，司法が他領域の専門家とチームを組んで犯罪行為の改善を促す制度を形成しようという発想である．これが DV 対策先進国のスタンダードであり，DV 加害者の大部分が問題性を否認している以上，将来の日本でも同様の制度を導入する必要がある．

　今世紀に入り日本も徐々にこの分野に関心が生まれ，海外の更生プログラムの翻訳書も刊行されてきた[3,4]．しかし，これらは既述の社会制度や加害者層を前提にした内容であるため，そのままの導入は無理で，多くの改編が必要である．一方，アメリカでは，コマーシャリズムに乗って更生プログラムを担うカウンセラーが急増し，DV に対する専門知識も不十分で，被害者の安全を脅かすようなプログラムが問題となっているという[5]．確かに，邦訳書のなかには，どう考えても首をかしげざるをえないエクササイズが散見される自習プログラム書もあり[*4,6]，先進地域の実践であっても吟味が必要に思える．また近年，日本でアメリカ実践のプログラムと喧伝してそのまま実施／グループ場面を報道して TV に登場する団体が増加／「参加している夫の身勝手な言動が直らず，困っている」と被害者の声もあるなど，各団体の立場の利害から雑多な主張が生まれて混乱の極みにあり，実に憂うべきである．

　日本の現状はプログラムの任意受講であるが，筆者の実践は，裁判所による強制受講を DV 防止法に組み入れていくことを目指した，民間でのランニングと位置づけられる．

3. 加害者の変化を促進させるための枠組み

　加害者の臨床実践の初期，筆者は従来の経験とは異なる幾多の出来事にとまどわされた．たとえば，被害者と加害者，それぞれの立場から相手への要望が出され，両者の板挟みになって困窮させられると，被害者に対していらだちを感じた．これは奇妙であり，加害者臨床で要注意の逆転移である．ハーマン（Herman J）が「加害者の側に立つことは楽であり，そうなってしまいがちである．（中略）加害者は，見たい，話を聞きたい，悪事に口をつぐんでいたいという万人の持つ欲望に訴える．被害者のほうは，これに対して，第三者に苦痛の重荷を一緒に背負ってほしいという．（中略）自分の犯した罪の説明責任を逃れようとして，加害者は忘れるのに役立つものならできる限り何でもやる」[7] と述べていることは注目に値する．

　トラウマの臨床とも共通するが，セラピスト（以下，Th）の中立性が許されなくな

＊4：たとえば，夫婦互いに相手が言った内容をオウム返しに確認しあうエクササイズ（文献 6）の p225）．

るのである．筆者は，自明とされた臨床の前提を問い直し，それを加害者の変化のために理論化し，面接スキルも工夫していった．紙数の関係で詳述できないが，本項のアプローチは，由来の異なる以下の3側面を有機的に統合化したものである．

① 嗜癖行動としての暴力──→ DV は関係嗜癖に相当する．

② 性差別──→加害者は社会に遍在する一般通念により擁護され，被害者が責められる．

③ 犯罪加害者と犯罪被害者との関係性──→これこそ最も重視すべき側面と考えている．

面接の方向性を決めるためのモデル "多層的介入モデル"[8] も創案し，現在，アメリカの更生プログラムと差別化するために，これを SPA (Specified Psychotherapy for Abusers〈of DV〉；DV 加害者に特化した心理療法) と総称している．

加害者に対しては，以下のような自己防衛的特徴を望ましい変化に導く必要がある．すなわち，パートナーへの共感性の欠如／都合のよい物の見方に固執（歪んだ認知）／巧みに Th を味方につける，同情をかおうとする／他罰的傾向／「本当に DV は治りますか?」等，回答しにくい質問をする，などである．これらにはクライエント（以下，Cl）が変化を回避するための無意識的誘導を伴っている．この隠された意図を見抜かずに対応すると，Th が DV 維持の手伝いをしかねない．Th は，これら加害者を上回る技をもって，防衛を巧みに揺さぶる必要がある．すなわち，一見 Cl を肯定するようで，自らに疑いを向けさせ，いかなる言い逃れをしても本人の責任性に焦点が当たってくる "崩し技" である．これは SPA 特有のもので，動機づけ面接法と共通のスキルもあるが，神経言語学的プログラミング（NLP）・ブリーフセラピーの応用であり[1,9]，その実際を初回面接のモデルケースにて，次に紹介したい．

4. SPA の面接スキルの実際および基本概念

初めて来所した加害者 A はいらだちながら次のように語った．なお，太字の発言は Cl のもの，" " 内の発言は Th のもの，( ) 内の言葉は，Th の介入の注釈である．

10 日ほど前，些細なことからケンカとなり，「そんなに口答えするなら，出てけ！」と言ったら，翌日「貴方の言葉はキツすぎる」と置き手紙を置いて実家に帰ってしまった．本気で「出てけ」と言ってないし手を挙げたこともないのに，おかしい．～

（Th は，当日のケンカの発端から顛末まで，さらに実家に戻った後の妻とのやり取りなど，Cl の気持ちに共感しつつ経過の把握に努める．それを十分に行った後）

"なるほど，確かに奥さんも相当な見幕だった，A さんには「とてもじゃないが我慢ならん！」との思いだったと推察します．だから追いつめられて，つい「出てけ」とまで口走った"

ええ，ええそうです．

"それなのに帰宅したら，彼女がおらず置き手紙だけ．もうビーックリだった"

そう，その通りです．

"「何て一方的で，ひどいやり方だ！」と思った"

そうなんですよ，まったく～！

　（しばらくこのように続ける．Thは極端なまでに加害者の立場で肯定し，言い分を「これぞ」という表現で代弁するように，不満や憤りの気持ちを込めて語るのである．筆者はこれを〈極端な共感技法〉と呼んでいる．加害者は他者と信頼関係を築くのは難しい．被害者を守るため，関係機関から冷たい対応をされることも多い．Clは，Thが自分の思い通りにならないと，怒りを向けがちである．そこでThは，まず全面肯定するかのような強調した共感を表明し，Clが「なかなかものわかりがいいから，少しはコイツの言うことも聞こう」と思えるまで行う．そしてラポール形成のサインを見極めてから，Clの歪んだ認知を崩していくのである）

　"ところで，妻に戻ってほしいので助力を求めて，今日，来たのでしょうか（目標の明確化）"

　ええ．

　"やはり．私はAさん同様，妻に去られて「何とかやり直したい」と願う方に多く会ってきまして，その経験から，確かにAさんの実感では「ひどい仕打ちをされた」のですが，実はたいへんな見落としがあるのです"

　（すぐ回答を言わず，漠然とした伝え方をし，関心をひき，同時に混乱させる．以降，Clの確信が緩んで，他の発想が入る余地をつくっていく）

　えっ，何ですか？

　"知りたいですよね"

　そりゃそうですよ．

　"そう，私もお伝えしたい"

　（Clに反発があっても，共通の目標があるので受け入れやすい）

　"しかし多分，これを聞くと嫌な感じになると思う．この見落としは，Aさんにとって耳の痛いこと，それでも聞きたいでしょうか？"

　ホントに耳の痛いことですか？　それは嫌だな．

　"そうだと思います．そして今，彼女とAさんにはたいへんなギャップがあって，これが埋まらないと，彼女が「ああ，夫のところに戻ってもいいな」とならない．どうしましょう．聞くのはつらいし，耳は痛いが，聞いてみよう，となるか，つらいから聞くのはやめるか？"

　（この段階，Clがしっかり選択することが大事である．Thの質問にClはさまざまな反応を示すが，以下に典型的な選択ごとに対応を述べたい．）

①Clがとまどい，どう選択するか決められない場合

　えーっ，聞くとつらくなるのですか？　それは嫌だな…，でも今日せっかく来てるし．

　"ええ，そうです．そのように迷ってよいのです"

　（リフレイミング技法〈後述〉大事な所に差しかかっている．〈Clのとまどいを尊重するやり取りを丁寧に繰り返した後〉）

　どうしたらいいか，わからない．

"ええ，今までもそのような方がおられました．大事なことはすぐ決め難いこともある．自宅に帰って，じーっくり吟味することに意義があります．ぜひ次回，回答を聞かせて下さい"〈次回を決める〉

② CI が表面的な積極性を示す場合

　つらくても，いいです．聞かせて下さい．

"あー，なるほど．確かに「つらくてもいい」と言われたのですが，声の重みがいささか軽く聞こえまして，「つらいことも心して聞こう」という準備がいま一つに思えます"

　えっ，つらくていいと言ってんですよ．

"ええ，確かにおっしゃっている．しかし私がお伝えすることは，A さんには盲点になっていて，多分不快になります．それを聞くには心の準備，覚悟が必要です"

　えっ，覚悟が必要？　嫌だな，もったいぶらないで下さいよ．

"そうです．もったいぶって嫌な感じ，すぐ聞きたいハズです．実はここが肝心なのですが，心の中に問いかけて「つらくても，それを消化していこう」というものがないと，伝えても素通りでむだになる，私はそんな経験をしてきました"

　うーん，じゃ，今の私には覚悟を決めて消化しようというのが足りないと．

"ええ．そうなのですが，今，話された姿勢は，先ほどより少し心の準備の方向になってる"

（わずかな変化でも強化する．これを繰り返すと CI は動揺し，新たなものを受け入れる余地が拡大する）

　えっ？　そうなんですか？

"そうなんです．でも，もう一息，いや，二息といったところです．さて，改めて同じ質問をします．「(同じ質問)」いかがでしょう"

　うーん．

〈以上を発展させ④に移行〉

③ CI が攻撃的になる場合

　紙数の関係で省略するが，②と同様，CI の怒りを "お怒りになるのも，もっともで自然です" と認め，肯定するリフレイミング技法を多用し，④にもっていく．

④ CI が内省して聞く姿勢になった場合

"こうして話していると，耳が痛くても認める覚悟ができてきたように思われます．ではお伝えしましょう．そしてお伝えした後，ぜひ感想を聞かせて下さい"

（伝え放しではなく，後の CI の言い分を Th が聞く道筋もつけ，安心できるようにする）

　ええ．

"では．肝心な見落としとは次のことです．〈以下，要約〉妻が出て行ったのは，今回のみの出来事によるとは思われない．これまで何度も何度も苦しい出来事が重なった結果と考えないとつじつまが合わない．心あたりがあるか？"

（CI に心あたりがあれば，語ってもらう．なければ「妻に対する関心が低かった」，「相

手の気持ちをキャッチする力を高めることが必要．そのためのトレーニングをカウンセリングで行うことができる」と伝え，その方向で面接を発展させる．今回以外の重大な背景事情について，Cl が心を開いて妻に尋ねることも促す）

● **解説**

　当然ながら，実際の面接は行きつ戻りつしながら，きめ細かく対応していくもので，本例はいわば見取り図である．それでも，Th は，加害者の駆け引き上手を上回る駆け引きをもって，抵抗とファイトせず，抵抗さえも利用し，モチヴェーションの質を上げ，認知の修正へと導く，およその手順は理解できるであろう．その前提となる SPA の基本方針について，以下に概略を述べる．

① SPA では価値判断を前提：家族療法家・マダネス（Madanes C）は，暴力に関する臨床に関して「（心理療法の）目的とするものが，どうしても道徳的価値と結びつかざるをえない」と述べる[10]．大胆にも，Th は加害者を「人間として許されない行為をした者」として扱う．同時に「加害者が変わろうとする際の苦しみを最大限に尊重する」という両極を実現するよう努めるのである．暴力は家庭内の平穏，健康なパートナーシップとは相いれない．「自らの大切なはずの家庭を破壊してきた」と認めるのは苦しいが，加害を認める苦しみを Th は最大限に尊重することにより，問題性に直面できるというパラドクスがある．結果，リフレイミングを多用する．リフレイミングとは「事実を変えずに，肯定的な言い回しに変える」技法であるが，それにより変化のためのエネルギーの積み込みとなる．その感触は上記のやりとりから確かめられよう．Cl が混乱したとしても，「それは必要なことです」，「さっきより一歩進んでいます」など，肯定的に伝えるのである．

② 被害者支援との整合性を重視：被害者にとって，加害者の変化が納得できる質のものである必要がある．本ケースでは「夫の語る程度の事態で家を出た妻がおかしい」のではなく，「家を出た」事実の重みを Cl が理解していない，と Th はとらえる．妻は，ここに至ったプロセスを夫が心から理解することを望んでいるはずである．「判断基準は被害者の体験であり，関係を壊した側である加害者は，被害者の望むような夫になることが，修復の道」という方針をとる．Th は「彼の望む復縁を手伝いたい」というスタンスをとり，「しかしそれには欠落していたものを習得する必要があり，痛みを伴う，それでもよろしいか？」ということになる．Cl が No なら，「では，お帰りあれ」である．加害者は Th をコントロールするために「あの手この手」を繰り出す．彼の DV 克服に妻の協力を求めると必ず手抜きを始め，うまくいかないのを妻のせいにするのは，加害者の常套手段である．DV は夫婦の不和ではなく，犯罪加害者と被害者が一つ屋根の下に住んでいる状態と考えたほうがよい．Th は，このような前提のもとに "真っ当な人間になる" ことを願う姿勢で，尊重と断固とした信念をもとに Cl に対応する必要がある．

③ SPA の重要な概念ダブル・クライエント構造：従来の臨床では目の前の Cl に共感することで十分だが，加害者相手では異なる．Th は，彼の言い分を聴きつつ，同時に

妻はそれを聴いてどう思い感じるか，をイメージして聴く．つまり面接室にいない被害者の体験も丁寧にたどり，それを CI の直面化の際に活用するのである．Th は体験的に 2 人の CI に会うわけで，これをダブル・クライエント構造と呼ぶ．Th の「彼女には，相当耐えがたいことが積み重なったのでないとつじつまがあわない」との発言はここに由来する．妻にひどいことをした分だけ，CI に返される仕打ちもつらくなる．加害者は自分がどれだけのことを相手にしたか，を無視する．そこで，Th は被害者に接した経験を活性化する必要がある．これが不十分であると，特に男性の臨床家の場合，"妻や実家の仕打ち" に同情し，被害者の問題性に目が向き，加害者はラクをする……要注意である．

　以上，面接初期の方針，スキル，理論背景を解説した．加害者は何ともゴマカシのプロがごとしで，粘り強くつき合う必要はあるが，彼らの語り口は見事に共通している．したがって，同じスキルを他 CI にも使えるため，効率は良い．経験上，来所するモチヴェーションがあれば変化を促進する策は必ず存在し，加害者により臨床力が鍛えられてきたように感じる．詳細を知るには，手前味噌ながら筆者主催の研修会で模擬面接を体験するのが最適で，関心ある諸氏はぜひ一度トライしていただきたい．

文献

1) 草柳和之．加害者臨床事始め，そして DV 加害者に特化した心理療法の構築へ．精神療法 2017；41(1)：81-82.
2) マリカ・オーマツ（著），指宿　信，吉井　匡（共訳）．トロントにおける問題解決型裁判所の概要—『治療的司法』概念に基づく取り組み．立命館法学 2007；4：314.
3) Lee M, Sbold J, Uken A. Solution-Focused Treatment of Domestic Violence Offenders：Accountability for Change. Oxford University Press；2008／玉真慎子，住谷祐子（訳）．DV 加害者が変わる—解決志向グループ・セラピー実践マニュアル．金剛出版；2012.
4) Paymar M, Pence E. Education Groups for Who Batter：Duluth Model. Springer；1993／波田あい子（監訳），堀田　碧，寺澤恵美子（訳）．暴力男性の教育プログラム—ドゥルース・モデル．誠信書房；2004.
5) 吉浜美惠子．ドメスティック・バイオレンス—アメリカにおける取り組み．アルコール依存とアディクション 1994；11(3)：181-192.
6) Durphy M, Sonkin D. Leaning to Live without Violence：A Handbook for Men. Volcano Press；1982／中野瑠美子（訳）．脱暴力のプログラム—男のためのハンドブック．青木書店；2003.
7) Herman J. Trauma and Recovery. Basic Books, a division of HarperColins；1992／中井久夫（訳）．心的外傷と回復．みすず書房；1996. p4.
8) 草柳和之．DV 加害男性への心理臨床の試み—脱暴力プログラムの新展開．新水社；2004.
9) 草柳和之．DV 加害者更生プログラム—体系化された加害者の心理療法序論．こころの科学 2013；172：82-85.
10) Madanes C. Sex, Love, and Violence：Strategies for Transformation. W.W.Norton；1990／斎藤　学（監訳），穂積由利子，竹前ルリ（訳）．変化への戦略—暴力から愛へ．誠信書房；1996. p10.

触法発達障害者へのアプローチ

藤川洋子

京都工芸繊維大学アクセシビリティ・コミュニケーション支援センター

1. はじめに

「この仕事，楽しいですね」．これは現在，私とともに国立大学で障害学生支援に携わっている事務職員の某月某日のセリフである．大学行政の隅々に通じ，文書を起案したり会議を運営したりするのはお手のものという彼は，新設された部署では不可欠の人物だ．「今，ここにいる」，「困っている」障害学生の支援，という仕事に，どうやらハマってくれたらしい．

私たちの仕事は，障害等を有する学生への「合理的配慮」の策定と実現である．理系の大学であるせいか，障害のなかでは発達障害（特に自閉症スペクトラム）が圧倒的多数を占める．授業担当の教員に対して，その学生の具体的な困難を説明し，資料の提供を求めたり録画の許可をもらったりする．ピア・チューターという大学生活に精通した先輩役を学生につける場合は，その賃金の計算など面倒な事務作業もある．

発達障害は，周囲の人々にとって障害特性の理解がとても難しい．また，同じ障害名でも一人ひとり得意なことと不得意なことに違いがある．

共同で実験がやれない，レポートが書けない……．「うちの子は，どうしたらいいんでしょうか」．ガクンと頭を垂れた学生や親御さんを目の当たりにしたとき，ふたたび頭を持ち上げて歩み出してもらうために，大学はどの部分をどう支援したらよいのだろう．そう，障害を理由に成績を甘くしてはならず，合理的な範囲でその障害特性に対応した「下支え」を考案する，という難しい仕事なのである．こうした未来志向の役割と

藤川洋子（ふじかわ・ようこ）　　　　　　　　　　　　　略歴

1951 年愛知県生まれ．
1973 年大阪大学文学部卒．同年，家庭裁判所調査官（補）．大阪，名古屋，東京等の家裁勤務を経て，2006 年退官，京都ノートルダム女子大学心理学部教授．2016 年京都工芸繊維大学アクセシビリティ・コミュニケーション支援センター長．
著書に，『非行と広汎性発達障害』（日本評論社，2010），監訳書に『アスペルガー症候群の大学生 －教職員・支援者・親のためのガイドブック』（日本評論社，2017）など．

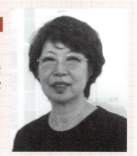

確かな手ごたえが，冒頭の彼の言葉になったのだろうと思う．

　望めば，ほぼ全員が大学に入学できる時代になった．今や大学教育は，人材を社会に送り出すという使命ばかりでなく，自己の能力や特性を認識させ，自分に合ったライフスタイルを見つけ出させるという使命も担っている．障害のある学生では，後者のかかわりが特に重要になり，大学をあげての支援が必要になっている．

　大学生とは対極に位置するようにみえる，非行少年や犯罪者にも，同じことがいえる．非行や犯罪を繰り返させないための施設である少年院や刑務所で，発達障害が指摘される人数は増加している．また，矯正施設に入所していなくても，対人トラブルの絶えない人，ハラスメント加害者などのなかに，発達障害が疑われる人は少なくない．

　彼らにはどういうアプローチが有効なのか，そのことを書いてみたい．

2. 触法発達障害者という人たち

　私は，30年余にわたって家庭裁判所調査官の職にあり，その後，臨床心理学の教員を経て，現在は，前述の通り，主に発達障害を抱える学生の修学上の支援にあたっている．1990年代の後半から，特異な印象を受ける少年犯罪に，発達障害の視点が欠かせないことを論じてきたが，2006年に家庭裁判所を辞してからも，精神科医とともに，あるいは単独で成人の犯罪事例の精神（心理）鑑定にあたることもあり，事例の解明ばかりでなく，その予防や更生は，私にとって大きなテーマとなっている．

　本項タイトルの「触法発達障害者」という用語は，「触法精神障害者」と異なり，目新しいものに違いない．インターネットで検索しても，トップページに『触法発達障害者への複合的支援〜司法・福祉・心理・医学による連携』（藤川洋子，井出 浩編著．福村出版，2011）が出てくるぐらいだから，まだまだ社会的には熟さない用語であろう．また「触法」という法律用語は，有責性を前提としていない（たとえば「触法少年」は，14歳〈刑事責任年齢〉未満で犯罪行為を行った子どもを意味する）．しかしここでは，「触法」が「犯罪」を含むとして，「触法発達障害者」を用いることにしたい．

　さて，2000年以後，メディアを騒がす特異な印象の少年犯罪には，ことごとくといっても過言ではないほど，「発達障害の影響」が指摘されている．特に，経済的，文化的レベルや本人の知的レベルが高い事例は，従来の非行少年観（貧困，崩壊家庭，不十分な資質）をみごとに裏切る．だからこそ，「近頃の若者はどうなっているんだ」と拡大解釈をしたメディアが大きく取り上げるのだろう．

　たとえば，精神鑑定で発達障害が指摘された，国立大学に在籍していた元少女（当時19歳）の殺人，殺人未遂事例につき，1審で無期懲役判決が示された（2017.3.24）のは，記憶に新しい．元少女は，公判（裁判員裁判）を通じて，「他人の気持ちがわからない」，「ほかの人も自分と同じように，人を殺したいのだと思っていた」，「（事件後2年経った第1審の時点でも）殺人願望は今もある」と述べている．

　「殺人行為」に囚われ，このように平然と語ってしまう様子に，脳の機能として「視点の変換の困難」が重篤であることがわかる．対人相互性の困難とともに，「こだわり」

が明白であり，『精神疾患の診断・統計マニュアル第5版』(DSM-5) にいう自閉スペクトラム症に該当すると思われる（鑑定では，双極性障害なども指摘されたが，それらは比較的軽度なものとされている）.

「人の死」に魅入られる一方で，難関国立大学に入学できる高い知能と，独善的ではあるが強い知的好奇心をもち，社会的ルールも，字義的な範囲では十分，理解している.「この大学始まって以来の死刑囚になる」というメッセージを誇らしげに自身のブログに書き込むほどの「確信犯」であり，通常の意味での理非弁別能力に，疑いを差し挟む余地はない.

と，殺人願望をそのままストレートに実行した元少女を例に出すと，「発達障害は恐ろしい」という誤解を与えてしまいそうだが，願望が「殺人という行為」にある人はめったになく，おおかたの自閉スペクトラム症の人は，世の中の正規のルールと暗黙のルールの両方を苦心惨憺して読み取ろうとしながら，正しく生きている. 正しく生きようとするあまり，ヘトヘトになって，うつ状態に陥ったり，不安が増して体調を崩したりして，精神科や心療内科のドアをたたくのである.

触法行為のある発達障害者が自ら精神科を受診する例は，あるとしても少ないだろう. 自分の衝動の強さと，それに抗えないことが自覚できる，きわめてまれな例である. おおかたは，こだわりの強さや，反応の特異性に気づいた家族や教師，支援者に背中を押されて，しぶしぶ精神科医の前に座ることになる.

問題はその後である. 精神科医らへの受診にこぎつけても，医師やカウンセラーとのあいだで治療関係を築きあげ，それを維持することは難しい. おそらく大半の医師は，「よろしくお願いします」も「ありがとうございます」もなく，ほとんどしゃべろうとせず，いらいら感や頻繁なフラッシュバックを訴えて，「薬はないのか」と一方的に言うだけの彼らにうんざりしてしまうことと思う.

生産的な関係にするには，「この先生の言った通りにしたら，うまくいった」という実感をもたせることであろう. そのためには，何に困っているかを把握することが大前提となる.

3. 触法発達障害の人は，何に困っているのか

発達障害とひと口に言っても，その脳科学的な特性はさまざまだ. ただ，私がアドバイスを求められた触法事例のほとんどが，自閉スペクトラム症（あるいは広汎性発達障害，アスペルガー障害）とADHD（注意欠如・多動性障害）の併存例であった.

自閉スペクトラム症は，①社会的コミュニケーションおよび対人的相互反応における持続的な欠陥，と，②行動，興味，または活動の限定された反復的な様式，の2つが幼少期からみられることが要件で，知的障害の有無を含め，重症度が精査される必要がある. 一方のADHDのほうは，その名の通り，不注意と，多動性・衝動性が12歳未満から持続的にあって，機能や発達の妨げになっている場合に診断される.

これら2つの診断名を併せもつ場合，「実行機能」と「自己制御」の両方がうまくい

かないために社会適応の困難さは増幅する.

「実行機能の障害」とは，統合の困難，かたくなさ，大きな見通しのなさ，計画とその変更，制限を加えたり順序づけしたりすることの困難をいう.「要点を言って」という問いかけに応えられない. 一度思い込んだら，変更がきかない. 計画を立てることはそもそも苦手なのだが，緊急性の高い案件が割り込んできても，手順を変更することができないのである.

「自己制御の障害」とは，他者の視点がないために社会的に有効な手段がとれず，モチベーションをうまく維持することができないことをいう.「みっともない」,「恥ずかしい」という言葉を理解しないのも，他者の視点がもてないからである.

これらが彼らの抱える障害の本質なので，「そんなこともわからないの？」,「もっとやる気をだしなさい」という言葉かけは意味をなさないばかりか，適応するうえでの「社会的障壁」を高くする方向に働いてしまう.

少年院を出た彼らは,「一生懸命働いて，親孝行します」のように立派なことを言うけれど，「その目標に向かって，どういう手順を踏んだらいいのかわからない」という状況にいるのである. たとえば，職場にどんな服装で行くのか，職場で声をかけられたらどういう返事をしたらいいのか，昔なじみが電話をしてきたらどのように断ったらいいのか，給料をもらったら何にどう使ったらいいのか，そういうことがわからないのだ，ということを支援する側が理解しておいて，一つひとつ根気強く教える必要がある.

4. 触法発達障害者を支援するコツ

① アドバイスは短く前向きなものにして，紙に書いて渡す（視覚的な支援）

彼らの認知にはさまざまな限界があり，記憶のあり方も独特だ. 話し手の思惑を正確に聞き取ることも困難なので,「こういう約束をした」ということは，紙に書いて渡す必要がある. そして，守れたかどうかをチェックして，○が続いたらほめ言葉をふんだんに浴びせるのが，約束を持続させるコツである.

② 否定の命令文は使わない

「勝手に行動するな」,「人に迷惑をかけるな」と言われても，「迷惑をかけない」ということがどのようなことなのか，想像がつかない.「仕事場で，質問できる人を見つけなさい」,「困ったときは，その人に質問しなさい」といった肯定文での具体的なアドバイスが必要である.

③ 環境をシンプルにして予測情報，全体像を与える

たとえば，保護観察中の遵守事項などは，できるだけシンプルに示す. それが守れたらどうなるか（ハートマーク），守れなかったらどうなるか（刑務所マーク），その道筋をわかりやすく示して，どう行動すると良い方向に向かうのか，を教える.

④ 連携が大切

　地域生活定着支援センターや，発達障害者支援センター，障害者就業・生活支援センターなどとの連携が可能になってきた．少年院や刑務所にいる人の大半は，「極悪人」などではなくて，「途方にくれている人」という共通理解が生まれ，司法オンリーであったところに福祉機関が手を差し伸べているのである．

5. おわりに

　現在，私が日常的に会うのは，触法行為を行った人ではなく，修学上の支援を必要としている大学生たちだ．「これまでとはずいぶん違う仕事に就いたね」と言われることもあるが，いえいえ，障害が同じであれば，抱えている困難は基本的に同じである．

　うつや不安障害の基盤に発達障害があったことがわかると，彼/彼女が抱える「社会的障壁」を取り除くために，社会の側が努力しなくてはならない（「改正発達障害者支援法」2016）．その発動を促すのは，精神科医，児童精神科医，小児神経科医らによる，的確なアセスメントと診断である．

　触法発達障害者に限らず，発達障害の人々のクオリティ・オブ・ライフを上げるためには，診断する人が診察室に閉じこもっていてはいけないと思う．全国で始まっている支援者たちの活動に顔を出し，知恵とエネルギーを注いでくださることを願っている．

エッセイ

しごき・体罰とスポーツ臨床

澁川賢一
東邦大学理学部教養科

1. はじめに

　2011年（平成23年）にわが国で制定されたスポーツ基本法において，スポーツは「世界共通の人類の文化」と定義され，「スポーツを通じて幸福で豊かな生活を営むことは，全ての人々の権利」であり，「国民が生涯にわたり心身ともに健康で文化的な生活を営む上で不可欠のもの」とされている．2015年（平成27年）10月にはスポーツ庁が新設され，スポーツの競技力向上のみならず，スポーツを通じた青少年の健全育成，地域社会の再生，社会・経済の活力の創造，国際的地位の向上，心身の健康の保持増進など，さまざまな施策が行われている．スポーツはわれわれの生活に身近な存在にあるといえるだろう．

　しかし，残念なことにスポーツの場面では体罰の事例が後を絶たない．文部科学省による2015年度の小・中・高等学校など学校現場の体罰の実態把握調査[1]では，発生件数（890件）の約2割（199件）が部活動中の体罰であったとされる．日本体育協会は2013年（平成25年）に体罰根絶に向けた取り組みとして「スポーツ界における暴力行為根絶宣言」[2]を提唱し，教育行政においては，自治体ごとに体罰根絶のためのガイドラインが制定され，体罰防止に向けたさまざまな取り組みが行われている．本論考では「しごき・体罰」を東京都教育委員会の定義[3]にならい，「直接的または間接的に肉体に苦痛を与える行為，暴言または行き過ぎた指導」とする．

澁川賢一（しぶかわ・けんいち）　**略歴**

1978年千葉県生まれ．
国際武道大学大学院武道・スポーツ研究科修了，浜松大学（現：常葉大学）大学院健康科学研究科修了．修士（武道・スポーツ学，臨床心理学）．
サッカーのフィジカルコンディショニングコーチとして，ジュビロ磐田，ジェフユナイテッド市原・千葉，蔚山現代FC（韓国Kリーグ）を歴任．日本体育協会公認アスレティックトレーナー，日本サッカー協会公認B級コーチ，NSCA-CSCS，JATI-ATI．
2013年から東邦大学理学部教養科スポーツ・健康科学教室．現在も大学生や女子サッカーを中心にスポーツ指導にかかわっている．

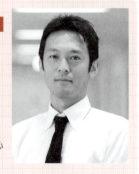

筆者は，主にプロサッカーの現場でフィジカルコンディショニングコーチとして，身体を窓口に選手たちとかかわりトレーニングを処方してきた．同時に，選手をより深く理解するために臨床心理学を学び，スポーツ場面に相通ずる多くの知見にふれることができた．そして，今もスポーツの場面で自己と向き合い暗中模索を続けている立場にある．体罰に関しては社会学，倫理学，教育学など多くの論考がみられ，私の経験では心もとないところもあるが，スポーツ場面における臨床心理学の醸成を願いつつ，本項では実際のスポーツ場面にかかわる人々の立場や背景を中心に，スポーツにおける「しごき・体罰」について論を進めていきたい．

2. スポーツとの親和性

スポーツにはルールが規定され，「競技人数」，「場所」，「時間」，「用具（服装）」，「得点方法」，「反則行為」，「勝敗」などが明示されている．特別な服装（ユニフォーム）をまとい，身が引き締まるような気持ちと集団の一体感を生じさせることや，場所（領域・空間）の規定，スタジアムの喧噪は，まるで神事（祭り事）のように感じることもある．また，ルールはスポーツ種目の特徴を表している．個人競技種目と団体競技種目といった人数制限の特徴や，柔道やレスリングなど直接的な身体接触を伴うもの，バレーボールやテニスなどネットを挟んだ身体接触を伴わないもの，サッカーなど定位しにくい球体を扱うもの，アーチェリーや自転車競技など専門的用具を操作するものなど，ルールからさまざまな解釈をすることができる．同じスポーツ種目においても，戦術的嗜好（例：守備的な役割を好む）やポジション選択（例：野球のピッチャー）などの対内的な特徴と，対戦相手の癖を見抜くことや弱点を攻撃することなど対外的な特徴もみられる．スポーツの場面は，ルールによって非日常的な時間・空間が安全の配慮のもとに規定されるため，選手は身体を通して自分自身を表現していくことができると筆者は考えている．スポーツ種目の身体表現とルールへの親和性が，スポーツ種目の選択に影響してくることは想像にかたくない．

スポーツは，選手や指導者やファンなど，年代や性別を問わず多くの人を惹きつけている．人はスポーツを通じて何をなしているのだろうか．ルールとの親和性のみならず，そのスポーツとの出会いや始めた経緯など，スポーツへのかかわり方にはその人の生き方が垣間見えることもある．たかがスポーツではあるが，多くの視座が包含されていると感じている．

3. スポーツ選手のトレーニングと「しごき・体罰」

スポーツトレーニングの原則には「過負荷の原則」があり，一定以上の運動負荷を与えることで身体は強くなり，スポーツの競技力が向上するとされている．そして，身体は適切なトレーニング負荷の後に適切な栄養と休養を得ることで，トレーニング前よりも向上したレベルまで回復（超回復理論）するとされている．さまざまなスポーツ種目で行われる「走りこみ」のトレーニングや，野球における「反復（千本）ノック」など

は苦しさを伴うが，適切な負荷であれば選手の身体能力を向上させることになる．一般にトレーニングの負荷を増大していくことで心拍数と呼吸数は増大し，次第に息苦しさや筋力低下を覚え，最大強度を越えると酸素欠乏による意識喪失を引き起こすこともある．トップレベルの選手（アスリート）たちは，ときに苦痛なほどの運動負荷を自らに課している．アスリートは厳しいトレーニングが競技力を向上させることを知っている．筆者の経験上，アスリートは身体への負荷が少ないと不安が生じることが多い．練習負荷を軽減するように毎日のように懇願するが，軽減すると「物足りない」と不安を訴えて居残りトレーニングを始める．しかし，負荷が増大し蓄積されてくると，疲労とともに"やる気"が失われていき，さらに負荷が過剰にかかると身体から制御がかかりけがにつながる．競技レベルが高いスポーツ選手ほど身体的な感受性が高く身体への要求も高いため，競技力の向上と身体の痛み（けが）との境界に近いところで勝負をしている．身体からのメッセージが直接的であり，ときに苦痛を伴うことで生命体として守られているともいえる．

　必然的に苦しさを味わうスポーツトレーニングは，はたして「しごき・体罰」なのであろうか．筆者はスポーツトレーニングの目的は「身体を用いた自己の表現の幅を広げること」だと考える．競技レベルや年代，性別にかかわらずスポーツに出会うことは，（未知の）身体表現に出会うことであり，喜怒哀楽の感情や情緒に相通ずると筆者は感じている．新たな表現との出会いに喜び，初めは思い通りに動けない（表現できない）ことに怒りすら覚え，試行錯誤を繰り返しながら成功と失敗のあいだで葛藤し，自分の無力さを哀しみ怒り，そして表現を獲得することによって楽しさを体感していく．この段階では運動技能や身体能力の優劣とは関連しないが，表現媒体としてのスポーツ種目の選択（好き・嫌い）との関連はあるだろう．そしてアスリートは，さらに身体表現の幅を広げていくために己を律し，身体から発せられる大きな苦しさと向き合う．筋力発揮（強さ，速さ）や持久力，巧みさ，華麗さを追求し身体を鍛える苦しさは，必然的に自分自身と向き合うことになる．厳しいトレーニングのなかで折れてしまいそうな心と打ち勝とうとする心（闘争-逃走反応）のあいだで揺れ動くのである．その苦しさに打ち勝った時に，身体は変貌し，競技力に直結するに違いないスポーツパフォーマンス（身体表現の幅）が向上するのだろう．アスリートといわれる選手たちはスポーツの身体表現を通じて自分と向き合い，生きることに向き合っている．そして，苦しさのなかにあるときには，指導者や家族，友人（チームメイト・ライバル）などの存在が，選手にとって重要になってくることはいうまでもない．

4．スポーツ指導者の役割

　スポーツのルールにおいて，指導者と選手の役割は明示されていない．スポーツの場面での指導者と選手の役割と関係性は，その環境（学校，スポーツクラブなど）や文化（地域，スポーツ種目など）により異なってくる．スポーツ指導者は，トレーニング指導や試合の指揮などの実践的な役割だけでなく，選手やチームスタッフとの関係構築，

練習・試合環境の整備，チーム経営，選手の進路・就職相談，保護者や協力者とのつきあいなど，選手やチームの環境整備に多くの時間とエネルギーを費やさなければならない．さらに，チームや選手の結果（勝利）が求められる立場になるほどに責任者としての心理的重圧は増大する．そして，スポーツ指導者は（当人の内的課題にもよるが）敗北への不安や周囲への疑心や猜疑心が生じ，「孤独」な存在に陥ることもある．

　筆者自身は，プロサッカー選手に対して厳しいトレーニングを課すことを生業としてきた．選手からは「鬼コーチ」と思われていたであろう．選手たちは，文句や陰口など言語表現だけでなく，視線を外し緩慢な態度をとるなど，全身からあらゆる不平不満を発してくる．鬼のような心を保っていなければ耐えられない．嫌われ役はつらく哀しく腹立たしくも感じるが，選手たちから真剣に向かい合う覚悟があるのか試されていたように思う．

　スポーツを「する」ことと「観る」ことは相対する立場にみえるが，スポーツ指導者はその両面の立場から選手にかかわることが求められる．選手のように，スポーツを身体表現として体験するのではなく，観察した選手の動きからイメージ（心）をしてつながる（体験する）ことが重要になる．そのためには，徹底的に選手の立場になって考えることが必要となる．それには非常に大きなエネルギーを要するため，実際に運動せずとも指導者は往々にして練習や試合後には疲労困憊状態に陥る．指導者のスポーツとの向き合い方もまた，なまやさしいものではない．

　スポーツの場面において，「しごき・体罰」が指導者に接近するときには，選手の立場ではなく，自分（指導者）の立場や感情（怒りや不安）が前に出てきてしまうのではないだろうか．筆者の経験では，選手との会話のなかで「自分ならこうするのに…」，「自分のほうが正しい…」という想いを選手に向けてしまうと話が途切れ，選手は口を閉ざしてしまう．また，負けが続き暗い雰囲気の練習で，いつも以上に大声を出して明るく盛り上げようとしたところ，チームで最もおとなしい選手から「うるせぇ！」と大声で怒鳴られたことがある．「こうしたい」，「これが正しい」と思っているのは自分（指導者）だけであり，明るく盛り上げたいのは選手ではなく自分自身であった．どんどん選手の気持ちと離れていっていたと，今になってわかる．

　中島[4]は，スポーツの競技場面が，「攻撃性や，依存性や，支配欲や，その他もろもろの内的な欲求の，安全な体験の場」と論じているが，これはスポーツ場面が自己実現の場となりうることを示している．スポーツに限らないことであろうが，何に対しても真剣に（命がけで）向き合うことは自分と向き合わざるをえない．スポーツ指導者にとっては選手やチームに向き合うことが自分との対峙となる．指導者は選手の身体表現を支え受け止める存在であるべきであり，徹底的に相手の立場に立てているかを顧みることができなければならない．そのためには，自分に湧き上がる感情や言動と徹底的に向かい合わなければならない．これは，心理療法家の訓練と相通じるところでもある．ただし，指導者にそのことが不可能ならば，訓練を受けたスポーツカウンセラーの出番となるだろう．

　　　指導者は，選手がいることで指導者として存在し，自分と向き合うことができる．その逆もまた然りであろう．スポーツの場面では，選手と指導者は表裏一体であり共同体のような存在とも思える．スポーツの場面から「しごき・体罰」がなくなり，選手の主体的な身体表現の場となっていくことは，日本のスポーツ文化の発展には欠かすことができないだろう．そして，選手を支え受け止めることができる指導者のいるスポーツ環境が，ますます広まることを切に願うものである．

文献

1) 文部科学省．体罰の実態把握について（平成 27 年度）．文部科学省ホームページ（2017 年 6 月 30 日確認）．http://www.mext.go.jp/component/a_menu/education/detail/__icsFiles/afieldfile/2016/12/21/1380741_02.pdf

2) 日本体育協会．スポーツ界における体罰根絶宣言．日本体育協会ホームページ（2017 年 6 月 30 日確認）．http://www.japan-sports.or.jp/Portals/0/data/koho_kyanpen/news/bouryokukonzetsusengen(yoko).pdf

3) 東京都教育委員会．体罰根絶に向けた総合的な対策　部活動指導等の在り方検討委員会報告書．東京都教育委員会ホームページ（2017 年 6 月 30 日確認）．http://www.kyoiku.metro.tokyo.jp/buka/soumu/tokyo101_02/4/Pr130912e.htm

4) 中島登代子．競技者と風景構成法―絵に表現された「無意識」と「身体」．山中康裕（編著）．風景構成法その後の発展．岩崎学術出版社；1997．pp183-218．

VIII

災害〜大事故

1 大規模災害・事故時の対応

前田正治
福島県立医科大学医学部災害こころの医学

1 はじめに

　「災害にはそれぞれ顔がある」としばしばいわれるように，一口に災害といってもさまざまなタイプがある．そういった災害の種類に応じて，支援のあり方も当然変わってくる．たとえば自然災害か人為災害か，災害規模はどの程度のものか，被災したコミュニティはどのようなところか，インフラ等の破壊はどの程度か，なかんずく医療機関の機能はどの程度残存しているかなど，さまざまな要因が被災者のメンタルヘルスの状況に影響を与える．図1には，災害発生後から生じうるメンタルヘルス上の問題を，時系列的にまとめている．本項では，こうした被災の多様性を念頭におきつつ，最大公約数的に，精神科外来診療として気をつけるべき点についてまとめてみようと思う．

　また災害発生時には，クリニックや病院も被害を受け，医師もまた被災者となり，他医療機関等に支援を仰ぐこともあるだろう．こうした受援のあり方も，実は難しい面が多々あるが，本項では，あくまでも支援する側の問題としてまとめてみる．ただし災害においては，支援者はいつでも被災者，場合によっては最も心身の影響を受ける被災者になりうることを念頭において活動しなければならない．

前田正治（まえだ・まさはる） 　　　略歴

1960 年北九州市生まれ．
1984 年久留米大学医学部卒．同年，同大学神経精神医学教室入局．准教授を経て 2014 年福島県立医科大学医学部災害こころの医学講座主任教授に就任．
2010 年から 2012 年まで日本トラウマティックストレス学会会長．

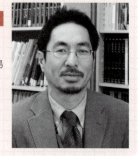

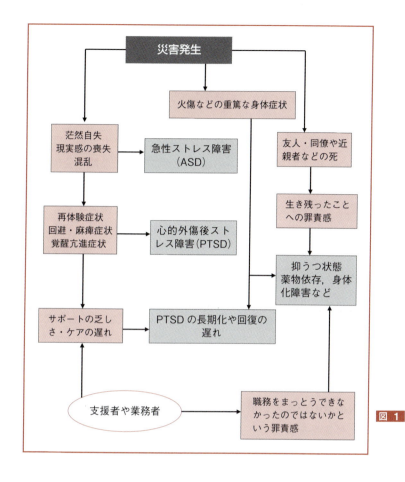

図 1 災害発生後に生じる精神医学的問題

2 急性期支援の原則

　大規模災害発生後，急性期における被災者支援の原則はアウトリーチ（現場主義，訪問主義）である．この点については，阪神淡路大震災以来，ほぼすべての医療者には共有する考えとなっていて異論もないだろう．ただ問題は，そのアウトリーチの方法である．ここではそのアウトリーチのあり方も含め，外部支援者として支援する場合と，被災地にとどまって支援する場合の 2 つに分けて述べてみたい．

🔴 外部支援医師の場合

　外部支援の場合は，多くは昨今の熊本震災で稼働した DPAT（Disaster Psychiatric Assistant Team）のような，何らかの支援組織のなかで動くことが多い．まずはそのチームのなかのルールに従い，支援のあり方などもそこである程度は予想されることと思う．いうまでもないことだが，災害支援における最も大切な原則は，被災地第一主義である．被災地のニーズに従って動くということだが，これが実はたいへん難しい．なぜならば，発災時には支援を受け入れる側の混乱もまた激しく，支援のプライオリティを決めることがしばしば困難であるからだ．さらには，被災地では，急性期に次々と来援する支援組織の対応にも追われ，それらの調整もまたうまく図れな

いことも多い．こうしたことから，支援者間の，あるいは支援者-受援者間の交通整理を図る災害医療コーディネーターの役割が期待されているが，それでも，特に発災初期には混乱は免れない．被災地に行っても，思っていたような活動が十分にできなかったり，不満足な思いで支援が終了してしまったりすることは，災害救援ではつきものである．

　一般に，被災地に近く，文化・風土を共有しやすいチームのほうが，また可能であれば長期間の支援ができるチームのほうが，こうした来援・受援のギャップは少ないように思う．したがって今般の熊本震災のように，時期が経てば，派遣エリアを縮小し，同一管内（熊本であれば九州域内）からの支援に限局することが望ましい．ただし，東日本大震災のような震災規模では，長期間にわたって遠方からの外部支援が必要になった（福島では現在もそうである）．最終的には，外部支援チームの派遣期間や派遣チーム数などは，災害の規模と被災地の支援資源の量が規定することになる．

　さて，派遣されて行う支援業務は幅広い．たとえば被災した住民，学校など教育機関，医療機関等の支援があるし，後述するように支援者支援もまた大きな課題となる．今回のDPATでは，とりわけ被災した精神科医療機関に対する支援が有効であったが，この業務が救援医療チームにとっても一般にはわかりやすく，支援の混乱も少ないかもしれない．しかしこの場合も，たとえば東北における津波・原発事故被災地のように，医療機関が甚大な損害を被った場合には，一時的な医療機関支援というよりも，その代替業務を長期間，広範囲にわたって行わなければならなくなる．

　また，この時期の治療や支援は，（これも必ずいわれることであるが）心身の問題は分かちがたく，とりわけ循環器系の問題や睡眠障害などは急性ストレス障害（ASD）などメンタルヘルス上の問題と密接に関連している．さらにトラウマ領域では，どのような治療が後の心的外傷後ストレス障害（PTSD）発症を予防できるかに大きな関心が集まっている．現在のところ，それなりにエビデンスが明白にある介入技法は一部の認知行動療法にとどまっていて[1]，しかも災害発生後の混乱した状況では，こうした治療を行える見込みはほとんどない．もっとも，「こうした反応は誰にでも起こること」といったノーマライゼーションも含めた心理教育は，この時期の治療・支援ではたいへん有用である．被災地での支援においては，啓発活動や心理教育は必須ともいえる[2]．さらには，支援者支援も重要であるが，おそらく急性期にはそこまで手が回らないだろう．この問題は，消防隊員や自衛隊員など急性期支援者を除けば，多くの場合，復興期以降の問題となる．

● 被災地に住む医師の場合

　ここでは，診療施設がたとえ被災していたとしても，治療なり支援なりがまがりなりにも行える状況を想定する．しかしながら，医療提供者が同時に被災者であるという二重性を帯びていることは厳然としている．すなわち多くの場合，被災者の治療・支援を行うという役割と，自らや家族の生命・健康を守るという役割が葛藤的に存在するのである．一般に，自らや家族を犠牲にして被災者に尽くすことは医療人として

　称賛される行為となるが，その一方で，自らの，あるいは家族の健康があってこそ成り立つ支援業務でもある．医療人としての職責と同時に，自らの被災者性についても大切にするということが大原則である．

　たとえば福島県では，避難のため被災地を離れ，それを自責し，復興期に戻ってくることをためらう医療スタッフも少なくない．しかし，医療スタッフが戻らないと復興もまた始まらない．被災した医療人には，上述した役割葛藤が必ず潜み，職務よりも避難を優先したとしても，やむをえない場合がある．このことを当人のみならず，周囲も認識しなければならない．

　さて，被災地で生活しつつ業務にあたる医師は，過酷な業務から回避ができず，また復興期に至る非常に長い期間の従事となってしまう．換言すれば，「非常事態の常態化」が起こるため，休息が取りにくくなり，結果として自らの健康を害してしまうことが多い．できることならば，同僚や家族，あるいはそれ以外の第三者に，自らの様子を打診しながら，モニタリングすることが大切である．発災後の高揚期は，たしかに疲れ知らずの時期であるが，それが長く続けば続くほど，後の疲弊・消耗は激しくなる．こうした長期間続く高揚は，反応性躁状態といってもよく，当然，その後の抑うつを覚悟しなければならない．急性期においては，とりわけ睡眠が重要であることは強調してもしすぎることはない．また，思い切って被災地となった故郷を離れ，休息をとることもとても大切である．

　この時期の外来診療では，主治医やスタッフと患者とのあいだで，平時にはみられないような深い連帯感が生じる場合がある[3]．生存者としての連帯感，共同体意識である．「よくぞご無事で」と，患者から励まされることもしばしばである．逆に患者が被災して亡くなられた場合，治療者の喪失感も非常に深くなる．このような被災医療機関スタッフと患者との深い共同体意識を勘案すれば，医療機関の閉鎖や休院は，患者や住民にとってはたいへんな痛手となる．しばしばいわれるように，被災者にとって最も大きなトラウマは，災害そのものよりも，期待していた支援組織がなくなってしまうことである．外部支援者の大きな役割が，既存の被災医療機関の支援であることは，以上のことからも明白である．

3 復興期支援の原則

　メンタルヘルス上のさまざまな問題は，急性期よりもむしろ復興期になってより顕著になる．しかし，だからといってすぐにトラウマ関連障害の患者が増えるわけでもない．「PTSD の人など見かけない」というのも，この時期の被災地で働く精神科医からしばしば聞く．質問紙郵送法などで住民調査をすると，かなりの数の PTSD ハイリスク者が抽出されるのに，実際には受診せず事例化しないのである．理由としてはいくつか考えられる．精神科治療への偏見や誤解による受診へのためらい，PTSD 症状の特徴（特に対人不信感の強まりや回避症状），他の精神医学的問題（薬物依存や気分障害等）への変容などである．

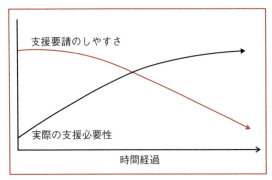

図 2　メンタルヘルス・ケアの必要性と要請のしやすさ

　どのような理由であれ，復興期の大きな課題は，急性期と違って，被災者が支援組織や医療機関に助けを求める行動を起こしづらくなることである．実際には，高揚期が終わるこの時期にはさまざまな精神医学的問題が顕在化し，ある意味では被災者が最も苦しくなる時期である．それにもかかわらず，復興の進展に伴い，まだ悩んでいるのかと他者から思われることへのおそれが生じ，あるいはまたこの頃には世間の関心も急速に失われてしまうこともあって，自分の苦しみを相談できなくなってしまう（図2）．したがって，この時期には啓発的活動が急性期以上に必要であるし，アウトリーチ活動も継続しなければならない場合が多いだろう．

　受診したケースの場合でも，PTSDが病像の前景に現れることはほとんどない．パニック発作や抑うつ状態，不眠，身体愁訴，薬物依存などさまざまな病像で受診し，注意深く診ていくとトラウマ関連症状の存在が明らかとなる．しかも，トラウマ症状が起点となってさまざまな症状が出現しはじめた，あるいは他の問題が表面化したことに気づかされることが少なくない．そして，こうしたトラウマ症状に着目することによって，治療に新たな展開がもたらされたり，治療関係が深まったりするのである．そういう意味では，（これは災害時に限ったことではないが）トラウマ関連の問題に気づくことができるスキルをもつことは，非常に重要である．

　ただし，逆に，さまざまな健康上の問題を過度にPTSDに還元することも治療的ではない．災害においても，被災者を苦しめている要因はさまざまであるし，起点がトラウマであったとしても，緊急性やその人に与えている機能面への影響を重視すべきである．たとえば重度抑うつと希死念慮の存在，あるいは薬物依存のような自己破壊的な行動がみられた場合は，これらが臨床上，特に優先度が高い問題となる．また，経済的問題等によって生活面での障害が強い場合には，福祉的アプローチも重要となる．しかしそうした場合においても，トラウマ関連症状への気づきは大切であるし，治療過程のなかでいずれ重要なテーマとなりうるのである．

4 支援者への支援

　復興期において特に気をつけなくてはならないことは，治療者自身も含めた支援者の疲弊・消耗である．従来は支援者の問題といえば，消防隊員や自衛隊員など急性期に従事する支援者が着目され，復興期の支援者の疲弊についてはあまり語られることがなかった．いわゆる惨事ストレス（critical incident stress）が，災害支援者の主要な問題と考えられていたのである．しかし上述したように，住民の精神医学的問題が被災後しばらく経過して出現するように，支援者の疲弊の問題もまた復興期において顕著となる．特にこの時期において，復興の先兵となって働かなくてはならないのは被災自治体の職員である．消防隊員や自衛隊員と同じく彼らもまた公務員であるが，住民から賞賛されることは少なく，それどころか非難されることすらある．しかし東日本大震災では，各種の調査でも被災自治体職員のメンタルヘルス状況はきわめて悪く[4,5]，実際，少なくない自治体職員が病休を取ったり自殺を図っている．重要なことは，こうした復興期に主要な役割を果たすべき支援者が疲弊してしまうと，住民サービスもまた低下してしまうことである．したがって，住民と同様に，ある意味ではそれ以上に，（被災地で働く医療者も含め）こうした支援者に対する継続的支援を行うことがきわめて大切である．

文献

1）Bryant RA. Early intervention after trauma. In：Schnyder U, Cloitre M（eds）. Evidence Based Treatments for Trauma-Related Psychological Disorders：A Practical Guide for Clinicians. Springer International Publishing；2015. pp125-142.
2）前田正治，金　吉晴（編）. PTSD の伝え方―トラウマ臨床と心理教育. 誠信書房；2012.
3）岡崎伸郎. 星降る震災の夜に―ある精神科医の震災日誌と断想. 批評社；2012.
4）Sakuma A, Takahashi Y, Ueda I, et al. Post-traumatic stress disorder and depression prevalence and associated risk factors among local disaster relief and reconstruction workers fourteen months after the Great East Japan Earthquake：A cross-sectional study. BMC Psychiatry 2015；15：58.
5）Maeda M, Ueda Y, Nagai M, et al. Diagnostic interview study of the prevalence of depression among public employees working for long-term relief work in Fukushima. Psychiatry Clin Neurosci 2016；70（9）：413-420.

2 ふくしま心のケアセンターの活動

昼田源四郎
ふくしま心のケアセンター初代所長

1 はじめに

　2011年3月11日14時46分，千年に一度といわれるマグニチュード9.0（震度7）の巨大地震（東日本大震災）が，福島・宮城・岩手の東北3県を突然，襲った．追い打ちをかけるように発生した巨大津波により，海沿いの市町村は甚大な被害を被り，死者・行方不明者は，3県合計で18,475人にも及んだ．

　福島県での人的被害は2015年7月13日現在で，死亡届と震災関連死を含めると計3,766人，行方不明者は200人に達した．住宅被害は全壊が15,218棟，半壊80,642棟，一部破損141,172棟と，計237,032棟が被災した．

　さらに福島では，海沿いに位置する東京電力福島第1原子力発電所が地震・津波により破壊され，人口密集地域でのメルトダウンという，チェルノブイリ原発事故に並ぶレベル7の原発事故が追い打ちをかけた．国は原発周辺の11市町村に避難指示を出し，余震が続くなか，2011年3月中に3万9千人弱の子育て世代の人々が県外に緊急避難を強いられた．ピークとなった翌2012年3月には，自主避難者を含めて6万3千人もの人々が，県内外へと避難した．

　こうした混乱のなかで，被災3県に相次いで「こころのケアセンター」が設置された．ふくしま心のケアセンターは，2012年2月1日に基幹が発足し準備作業を行った．4月2日に浜通りに相馬方部，南相馬駐在，いわき方部の2方部1駐在，中通りに県北方部（福島市），県中方部（郡山市），県南方部（白河市）の3方部，会津地域に会

昼田源四郎（ひるた・げんしろう）　　　　　　　　　　　　　　略歴

1946年千葉県生まれ．1973年東北大学医学部卒．
東京医科歯科大学精神科，都立墨東病院精神科（精神科救急）などを経て，針生ケ丘病院（郡山市）に勤務．その後，福島大学教育学部教授（障害児教育）を務めたが，定年退職の年に東日本大震災に遭遇，「ふくしま心のケアセンター」の設立とともに，ケアセンター所長として5年間，震災復興に尽力した．
著書として，『疫病（ハヤリヤマイ）と狐憑き』（みすず書房，1985；第9回福島民報出版文化賞を受賞），『統合失調症患者の行動特性』（金剛出版，2007）などがある．

津方部（会津若松市），双葉町が避難していた埼玉県加須市に駐在をおく，6方部2駐在，計54人体制で支援活動を開始した．いずれの方部や駐在も，看護師，保健師，精神保健福祉士，社会福祉士，臨床心理士などから成る多職種チームで活動した．

2 被災者支援

●● 福島県内の被災状況

2011年度から2016年度の6年間で最も多かったのは，放射線量の高い浜通りの原発周辺地域からの県内外への避難だった．被災直後の2011年3月中に3万9千人ほどの子育て世代が県外に緊急避難し，2017年4月現在でもなお，36,424人の人々が県外避難を続けていた．次に多かったのは家屋の倒壊による退去で，2013年度は617人，2014年度は685人だった．家族の死亡・行方不明も多く，2013年度は269人，2014年度は262人だった．

2014年度現在，当センターが主な支援対象としていた県内避難者は65,300人で，そのうち当センターで相談支援をした実人数は1,609人だった．放射線被曝を避けるため県外避難をしている方々には，「ふくここライン」という電話相談で対応した．

●● 相談支援（アウトリーチ）

当センターが相談支援活動を実施した延べ人数は，2012年度は8,464人，2013年度は5,566人，2014年度は6,164人，2015年は4,973人だった．

相談支援を方法別にみると，訪問が第1位で2012年度は7,377人，2013年度は4,150人，2014年度は4,345人，2015年は4,973人だった．

第2位は電話相談（ふくここライン）で，2012年度547件，2013年度542人，2014年度772人，2015年194件の相談があった．相談者は女性が124件（63.9％），男性が69件（35.6％），性別不明が1件（0.5％）と，女性からの相談が多かった．電話相談は，県外避難をしている方々への相談支援の窓口として，今もなお機能している．

集団活動のなかでの相談は2012年度370人（4.4％），2013年度577人（10.4％），2014年度186人（3.0％），2015年度53人（1.0％）と徐々に減少している．

来所による相談は2012年度150人（1.8％），2013年度205人（3.7％），2014年度640人（10.4％），2015年度1,089（21.9％）と，年度ごとに増加している．来所相談の増加は，年々，被災者のニーズが多様化・個別化してきたため，各方部センターにプライバシーを保てる面接相談スペースを確保し，個別的な相談をしやすい環境を整えたためと思われる．

●● 訪問場所

応急仮設住宅への訪問は，2012年度3,550件，2013年度2,124件，2014年度1,426件，

表 1 相談内容と人数

相談内容（症状）	2012	2013	2014	2015
身体症状	1,413	1,661	1,826	1,783
睡眠の問題	1,257	858	953	783
不安症状	998	642	874	556
気分・情動に関する症状	859	1,382	1,663	1,498
飲酒の問題	309	284	404	525

2015 年度 1,295 件と，年々減少している．

　民間の賃貸借上住宅への訪問も 2012 年度は 2,385 件と多かったが，その後 2013 年度には 1,131 件，2014 年度には 1,426 件，2015 年は 1,089 件と漸減している．

　一方，自宅への訪問は 2012 年度 854 件，2013 年度 1,090 件，2014 年度 1,378 件，2015 年度 1,364 件と，年々増加している．

　訪問場所が仮設・借上住宅から自宅へと移行しているのは，避難者が自宅を再建し，移住する動きが進んだことによる．

● 性別と年齢別

　相談者の性別では，各年度とも女性の割合が 56〜57 ％と，やや多い．年齢別では思春期から成年期の人々からの相談が多く，1 年間に 1,230 人（50.3 ％）〜3,930 人（63.8 ％）ほどだった．次いで高齢者（65 歳以上）からの相談が 1,088 人（44.6 ％）〜2,092 人（37.6 ％）ほどで推移している．

● 相談の内容（症状）

　表 1 にみるように，4 年間の経過のなかで，年々増える傾向を示すのは身体症状や気分情動，飲酒の問題などの相談で，逆に年々減る傾向を示すのは睡眠の問題や不安症状だった．

　最も多い「身体症状」の訴えは，2012 年の 1,413 人から 2015 年の 1,783 人に増えている．2015 年現在の身体症状の内訳は，腰痛 151 件（8.5 ％），高血圧 145 件（8.1 ％），関節痛 102 件（5.7 ％），食欲低下 97 件（5.4 ％）などだった．

　また，「気分・情動に関する症状」も年度ごとに増える傾向があり，2012 年 859 件から 2014 年 1,663 件と増えたが，2015 年は 1,498 件と，やや減少している．

　「飲酒の問題」は 2012 年 309 件，2013 年 284 件，2014 年 404 件，2015 年 525 件と増えつつある．

　逆に年度を経るごとに減りつつある症状は，睡眠の問題と不安症状だった．2015 年の「睡眠の問題」の内訳では，入眠困難 310 件（39.6 ％）と中途覚醒 247 件（31.5 ％）が多く，早朝覚醒や悪夢の訴えもあった．

　「不安症状」は 2012 年度に 998 件と 3 番目に多かったが，年々，減少し，2015 年度は 556 件になった．2015 年度での「不安症状」の内訳は，予期不安 172 件（30.9 ％），パニック 112 件（20.1 ％），全般性不安 102 件（18.3 ％），対人不安 83 件（14.9 ％）

などだった.

🔴 被災者の受診状況

　精神的な不調のため医療機関に受診している支援対象者に，任意で医師から伝えられた病名を教えてもらった結果は，以下の通りである.

　2012 年から 2014 年にかけて，最も多かったのは「精神病性障害」で，2012 年度 230 人（36.2 %），2013 年度 784 人（33.6 %），2014 年度 985 人（30.0 %）だった.

　震災直後，浜通り地区の精神科病院も被災したため，入院が必要な精神病性障害の患者の受け入れ先がない状況になった.そのため，震災当初の 3 年間は「精神病性障害」に該当する人々が，家族や支援者とともに病院外で生活せざるをえない状況が続いた.その後，精神科病院が逐次再建されると，その多くが避難先から病院に再入院し，支援対象から外れたため，「精神病性障害」の該当者はなくなった.

　2 番目に多かったのは「身体症状」に関する訴えで，2012 年度 1,783 人，2013 年度 1,661 人，2014 年度 1,826 人，2015 年度 1,783 人と続いた.2015 年度での症状内訳は，腰痛 151 件（8.5 %），高血圧 145 件（8.1 %），関節痛 102 件（5.7 %），食欲低下 97 件（5.4 %）のほか，倦怠感 83 件（4.7 %）や頭痛 81 件（4.5 %）などの訴えもあった.

　3 番目は「気分・情動に関する症状」の訴えで，2012 年度 167 人（26.3 %），2013 年度 629 人（26.9 %），2014 年度で 930 人（28.3 %），2015 年度で 1,498 人（25.3 %）だった.2015 年度の症状内訳では,抑うつ気分 479 件（32.0 %），いらいら 252 件（16.8 %），意欲減退 219 件（14.6 %）のほか，希死念慮や悲嘆，罪責感もみられた.

　4 番目は「神経症性障害,ストレス関連障害」に該当する訴えで,2012 年度 51 人（8.0 %），2013 年度 204 人（8.7 %），2014 年度 508 人（15.5 %）だった.2015 年度に,この項目名はなくなり，代わって「不安症状」が 556 件で,「ひきこもり」が 433 件と報告されている.

　5 番目は「飲酒の問題」で，2012 年度 309 人（4.1 %），2013 年度 284 人（3.8 %），2014 年度 404 人（4.5 %），2015 年度 525 人（8.6 %）だった.

3 支援者支援

🔴 支援者支援〜対象別

　「地方公共団体・警察・学校・医療機関・福祉施設・国の出先機関」の職員などは，自身や家族が被災者でありながら，被災住民の支援のために働いた.こうした支援者支援の件数は，2012 年度 364 件，2013 年度 543 件，2014 年度 969 件だった.2015 年度では研修会などへの講師派遣が 87 件，市町村が主催する集団活動（サロン・健康相談等）への協力が 689 件で，計 776 件だった.

● 支援者支援の内容

「支援に関する指導・相談」件数は，2012年度33件，2013年度97件，2014年度202件と増加し，支援対象人数も2012年度125人から，2013年度507人，2014年度488人，2015年度4,973人と増加した．こうした相談支援件数の増加は，支援対象者のニーズが年々多様化し個別化していった理由もあるが，それ以上に，当センターの活動が行政職員や生活支援相談員の方々から地域住民へと，徐々に周知された結果だと思われる．

● 普及啓発活動

普及啓発に関する年度ごとの講演会の開催回数と参加者数（総計）は，2012年度は271回（計517人），2013年度は65回（計2,516人），2014年度は50回（計1,849人），2015年は33回（計928人）だった．

普及啓発教材の配布件数は2012年度196件，2013年度306件，2014年度578件と年々増加している．また報道機関への対応も，毎年20件を超えている．

● 人材育成研修

「専門家向け講演会・研修会の実施件数」は2012年度26回，2013年度53回，2014年度101回で，参加人数は2012年度1,110人，2013年度1,209人，2014年度1,888人あり，年度を追って増加している．

「一般向け講演会・研修会の実施件数」は2012年度7回，2013年度31回，2014年度40回で参加人数は2012年度255人，2013年度1,252人，2014年度1,132人と専門家向け講演会・研修会と同様に，年度ごとに増加している．

「事例検討会の実施件数」は2012年度9回，2013年度39回，2014年度29回で，参加人数は2012年度74人，2013年度374人，2014年度228人であり，最も多い年度は2013年度だった．

● 職員研修会

事例検討会の実施回数と（参加人数）は，2012年度は23回（計56人），2013年度は63回（計218人），2014年度は41回（計343人）と，年度ごとに事例検討会の実施件数と参加人数が多くなっている．

その他の研修の実施件数は，2012年度は140回（計334人），2013年度は350回（1,014人），2014年度は260回（1,160人）だった．

● 会議への参加

センター内の会議への参加回数は，2012年度128回，2013年度405回，2014年度735回と年々増加している．2013年度と2014年度を比較すると1.8倍になっている．

センター外の会議への参加回数は2012年度144回，2013年度384回，2014年度

709 回で年々増加している．2013 年度と 2014 年度を比較すると 1.8 倍になっている．

4 まとめと「災害時支援員」創設の提言

　甚大な自然災害に原発事故という人災が加わった福島県では，より複雑な喪失体験が長期化するおそれがある．福島での被災者支援は，県市町村と協力して地域・生活・心の再建を同時並行的に，長期的な視点で，粘り強く行う必要がある．

　1995 年 1 月 17 日に発生した阪神・淡路大震災を契機に，2002 年 3 月に「日本トラウマティック・ストレス学会」が結成され，災害対応力が強化された．

　そこで提案したいのは，東日本大震災を契機に，「災害時支援員（仮称）」という国家資格を新設してはどうか，ということだ．医師，看護師，精神保健福祉士，作業療法士，臨床心理士など精神医療関係の資格をもつ人に災害現場で 3 年間ほど働いてもらうと，多くの支援員が驚くほどにスキルアップする．こうした人材を育て民間や行政機関で一定数を確保し，通常の業務をしつつ非常時に備える．災害発生時には，こうした人材を現地に派遣し支援すれば，力強い即戦力になる．厚生労働省と関連学会とで，前向きに検討していただければと思う．

3　被災地での地域精神保健への新たな取り組み──からころステーションの実践から

原　敬造
震災こころのケア・ネットワークみやぎ
原クリニック

1　はじめに

　　東日本大震災から6年と3か月になる．東日本大震災は，岩手県，宮城県，福島県を中心に甚大な被害をもたらした．その死者と行方不明者は全国で死者19,533人，行方不明者2,585人（2017年3月1日現在）となっている．なかでも筆者らが活動している，石巻圏（石巻市，東松島市，女川町）は甚大な被害を受けており，石巻圏の死者5,295人（宮城県10,556人），行方不明者707人（宮城県1,234人）になっている．

　　3.11を境に一瞬にして愛する人を失い，行方がわからず，突然の離別にさらされた被災地では未曾有の喪失体験が起こった．故郷の風景，思い出，家，財産，仕事や慣れ親しんできたコミュニティが失われた．

　　巨大地震と津波による災害，原発の事故は，生き残った人々に大きな影響をもたらしている．大切な家族や友人を失い，住み慣れた地域社会の崩壊といった未曾有の喪失体験といまだに続く地震や津波，放射線への恐怖と不安は筆舌に尽くしがたいものがある．多くの行方不明者のご家族は，死を受け入れられず，自己を強く責めるなど，被災者の"こころの傷"は計り知れないものがある．それらは，徐々に癒えるという

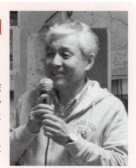

原　敬造（はら・けいぞう）　　　　　　　　　　　　　　　略歴

1949年北海道生まれ.
1978年東北大学医学部卒，同年東北大学精神経科勤務．1979年大原総合病院清水病院勤務．
1980年東北大学精神経科勤務．1982年育正会赤坂病院勤務．1988年9月原クリニック開院
（青葉区木町通）．1992年10月精神科小規模デイケア開始．1996年10月精神科小規模作業所や
まねこ」開設．1998年2月精神科小規模作業所「仙台メンタルヘルスサービス」開設，2002年
2月ナイトケア開始（週1回），同年5月移転（青葉区昭和町），精神科大規模デイケアに変更.
2006年12月自立支援法サービス事業者「仙台メンタルサービス」を設立．2011年の東日本大
震災後，一般社団法人震災こころのケア・ネットワークみやぎを設立．
研究テーマ：地域精神医療と精神科リハビリテーション，ケースマネージメントとハイブリッド・
リハビリテーション.
役職：日本デイケア学会理事長，日本精神神経科診療所協会理事，一般社団法人震災こころのケ
ア・ネットワークみやぎ代表理事，特定非営利活動法人ハートインみやぎ理事長.

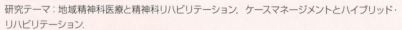

よりは月日が経つにつれ徐々に大きくすらなっているように思う.

　いまだに自宅の再建ができない方，復興住宅や自宅再建された方も将来の不安を拭いきれずにいる．このような状況は，長期にわたるこころのケア活動が必要とされていることを示している．被災3県を中心に，現在も約9万7千人の避難者が不安な生活を送っている．

２ からころステーション開設に至る経過

　宮城県では多くの方が震災と津波による被害にあわれ，多くの命が失われた．いまだに遺体が発見されない方も多い．こうした状況から，地域全体が大きなストレスにさらされ，身体的な不調はいうまでもなく，こころの変調が現れることを，阪神淡路大震災，中越地震などの経験から想像できた．

　こうした状況のなかで，筆者らは，2011年3月には仙台市のこころのケアチームに参加し活動を開始した．宮城県内の山元町，気仙沼市，南三陸町，石巻市，東松島市などを回り，支援活動を展開した．4月からは，日本精神神経科診療所協会（日精診），宮城県精神神経科診療所協会（宮精診）の仲間とともに仙台市，石巻市，山元町への長期の支援活動を始めた．石巻市では，宮城クリニックを拠点に，仙台市では原クリニックを軸に宮城県全体をみすえた支援活動を展開した．今回のような大規模災害に伴うこころのケアには長期的な支援が必要で，個人では限界があると感じ，2011年6月に宮城秀晃医師（宮城クリニック）と渡部裕一ケースワーカー（原クリニック）とともに「一般社団法人震災こころのケア・ネットワークみやぎ」を設立した．

　筆者は，被災地でのこころのケア活動は少なくても15年はかかると考えており，持続的な支援活動は，継続的な活動によりニーズを的確につかむことで可能になると考えている．

　筆者らは，避難所での活動に加えて，津波で1階部分が浸水した家屋の2階に住む方への支援を行った．日中自宅に戻って片づけをしている方，家屋の2階に住んでいる方を回り，食料や鍋，カセットボンベなどを届けながら，血圧を測り，「眠れていますか」，「身体の不調はありませんか」など身体面でのアプローチをとりつつ，不安や心配なことなどに焦点を当てた．必要に応じて「あそこで内科の治療が受けられます」，「ここに行けば薬を処方してもらえますよ」などといった医療情報も届けた．避難所では，血圧を測ると多くの方が高かった．突然の避難所暮らしによるストレスはもちろん，避難所での食べ物の影響も大きかった．塩分が高い保存食が主だったからだ．不安感，恐怖感，いらいら，不眠，食欲減退などの相談もあった．その原因の主たるものはストレスによるので，筆者らはこころのケアの観点から十分に時間をかけ話を聞くことで被災者のサポートを行った．

　2011年10月には，石巻市でもほとんどの避難所が閉鎖になった．この頃，石巻市に体と心のケアという意味を込めて，からころステーション（からだとこころのステーション）を開設した．アウトリーチ型の支援を中心にして，来所相談，電話相談を

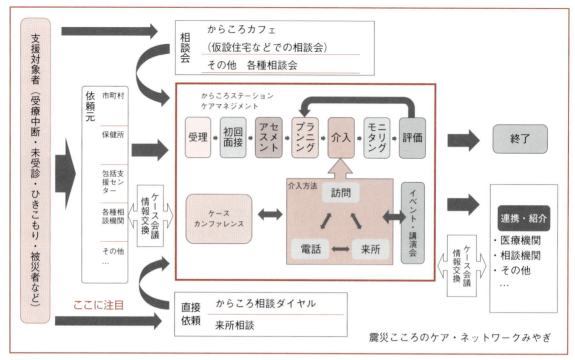

図 1 からころステーションのケアシステム

行っている．またからころステーションで，講演会や地域のケアミーティング，ケース検討会などを行っている（図1）．

3 原クリニックの紹介

原クリニックは，仙台駅から地下鉄で4つ目，主要幹線道路に面し，バス停が真ん前にあり，きわめて交通の便が良い．市内中心部の商業地区，官公庁にも近く，社会資源が集中している．原クリニックは診療部門，アウトリーチを行う地域医療部門，カウンセリング部門，精神科デイケア・精神科ナイトケア部門と就労継続支援B型と就労移行支援から成る多機能型障害福祉サービス事業所仙台メンタルヘルスサービスから成っている．

病状を問わず，本人を中心に，家族や職場・学校など，本人をとりまく環境全般の調整も含めて，医師や看護師，精神保健福祉士や作業療法士，臨床心理士など多職種によるかかわりと連携によって，本人の夢や希望の実現をさまざまな視点から支援することを目指している．

当院の特色としてデイケア部門，地域医療部，心理部門，就労移行支援事業所，就労継続支援B型事業所など，各部門が有機的につながり連携しあっていることがあげられる．治療とリハビリテーションが切り離されることなく，病状悪化を含めさまざまな状況に瞬時に対応できるようになっている．

東日本大震災では，平時の取り組みによって，全国的なネットワークができていた

ことで支援活動が円滑にできた．また日精診版ケアマネージメントに取り組んでいたこともあり，全国からの支援を有効に活用できる体制を組むことができた．平時の関係が有事にはきわめて大事である．

4 からころステーションの活動について

　先に述べたように，筆者らの活動は訪問活動を基本としている．日々の活動を日精診等の精神科医やコワーカーとからころステーションのスタッフで行っている．日精診等からの支援者は常時入れ替わるが，ケアマネージメントを軸にしたケアシステムにより（図1），全体の体制，方向性が確立されており，チームが混乱するということはなく，支援者とスタッフとの連携もスムーズに行われている．

　現在の活動地域は，石巻市，東松島市，女川町で，発災前の人口はおよそ22万人であった（現在は20万人弱と推定される）．面積は，およそ$722\,km^2$，東京都23区の面積（$622\,km^2$）より広い地域である．

　被災地では，発災によりこころの傷を負った方は多いが，以前からのアルコール依存症やひきこもりなどの問題もあった．仮設住宅に入ると「隣の人は朝から酒を飲んで騒いでいる」と苦情がでて，事例化する．これまでは，一軒家に住んでいたため周囲から隔絶されていたのが，この事例のように，発災をきっかけに環境が変化し問題が顕在化することがある．からころステーションでは，訪問によりサポートしながら必要に応じて医療につなげていくかかわりを取っている．

　からころステーションが現在行っている主な活動は図2の通りである．重層的支援と顔のみえる関係を重視している．

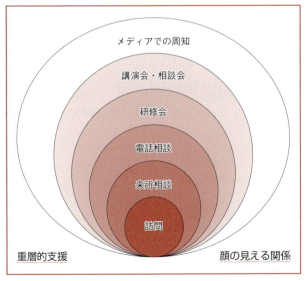

図 2 からころステーションの活動

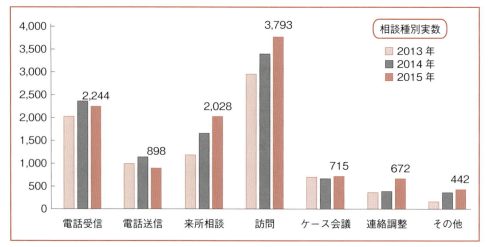

図 3　からころステーションの活動実績

◆アウトリーチ（訪問）支援

　被災した状況では相談したくても相談できない空気があり，待ちの姿勢ではニーズをつかみにくい．プレハブ仮設住宅や民間借り上げ賃貸住宅（みなし仮設）を積極的に訪問している．電話相談やカフェでの相談会での依頼，保健師や関係機関からの依頼を受け，精神科医とコワーカーが訪問活動を行っている．その他，宮城県が実施した健康調査に基づいて K6＊が高得点，朝から飲酒にチェックがある方等への訪問調査を行っている．

◆健康相談会（からころカフェ）

　仮設住宅や復興住宅の集会室を使って，コンサートや茶話会，他団体とのコラボレーションでイベントを行い，そこでこころの健康相談を行っている．この活動は多くの方にからころステーションを知っていただく機会にもなっている．

◆こころの相談ダイヤルとからころステーションでの相談

　日曜祝祭日を含めて 365 日，10 時から 16 時まで電話と来所での相談を受けている．電話相談から来所相談やアウトリーチ支援につながることも多い．2013 年から 2015年の実績を図 3 に示す．

◆講演会と啓発活動への取り組み

　からころステーションでは支援者や市民に対しての講演会を定期的に開催している．テーマは "うつ病"，"アルコール依存症"，"発達障害"，"統合失調症" などさまざまである．

＊：K6 はアメリカの Kessler らによって，うつ病・不安障害などの精神疾患をスクリーニングすることを目的として開発され，一般住民を対象とした調査で心理的ストレスを含む何らかの精神的な問題の程度を表す指標として広く利用されている．
「神経過敏に感じましたか」「絶望的だと感じましたか」「そわそわ，落ち着かなく感じましたか」「気分が沈み込んで，何が起こっても気が晴れないように感じましたか」「何をするのも骨折りだと感じましたか」「自分は価値のない人間だと感じましたか」の 6 つの質問について 5 段階（「まったくない」（0 点），「少しだけ」（1 点），「ときどき」（2 点），「たいてい」（3 点），「いつも」（4 点））で点数化する．合計点数が高いほど，精神的な問題がより重い可能性があるとされている．
（厚生労働省 HP〈http://www.mhlw.go.jp/toukei/list/20-21.html〉より）

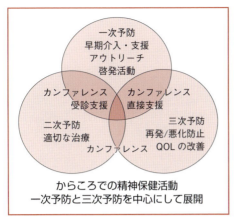

一次予防
早期介入・支援
アウトリーチ
啓発活動

カンファレンス
受診支援

カンファレンス
直接支援

二次予防
適切な治療

三次予防
再発/悪化防止
QOL の改善

カンファレンス

からころでの精神保健活動
一次予防と三次予防を中心にして展開

図 4 からころステーションの精神保健活動

◆**乳幼児健診やハローワークでの活動**

　石巻市の乳幼児健診に臨床心理士，精神保健福祉士を定期的に派遣し，子育て世代の相談を行っている．仮設住宅や，みなし仮設での子育てには大きなストレスがかかり，体調を崩し不安や不眠になる方もいる．傾聴することでサポートし，必要に応じて訪問支援を行う．

　また，働いている方々へのアプローチには困難な面があるが，ハローワークでの相談会をきっかけにして，働く世代の直面している諸問題をとらえることができた．相談会をきっかけにつながることも最近ではみられるようになった．

◆**新たな資源の開発と開拓について**

　今後の大きな課題である．精神疾患を患っている方の再発の防止と居場所の確保，リハビリテーションの場の確保が必要である．社会資源の乏しい地域であるので，地域の社会資源の開発が必要である．今後，三次予防に力を入れていく必要性を強く感じている．

　からころステーションでの活動は，一次予防としての精神保健活動がメインである（図4）．筆者は，災害に伴うストレスによって受けた"こころの傷"が精神疾患の症状として現れるにはある程度の時間があると考え，その前駆状態で専門家が適切なケアを行えば，健康な生活を送ることができる可能性が高いと考えている．予防活動が重要と考えてこの活動に取り組んでいる．

　もちろん，精神科受診の必要な方に，丁寧な対応と説明により精神科受診への不安を軽減していくことも大切な活動である．

　こうした活動が精神医療に対する理解にもつながり，住民の方の精神科医療に対する偏見が弱まっていくと考えている．

5 被災地のさまざまな問題について

　被災地では，アルコールの問題が大きな課題となっている．この問題には2つの側面がある．本来アルコール問題はなかったが，被災後，家族を失い，仕事を失ったた

表 1 今後の取り組み
　　　　—新たなメンタルヘルスネットワーク

- アルコール問題の増加への対応
- 認知症の悪化予防
- 高齢者の幻覚妄想状態の増加への対応
- 精神疾患の再発予防
- 身体疾患を抱える方の相談強化
- 震災によるストレス増加と健康障害の予防
- 自死予防
- 不登校の増加への対応

めに飲酒量が増し，飲酒に伴って問題行動を起こす場合，もう一つは，以前から飲酒問題を抱えていたが，顕在化していなかった場合である．前者に関しては，悲哀体験を傾聴しながら飲酒問題に焦点を当て，健康に飲酒できるように動機づけていくのが一つの方法である．もちろん場合によっては，専門の医療機関を紹介しなければならないこともある．後者については，繰り返しの訪問活動から，関係性を構築し，健康問題，心理的な問題にアプローチし節酒や断酒を提案している．いずれにしても，"底をつく"ということを，現在の状況に対して何らかの変化を求めることを促すことと考えての取り組みである．

　アルコール問題を抱える単身独居の方を中心にしたグループ "オジころ" を月に一度開催し，動機づけ面接法や認知行動療法を基盤にした心理教育にも力を入れている．地域ベースの心理教育プログラムとして，Karakoro-Community based Alcohol Resilience Program（K-CARP）を行っている．K-CARP は 10 週連続で開催し，石巻市立病院や地域の精神科クリニック，精神科病院とも連携して取り組んでいる．地域ベースのアルコール問題での心理教育プログラムは，全国的にみてもなく，新たな取り組みとして今後さらに発展させていこうと考えている．

6 今後の課題

　風化が始まっている．何とか風化を防ぐことが，大きな課題である．さまざまな場での発信がこれまで以上に重要になる．

　まる 6 年にわたって，こころのケア活動を続けてきたが，被災地の精神保健活動を充実していくことが，今後のからころステーションの役割だと考えている．精神保健のノウハウをもつ多職種のスタッフが，前駆状態から積極的にかかわり症状への進展を予防し，正しい知識の啓発に努め，さまざまな社会資源との連携のもとで精神保健活動を展開することが根幹であり，健康な生活に大きく役立つと考える．

　東日本大震災の被災者のこころの傷を癒すには 15 年以上という年月が必要だと筆者は考えている．

　課題は山積している．（表 1）

　課題の解決には，からころステーションが地域のニーズをくみ取りながら，精神保健活動の充実に役立つように発展することである．

エッセイ

フクシマでのクリニック臨床から
——ポスト震災を生きる子どもたちを通して

熊谷一朗
いわきたいら心療内科

1. はじめに—諦念からの出立

　東日本大震災および福島第一原子力発電所における事故の影響で，2011年5月に開院を予定していたクリニックは，同年12月に遅れて開院することになった．

　震災から3日後の3月14日午前11時頃，いわき市内に鳴り響くサイレン音を耳にしたときには，ああ，すべてはこうして終わるのだな，となぜだか変に落ち着いていた．勤めていた総合病院の精神科外来で，いつもよりかなり少ない午前の診察を終え，1階に下りると，中待合室のテレビ前には人だかりができていて，案の定，福島第一原子力発電所が爆発していた．ここからどうだ．40kmほど北だろうか．玄関付近では病院職員が窓の目張りを始め，昼休み，自分が外へ出ようとすると，「出ないでください．屋内退避指示が出ています」と必死の形相で遮られた．頭を下げ，自宅まで歩き，わずか1時間足らずで子どもたちの遊び道具やら衣類やら何やら目ぼしいものをワンボックスバンに詰め込み，病院へ戻った．午後の外来には一人か二人は来ただろうか．憶えていない．退勤後，建設を終えたばかりのクリニックまで歩いてみたが，もちろん何の異常もなかった．見た目には．テレビでは繰り返し津波と水素爆発の映像が流され，それでも「直ちに危険な状態にあるというわけではない」らしい．「避難するべきか，どうするべきか」妻と話した．まだ小学校に通う子どもたちを抱え，この地域に住む誰もが同じ葛藤に見舞われていたことだろう．正直，クリニックの開院なんて無理だと思っ

熊谷一朗（くまがい・いちろう）　　略歴

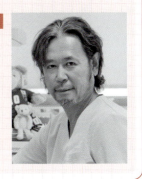

1967年福島県いわき市生まれ．
1992年筑波大学医学部を卒業後，東京医科歯科大学精神神経科へ入局，精神科医として，同大学附属病院，東京都および沖縄県内の精神科病院，メンタルクリニック，往診専門クリニック，いわき市内の総合病院などに勤務した．
2011年いわきたいら心療内科を開設し，現在に至る．

著書として，『深淵から』，『深淵へ』（批評社，2001〈筆名：蓮澤一朗〉），『スピリチュアルメンタルヘルス』（批評社，2007〈筆名：蓮澤一朗〉），『回復するちから』（星和書店，2016）がある．

た．この土地にこれからも住めるかどうかさえわからなかった．諦念と焦燥が入り混じるなか，それでも自ら物事を選択し，自分たちで動くしかない．こうしたぎりぎりの感覚が，その後，何とか開院できたクリニック臨床の底を支えることになった．

2. クリニック開院—非日常ともいえる日々のなかで

　前置きが長くなってしまった．クリニック開設にあたり，一つだけこだわった点があるとすれば，すべての年代の患者さんを診たいということだ．あらゆる世代に生じうる人の心身の困りごとに，できる限り対処したいと不遜ながら思った．またこうした医師の少ない地域では，診るしかないという現状もある．そのために児童を診ることのできる臨床心理士に来てもらい，自身も数年前から研修を積んだ．かくして専門とする思春期〜青年期に達する以前の，幼児から児童の患者さんも賑わいをみせた．もちろん上は100歳近い患者さんまで来てくださり，願いは何とか実現できた．待合室は老若男女が出たり入ったり，ときには中学校の教師と生徒が鉢合わせになったり，こっそり来ている患者さん同士がぶつかったり，トラブルもないわけではないのだが，とりあえずはどうにかなるものである．自分にしても，抑うつや自傷，深刻な外傷やパーソナリティ障害，摂食障害，さまざまな家族間の確執でいきづまった患者さんたちの診察が続いた直後に，診察室を走り回るADHDの子どもさんに，背後からスコーンと頭を叩かれたりすると，不思議と疲れは吹き飛ぶものだ．彼らがもっている生命力は計り知れない．最近は需要が多すぎ，発達障害外来みたいになってしまう日も少なくはないのだが，やっぱり子どもさんを診ていてよかったと思える瞬間である．今後の成長も楽しみの一つだ．

　それにしても開院して間もなくは，震災後の爪痕が色濃く残る時期だったがゆえ，深刻なグリーフワークも少なくなかった．津波による生命の喪失，原子力災害による故郷の喪失，これまで依拠した秩序や誇り，家族やコミュニティにおいてのつながりの喪失，避難児童へのいじめ，避難先での不登校の問題，仮設住宅での差別，嫌がらせ，いわき市に避難者が増えすぎたための苦情，軋轢……．外来は，とにかく何でもありの様相だった．非常事態は人のあらゆる面を露呈させる．容赦ない出来事が現実になってしまったわけだから．しかしそれは，逆にいえばうわべ，建前だけの言説の限界を暴き，本音を語らせ，見たくないものを見ざるをえないがゆえの苦しみの受容と，それを超えゆく地平に向かうしかない個々人の生命力，人の底力を引き出すことにつながりもする．そう信じてクリニック臨床をひたすら続けた．生と死を分かつ存在の次元に生きることを要請され，重篤な解離や自傷の患者さんが軽快することもまれではなかった．非日常ともいえる日々のなか，震災後の診療を一言でいえば，不謹慎だがそんな凄み，面白みもないわけではなかった．

3. 震災から数年後の子どもたち

　震災から3年を過ぎた2014年4月，被災地出身の臨床心理士とともに，富岡町夜

ノ森地区の桜並木を訪れた．福島県浜通り地区では有数の花の名所だ．いわき市から北へ向かう国道6号線は，両側の敷地の入り口という入り口がフェンスで塞がれ，ものものしい気配に満ちていた．桜並木の突き当たりには警官が立ち，そこから先は鉄格子状のガードで遮断され，Uターンを強いられる．帰還困難区域への立ち入りは，いま現在も許されていない．

その桜並木の入り口に，心理士の母校でもある富岡第二小学校がある．おそるおそる中を覗いてみると，教室内は午後2時46分のまま，静止していた．「3の1」と札のあるクラス．放課後に近い時間帯らしい．筆箱が開かれたまま机の上に置かれ，ランドセルが横のフックに掛けられている．体育帽子も，書道用具も，縄跳びもそのままに避難を強いられ，6年を過ぎた．この子たちは現在もう高校生なのだ．家を奪われ，学校を追われ，数か所の避難先を転々とした児童生徒ばかり．2017年4月現在でも，1万8,910人という数の子どもたちがいまだ福島県内外に避難中という．不登校に陥った生徒さんもたくさん診てきた．見知らぬ土地で，懸命に溶け込もうと努力したが，うまくいかない．

「もう自分から中学へ行くのをやめたんです」ある少年は，小6で被災した「あの日」からいくつもの避難先を移動した末，そう言った．その後，両親もギクシャクし，離婚に至る．不登校はつづき，家庭でも居場所を失いかけた少年だったが，クリニックでは，少しずつ本音を話せるようになっていった．

不登校への対処については，いくつも議論はあるだろうが，第一に，不登校という今の状況を，安心して受け止めることが大切と思う．まずは無理をしてまで行く必要がないことを確認し，家族も教師も共有する．学校が絶対ではない．あくまで個人が大人に成長するための，選択肢の一つである．登校が難しければ，家庭を含め，安心できる居場所を確保する．それでいい．これは震災による不登校においても，それ以外でも変わらない．そうして心身の回復を待つ．小中学生という年齢は，自分というものがまだ不確かな時期であるから，他者に目覚め，他者におののき，他者に過敏を示すことがむしろ自然で，だからこそ彼らを映し出す親密なまなざしが重要となる．逆にいえば，彼らを見守り，その笑顔を認める誰かのまなざしが確保できれば，たとえ一時的に不登校に陥っても，何とかなるものである．

また別の少女は，「あの日」から1年が過ぎ，手洗いがやめられなくなっていた．震災から1〜2年を経たこの時期は，子どもの強迫症状が特に目立った．より小さい学年では，チックや夜尿，中学生以降では強迫に加え，心気や身体化症状，ときには解離や自傷という形を取って，不安や恐怖は表現された．悪夢や回避，フラッシュバックといった症状は，さらに時期を経た数年後に現れることも多く，こうした遅発性ともいえるPTSD症状の発露は，一瞬にして深刻な死別や喪失があたりまえのように発生した，非常事態のためと考えられる．同時に，人という記憶を背負い，記憶とともに生きざるをえない生きものは，外傷となった恐怖や罪責を，どうにかして言葉に表し，通過（ワークスルー）することによってのみ，かろうじて生き抜いていけるのだと，改めて痛感し

た. 先の少女も遊戯を交えた加療のなかで, ようやく外傷を表出し回復するわけだが, その道のりは容易ではなかった.

　震災4年後の「あの日」を前に訪れたお子さんは, ちょうど小学校への就学を目前に控えていた. 両親に抱きかかえられるようにして連れられた彼は, 急な不眠と食欲低下, ひどいふらつきを示していた. 不幸にも震災で, 同じく入学直前だった兄を津波で喪っている. 彼の抱える恐怖が手に取るように伝わってくる. 私も必死に伝えるしかない. 「たいへんな経験をしているのだと思う. まだ小さいうちから人の死というものに, 正面から向き合っているんだから. でもちゃんと向き合っているからこそ, 怖いんだ. それは怖いよ. 恐ろしいよ. 怖くてあたりまえのことなんだ. 自分も死んでしまうかもしれないって思ったり考えたりすることは, 苦しくて, 怖くて, とてもつらいことなんだ. でもそれは人が生きていくうえで, 避けては通れないことでもあるんだ」[1].

　震災は, 普段見ないですむはずのもの, 目を背けて生きていったほうが楽な物事の, 多くを目の当たりに見せることになった. このわずか6歳の子どもさんにしても——. しかしこのどうしようもない性質の, 避けがたい苦しみ, たとえば肉親の死という恐怖に直面することによって, この世界の厳しい摂理を真正面から受け容れ, 成長することも事実であろう. 毎朝亡くなった兄の写真に, 手を合わせ学校へ向かうのだと, 父は言った. 帰れば大きめのランドセルを放り投げ, 真っ先におやつを探すようになったのだと, 母親も笑った.

4. トラウマを越えて

　最近たまたま出会えた本にこんなくだりを見つけた. 「ストロロウ (Stolorow, 2007) もまた, トラウマを心理的病理とは考えない. 自らが突然妻を失ったトラウマを現象学的に省察した彼は, そうしたトラウマは, 治癒を必要とする精神病理ではなく, 人間の有限性, 現実の非永続性についての気づきだと結論づけた」[2]. 共感する. どうにもならない出来事は確かに存在する. そして生命がその最たるものだが, 失われたものは二度と戻らないという苦しみがある. 自明は揺らぎ, 先の見えない不確かさをどう生きていけるかのサポートがそのまま治療となった. それはおそらく治療という枠組みを超え, 他者を通じ, あるいは過酷な現実を通して, 一生をかけて向き合っていくしかない, 人の宿命, 定めといえるのかもしれない. 震災はそれを顕著に見せた. 不確かな現実を目の当たりにして, 生き残った罪悪感や恐怖にさいなまれながらも, いかにしてやがてはそれらを受け容れ生きていけるか. もちろん原発事故は人災でもあるわけだから, 怒りや憎しみも生じて然り. 簡単に片づけられる物事など何一つない. 言葉には限界がある. 両義性をものにできる音楽や美術, そしてスポーツもそれらを昇華する糧となろう. 学校に行けず転々とした避難生活を送りながら, 生き抜くちからをいかにして身に着けていけるか. それは思春期〜青年期治療の枠にとどまらず, 私たちがこの不確かな世界を生きていくための, 切実な主題ともなるだろう. 人の世はどうにもならない有限性や事後性を受け容れざるをえないわけだが, だからこそ開き直って精一杯生きたいものだ.

未来は可塑性と柔軟性に満ちている……はずなのだから.

　「あの日」から不登校だった少年は，通信制の高校を卒業し，大学でサッカーを続けている．バイトも順調――日に焼けた顔がまぶしい限りだ．私にしても，あの日の諦念が生み出してくれたある種の覚悟が糧となり，いまの精神科臨床を支えている．あらゆる選択肢，あらゆる生き方が保障されてよい．PTG（post traumatic growth）という概念を裏づけるような，多くの子どもたちの回復，成長を目の当たりにしてきた．絶え間ない恐怖は，理不尽さへの怒りや罪悪感を経て，やがては悲しみや供養といった有限性の受容に至る．人のもつ自然なレジリエンスに寄り添うことが治療となる．そして限りある，一度きりの生命だからこそ，主体的に生きる覚悟も生まれてくる．あの日から並みならぬ苦労を経験してきた少年たちも，まもなく青年期にさしかかる．いま現在を，安心できる場所，家族，仲間たちに支えられ，生き生きと，のびのびとその生命力が発揮されることを，これからも願うばかりだ.

文献

1）熊谷一朗．回復するちから―震災という逆境からのレジリエンス．星和書店：2016．
2）富樫公一．不確かさの精神分析―リアリティ，トラウマ，他者をめぐって．誠心書房：2016．

エッセイ

福八子どもキャンププロジェクトの活動を
振り返って

高木俊介[*1]，村上文江[*2]
*1 たかぎクリニック， *2 八丈島ロベの会相談支援のびのび

福島の子どもたちへのメッセージ── 2012 年

あのねママ
ボクどうして生まれてきたのかしっている？
ボクね　ママにあいたくて
うまれてきたんだよ

（「ママ」田中大輔〈3歳〉. 川崎　洋〈編〉. 子どもの詩より）

　そうして生まれてきた君たちに，今の時代のお父さんやお母さんは，ほんとうに，こんな世の中にしてしまってごめんなさい，と頭を下げてあやまりたい気持ちです．でもあやまろうとして頭を下げると，涙が落ちてしまうので，ぐっとこらえて，「こんな世の中」をどうしたらいいのだろうと毎日かんがえて，上のほうを向くようにしています．

　知っていましたか？　これからのことをかんがえようとすると，おとなというのは，天井をみあげるものなのです．そうすると，天井のむこうには，青い青い空が広がっています．空が青いと，なんだか未来もうまくいくように思ったりするのです．

　でも，その青い空，とりわけきりりとした冬の空気によって，透明な青に染められていた君たちのふるさとの空が，わたしたちがつくりだした放射能という怪物のために，

高木俊介（たかぎ・しゅんすけ）　　　略歴

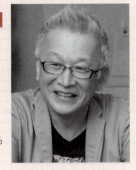

1957年　広島県生まれ.
1983年　京都大学医学部卒，京大精神科評議会入会.
1984年　光愛会光愛病院勤務.
1992年　京都大学病院精神科勤務.
2002年　同大学退職.
2004年　たかぎクリニック開設，現在に至る.
著書として，『ACT-Kの挑戦─ACTがひらく精神医療・福祉の未来』（批評社，2008），『こころの医療宅配便』（文藝春秋，2010），『精神医療の光と影』（日本評論社，2012）などがある.

目にはおなじ青い空のようにみえていても，これまでとは違った空になっているのです．だから，これまでと同じように未来がうまくいくとは，なかなか思えなくなってしまったのです．

　放射能は，大丈夫，何も心配することはない，いや，とても危険でほんとうはそこにいてはいけないと，日本中のおとなたちは，てんでんばらばらなことを言っています．もしかしたら，そんなおとなたちの言いあらそいをあの日からずっと聞きつづけて，君たちはもうすでに，この国のおとなたちは，じつは自分たちのことしか考えていないのではないかと思っているかもしれません．

　その半分は正しくて，でも，もう半分はきっとちがいます．おとなだって，これからどうなるのか何もわかっていなくて，放射能についてもどうしていいかわからず，ほんとうはオロオロしています．この国の多くのおとなたちが，そんなことを考えるのをやめたり，こわがっているのをかくそうとしたり，無理にも元気をだそうとして，みっともないことばかりやっています．

　それでも，君たちのお父さん，お母さん，そしてまわりのおとなたちは，いろいろと悩み迷いながらも，じぶんたちがつくってきた人とのつながりと，そこから得られる日々の仕事を大事にして，君たちの育ったこの土地や家で暮らしていこうと決心しています．そして，君たちに健康であかるい未来をのこしたいと願って，今日も毎日毎日たたかっ

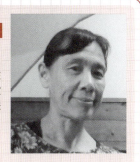

村上文江（むらかみ・ふみえ）　　略歴

1958年東京都生まれ．精神保健福祉士．2012年発足当時より，福八子どもキャンププロジェクトの事務局を務める．八丈島に移り住み精神保健福祉シーンにかかわることになり23年．現在は，NPO法人 八丈島ロベの会で主に相談支援部門を担当するかたわら，東京都内で「相談室のはな」を主宰．精神科の病気や生活に関する相談とのびやかなこころとからだを育てる養生法の提案・実践を行っている．

福八子どもキャンププロジェクトでは，応援団集中!!

シンプルに生きる，たくましく生きる．自身に備わっている生きる力で，逃げるもあり，立ち向かうもあり．自身の感覚，自身の感性を，大事に生きていく．
日本各地の精神保健福祉分野で活躍する人々が，海の波間にきらめく福島の子どもたちの笑顔に魅せられ，ボランティアスタッフとして集い，運営からキャンプ実施まで，活動を続けています．ぜひ，皆様も応援団の一員になってください．皆様のご支援をお待ちしております．
郵便局の振替口座で寄付➡記号番号　00120-8-418497
　　　　　　　加入者名　Fuku　Hachi　Child　Net
それ以外の方法➡ nobi.nasakejima@gmail.com／℡ 090-2490-6138 福八子どもキャンプ
　　　　プロジェクト事務局・村上までお問い合わせください．
ホームページ➡ http://www.geocities.jp/f_nasakejima/fuku8/
もしくは， 福八子ども で検索を！

ています. そういうおとなたちが, いるのです.

　そして, そういう悩みや苦労は, 君たち福島や東北に住む人たちだけのものではありません. ほんとうは, おなじことが日本中で起こってきました. これまで, そんなことに目を向けたことがなかっただけなのです. 目をむけずに, 何のためかもちゃんと考えないまま, ただただはたらきつづけてきたのです.

　ここに一枚の絵があります. この絵は, "After the Acid Rain" といって, にんげんが自然を壊して雨を汚してしまった後の世界を描いています. 作者の奈良美智さんじしんが詩をよせています (奈良美智. NARA 48 GIRLS. 筑摩書房；2011 より抜粋).

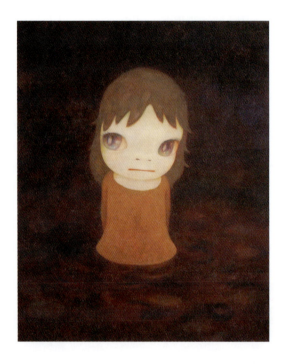

酸っぱい雨が降っている
海にも山にも降りそそぐ
街にも森にも降りそそぐ

魚たちは嫌な顔をして
花たちは嫌な顔をして

静かに雨は降っている

After the Acid Rain
227.0 x 182.0 cm
Acrylic on canvas
2006
(c) YOSHITOMO NARA 2006

　わたしたちはみんな, 今, この絵の背景のように泥にうまった世界に住んでいます. このおんなの子は, そんな世界にしてしまったおとなたちにうたがいの目をむけています. 叫びはしないけど, 信用しないぞと言っています. でも, 彼女は自分でしっかりと立って, 目を開いて大きな瞳をかがやかせて未来をみつめています.

　子どもらしく明るく無邪気な話ではないですね. こんな話を子どもにしていることを, ふさわしくないと言って怒る人もいるかもしれません. 子どもはみんな元気で明るくて悩みがないものだ, おとなたちは無理にでもそう思おうとしてきました. でも, 今回の震災と原発事故で, わたしたちの住んでいる世界は変わってしまいました.

おとなたちはおとならしくふるまっていたけれども，ほんとうは何もしらない子どものままであったことがばれてしまいました．君たちも，やがて，この絵のおんなの子のように，いろいろなものをうたがい，怒り，悲しまないといけないのかもしれません．きのうまでの，おとなにすべてまかせていた子どもっぽい子どものままではいられないでしょう．

だから，わたしたちはみんな，未来のおとなです．

今，日本中で，夏休みや春休みを利用して，君たち福島や東北の子どもたちが思いきり走りまわれて，どろんこになって，水に飛び込んで自由に遊べるような旅行やキャンプが，さまざまな考えをもっているおとなたちによって，いくつも行われています．わたしたちが八丈島で君たちとおこなった「福八子どもキャンププロジェクト」も，そのひとつです．こういうことが日本中にいくつもあるということは，頼りないくせにいばってばかりいて，いつもケンカや言い合いばかりしていて，こんな大変なことを起こしていながらお金ほしさに原発を止めることすらできないおとなたちがつくった世の中で，それでも君たちに元気でいてほしいと思っているおとなが，たくさんいるということです．

そのような人たちと，君たちがどんどん手をつないでいって，この国，この世の中のたくさんのものを見て感じてほしいと思います．君たちがおとなになるころになっても，いろんなことの何がまちがいで何が正しいかとか，どんな社会や国になったらいいのかとか，そんないつまでも決着のつかないことで，あいかわらずあらそってばかりいるかもしれません．でも，君たちが君たちのことを大切に思っている人たちとしっかりと手をつないでいれば，ほんとうに大切なのは，人が人を信じられることだということを，いつか誰もが思う世の中がくるのだと，わたしたちは信じているのです．

文：高木俊介（ACT-K 代表）　絵・詩：奈良美智

1. 八丈島で保養合宿をやろう

2012年2月のある夜，京都の高木俊介さんより電話が入る．「精神保健福祉従事者の家族，特にその子どもたちを夏の八丈島で保養できないか」と．高木さんとは，前年10月「八丈島の新たな精神保健福祉シーンを構築したい」と八丈島にお越しいただいた縁．

震災後7月に，福島県いわき市にある「交歓の場　なかゆくい」（主宰・有賀直美氏）で開催した整体ワークショップでの，子どもたちやそのお母さんたちの緊張の残ったからだを思い，さっそく場所探しを開始した．5月の連休，八丈島に，福島から熊田芳江

さん（社会福祉法人こころん・泉崎）と熊田桂子さん（ポコアポコ音楽教室・郡山），西 美代子さん（NPO 法人あさがお・南相馬），京都から高木さんが下見にやってきた．開催場所の第一候補であるあすか保養所をみて保養への思いをふくらませる．10 年以上使っていなかったとのことで中は荒れているが，建物はしっかりしている．ロケーションも良い．団体名は「福八子どもキャンププロジェクト」．実施期間は，地域性や震災の影響の違いから，2 期間 5 泊 6 日，中通り，浜通りと，地区別に分けて行うことに．

　同時に資金繰り．助成金申請のために動くがままならず．「自分の講演料を寄付する．5 年間は何とかするでー」と高木さんが声を上げる．6 月，西さん，熊田さんとともに，保養所のオーナー岸田 徹さんにお会いし，保養所無料貸与の承諾をいただく．開催日程も決まり，八丈島の民生委員にお声かけすると，「障害者福祉部会で動きましょう」と．それから夏の開催に向けて，大掃除，寝具の準備，草刈…等々，民生委員有志の皆さんと，NPO 法人・八丈島ロベの会（精神障がいを抱える人たちの活動場所を運営）のスタッフ・メンバーで取り組み，日一日と，受け入れ準備が整っていく．

　この保養合宿で感じてほしいこと，それは「自身が発する声を聴き自分の心身は自分で守る」．要は「自分の気持ちもからだも大切に」．活動の中心は，海・山・温泉で心身をデトックス．日々の海水浴とともに，漁船で行く無人島（八丈小島）ツアーや大滝への沢登り，八丈太鼓体験のプランが決まる．食事づくりは民生委員有志のみなさんに協力していただき，八丈町役場では温泉の無料券も提供してくれることになった（継続して 6 年間提供）．

　中通り組は，子ども中心のプラン．海のない地域の子どもたちは，海遊びにはまった．

　浜通り組は，津波で家族を亡くされた方も多く，家族が離れ離れになることに不安を感じている．家族単位での過ごし方を尊重しつつ子どもたちの海遊びを手伝う．さすが海の近くで育った皆さん，大人も子どもも入ってしまえば海遊びは大得意．そして，釣った魚のさばき方も手慣れたもの．

　大津波と原発事故，二つの異なる災害を同時に被った浜通りの人たち．震災が起きてからこの保養合宿に参加するまで，休みもとらずに忙しくされていたという H さんは，「あさがお」で働く妻に誘われ 5 歳になる一人娘とともに参加．最終日の交流会で，津波で親御さんを亡くされたことを話し，「八丈島に来てもう一度海と向き合えてよかった」と涙ながらにスピーチしてくださった．海亀の卵の孵化が間近だと聞き，毎朝欠かさず浜に出かけていった H さん．海亀の卵が埋まった砂地を見守りながら，その浜で何を感じていただろう．

2. なにはともあれ 5 年間は続けよう

　2013 年，東京ボランティア会が結成され，皆で考えていく機会を得ることができたものの，2 年目もやはり運営は手探り状態．

中通りチームの大人たちは，「自分たちが主体になって動きます」と，食事づくりを福島のお母さんボランティアが担ってくれた．浜通りの大人たちも，日中は子どもたちをボランティアに預ける気になり，島の観光へと出かけてくださるようになった．この年は，そして3組のアーティストが参加．中通り組では，音楽アーティストのホッピー・神山氏が，友人とともに子どもたちにミニライブと音づくりワークショップ．浜通り組では，奈良の美術アーティスト・井上庸子さんが子ども一人ひとりの写真を撮影，肖像写真の作品に仕上げてプレゼント．音楽アーティスト・高木光介さんもパートナーの恵子さんとともに参加し，浜通りの大人のみなさんにフィドルと歌のミニコンサート．

そして3年目．対象者を福島の「精神保健福祉従事者家族」から「福島に住む子ども」にし，各期間参加子ども定員16名で募集を行うことになった．福島の大人参加者もボランティアとして参加してくれた．開催日前に来て準備をし，期間中は子どもの生活に寄り添い，終了後には撤収作業も手伝う若者ボランティア（通称森ボラ・自由の森学園高校の卒業生たちを中心にしたグループ）たちの存在がありがたい．

4年目となると，連続参加の子どもが多い．保養所のこと，海のこと……，勝手知ったるという雰囲気で，初参加の子どももその空気にどことなく安心を得るようだ．自然な形で朝夕のミーティングが始まり，子どもたちも躊躇なく意見を出していく．八丈島ボラや森ボラとともに全期間通しで参加してくれる京都男魂組（高木氏の声かけから結集した京都の障がい者福祉に携わるイケメングループ）が出現．ますます楽しく安全な合宿が実現した．

地域で参加期間を分けることをやめ，子どもたちがそれぞれ参加しやすい期間に来れるようになった5年目．1年目から参加している「こころん」と「あさがお」の子どもたちが後半組に集まることになった．初めて出会う子どもたちなのに自然な雰囲気で溶け込んでいる．そしてめいっぱい今を楽しんでいる．みな5年目をおおいに意識し，来年以降の福八に思いを馳せる．最終日にみんなで歌った「おーふくはちー」（オーシャンゼリゼーの替え歌），みんなで踊った「雨乞いのダンス」．

帰りの便が飛び立つ八丈島空港．涙と笑いが入り混じり，大人も子どももぐしゃぐしゃの笑顔でお別れ．「来年も八丈島あるよね！！」の声に，「それはみんな次第だよ．冬までに福八子どもミーティングやろう，集まろう」，そんな言葉が口をついて出る．

数日後，中2の女の子Mさんから事務局にこんな手紙が届いた．「初めて参加したのにこんなに来年もあってほしいと思うなんて自分でもびっくりです．やっぱりあのメンバーといて楽しかったんだと思います．久しぶりにたくさん笑いました．たくさん笑えてよかったです」（抜粋）．

3. さあ，これからだ

　同年8月末の東京ボランティアミーティング.

　「子どもたちの続けてほしいという声にどう応えていけるのか」，「このキャンプを継続することにどんな意味があるのか」について話し合いがもたれた.「福八子どもキャンプに参加した子どもたちの『その子ならではの笑顔』を集めて写真中心の冊子を作ろう.そして『みんなの笑顔』をいつも手元に置いてもらおう」,「5年前に小5だった子が今や高校1年生.参加する子どもは小学校高学年以上の10代が増えている.福八のこれからを，参加してきた子どもたちといっしょに考えてきたい」,「12月，福島で子どもたちの声を聴く機会を作ろう」.

文：村上文江（福八子どもキャンププロジェクト事務局）

福島の子どもたちへのメッセージ── 2016年

　2011年3月11日，この日に起きた東日本大震災は，この国の姿をすっかり変えてしまいました.あるいは，その時までに少しずつ世の中にたまってきた歪みを，この震災があらわにしてしまったのかもしれません.その時には君たちはまだ幼く，そんなことを言われてもあまりピンとこないでしょうね.

　このすぐ後に，福島第一原発で3つの原子炉が爆発し，メルトダウンを起こして大量の放射能を東日本一帯にばらまきました.震災と津波は東北全体で，多くの人の住んでいた土地を奪ってしまいましたが，この原発事故によって福島に住むかなりの数の人たちが自分たちの住んでいた土地を，永遠に失い，そうでなくてもいつ帰れるかわからないことになっています.

　原発の大きな事故は必ずいつか起こる，と多くの人たちが警告を発してきましたが，そのような不安な話は無視され，どんどん原発が作られていき，そしてついに本当に事故が起きてしまいました.これはほんとうに悔しいことです.大人は誰でも，このことにいくぶんかずつの責任があります.けれども，この事故でばらまかれた放射能の影響をこれからもっと長く受けなければならないことになった子どもたちの皆さんには，何ら責任はありません.

　だから，こんな状況のもとに暮らす子どもたちには，放射能の影響を心配せずにのびのびと過ごせる環境を，私たちの社会の責任として提供することが必要だと思いました.それが，「福八子どもキャンププロジェクト」のはじまりでした.そして，チェルノブイリ原発事故での経験から，ほんとうの問題は5年ぐらいたってから出てくるだろう，だけれども5年後にはこの震災と事故について，多くのことが忘れられているだろう，だから5年続けよう，そうすれば皆さんが自分たちで考えていけるくらいに成長しているはずだと思いました.

　あっというまに5年たち，ほんとうにわずかのことしかしてあげられませんでした．それでも，君たちは毎年，八丈島にやってきてくれました．そして，思った通り，5年という月日は君たちを成長させてくれたようです．そのぶん，いろいろな悩みも抱えるようになったかもしれませんが，自分たちの希望をはっきりと述べることもできるし，親や大人たちに伝えたり，その希望の実現の仕方を考えていけるようになったでしょう．

　福八のような「保養」は，ほんとうは国や東電がお金を出してみんなができるようにするべきことです．しかし，この国の大人たちはその責任をとろうとしません．とはいえ，私たちが多くのことを肩代わりできるのは限界があります．ここからは，いっしょに考えていかないといけません．自分たちが何をしたいか，自分たちの将来をどうしたいか，みんなでどんな世の中をつくっていきたいか，そういうことを君たちが考え，私たちが手伝います．難しいことかもしれませんが，まだまだ君たちの前には時間があります．どうか将来に希望を持ち続けてください．

　八丈島で過ごした時間，いつも楽しかったですね．でも，楽しい時はいつも，すぐに過ぎていきます．その思い出をしっかりともっている人だけが，次に自分で楽しい時をつくりだすことができます．

　また八丈島で会いましょう．

文：高木俊介（ACT-K代表）

1．12月2日～3日福八子どもミーティングinいわき開催

　子ども30人，大人31人が「福八のこれからをいっしょに考えたい，自分たちの思いを伝えたい」と，「いわき海浜自然の家」へやってきた．子どもたちの思いは一つ，「福八キャンプ来年もやりたい！」だ．大人の気持ちはちょっと複雑．子どもの気持ちに応えたい，でもどうやったらかなうかな？　そしてその目指すところって何？？

　福八続けたいその気持ちって，何だろう．言葉にならない言葉を探すために，歌，ダンス，絵画，短歌班に分かれて，子どもたちの思いを表現してもらうことになった．

　歌チームはいつもキャンプで歌ったカントリーロード，みなで福八バージョンの歌詞を作り上げた．夏に踊ったアフリカンダンスで，八丈での海遊びや釣りの様子を再現，短歌グループは彼女らの今を言葉で表現，絵画グループは，4枚の模造紙をつなげて四方から八丈で出会ったものすべてを描いた．

　その子どもたちのきらきらした笑顔は，八丈島で出会った彼らの笑顔と同じだ．そう，いつもこの笑顔に魅せられて動き出す福八ボランティアたちだった．

　「にやり」，でもいい，「ふふ」，でもいい，一瞬のきらめき，それは魂のきらめき．だから誰もが，みごとにはまってしまう，福八に．

　さて，そんな素敵なものを見せてもらった後の，最終日午後の大人ミーティング．5年間のこのプロジェクトの活動の整理と，これからの体制について話し合う．大人がす

るべきはまずは資金調達だと，財政チームが発足．それに伴い企画チームも立ち上がる．

2. 2017年・夏に向けて子どもも大人も動き出した

　今まで，ほぼキャンプ開催時のみのおつきあいだった福島・東京近郊・京都・八丈島のボランティアが，インターネットを駆使してアイディアを出し合った．大人だけでなく，子どもたちの福八 LINE グループが立ち上がり，企画の情報や思いを共有していく．

　ここ2年現地リーダーを務めた引田 充（NPO法人八丈島ロべの会職員）が福島の時実祐志さんとともにクラウドファンディングに挑み 150 万円ゲット，京都男魂組が自分たちの休日を障がい者支援のアルバイトにあて，88 万円をゲット，参加子どもの母親が助成金 30 万円をゲット，ボランティア全員が寄付を呼びかけ 38 万円ゲット，と何と必要費用を超える額を調達．一部は来年に回すことができた．

　実施に向かい，福島の子どもが地区を越えて集うことを大事にしようと，2クール子ども15人定員でやっていたキャンプを，今年は1クール30人で行うことに．併せて経費削減と現地ボランティアの負担軽減になる．しかし，倍の人数が集える場所探しが必要，小さな島・八丈島でそんな場所ある?! そこは，情け島・八丈島，民生委員さんの知恵を借りて，廃校になった小学校を借りることができた．宿泊定員50人，ベッド&寝具も50人分そろっている．

　経費削減のため，今年の行きの便は東海汽船を利用，夜10時半の出航だ．そして南相馬の子どもたちはその前に8時間近い車での移動がある．朝8時半，子どもたちを乗せた橘丸が八丈底土港に到着．みんな元気いっぱいで桟橋をおりてきた．

　新しい場所での新しい集い方．海で泳ぐ，魚を釣る，魚を突く，滝に登る…のいつもの福八メニューに加え，小学校プール，体育館，グラウンド…もフル活用．今年は大人に混じって子どもたちも朝食づくりに参加．中高生には，夕食づくりも担当してもらった．中高生男子チームは「夏野菜カレー」，中学生女子チームは「煮込みハンバーグとオムライス♡ケチャップがけ」，すばらしいチームワークで60食分作ってくれた．

　小笠原沖にできた台風の影響で今年の海の状態は良いとはいいがたい．水温は低いしうねりはあるで，無人島ツアーも中止に．最終日前日，遊泳禁止になった昼食時の「乙女が浜」（おっちょがはま・ビーチの名前）に，今年もイルカたちが応援に来てくれた．何度もドルフィンキックを繰り返すイルカたちに手を振って応える福八っ子たち．

　長いようであっという間の5泊6日のキャンプ．子ども LINE グループの動きも一息つき，来年のことに想いを馳せる．

　かつては（今もある部分はそうですが），みなが手弁当で活動していた障がい者の居場所づくり．その流れに連なる福島・京都・東京・八丈の福八ボランティアの面々．「子どもたちの笑顔」に魅せられながら，「お金があるだけじゃできないこと」をお金がなくても創り出して，福島の子どもたちとともにこれからもやっていくのだろうなあ．

文：村上文江（福八子どもキャンププロジェクト事務局）

格差社会〜貧困

1 貧困とメンタルヘルス

西原雄次郎
おおぞら会，ルーデル学院大学名誉教授

1 はじめに

　　貧困は，国家レベルの政策課題である．「貧困問題の克服」は，多くの近代国家にとって最も大きな政策課題の一つであると思う．貧困問題の克服のために，北欧の国々に代表される先進諸国では福祉国家の建設が主張され，その実現に向けて多くの努力が重ねられ，一定の成功を納めているといえるだろう．次のステップとして，地球上の南北格差を克服し，貧困問題を世界レベルで克服しようと，「福祉世界」の達成を主張する議論も存在する[1]．しかし，政治や宗教や民族の対立によって生じている多くの難民問題等に代表される課題を，国連を中心に，地球的課題として克服するにはまだまだ道は遠く，その渦中で，生命にかかわるほど深刻な貧困状態に直面させられている多くの人々が存在する．

　　筆者はソーシャルワークを専門としている．ソーシャルワークは福祉政策という枠組みのなかで，個別に，あるいはグループや地域社会を視野に入れながら，生活上の諸問題に直面している人たちを支援するという役割を担うものである．その役割は，マクロレベルのかかわりではなく，非常にミクロなレベルでのかかわりを大切にしている．

　　貧困は，国の政策にかかわるマクロレベルの課題であるのと同時に，貧困を土台にして派生するさまざまな問題に直面している人々を，具体的にどのように支援するのかという，ミクロレベルの課題が存在することを忘れてはならない．「貧困とメンタルヘルス」というテーマは，貧困にかかわるマクロレベルからミクロレベルまでの諸

西原雄次郎（にしはら・ゆうじろう）　　　　　　　　　　　略歴

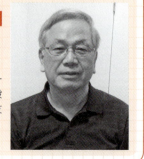

1946 年大阪府寝屋川市生まれ．
同志社大学大学院社会福祉学専攻修士課程修了．
家庭裁判所調査官として 9 年間勤務の後，福岡県社会保育短期大学に 7 年間勤務し，その後ルーテル学院大学に 30 年間勤務した．勤務の傍ら，社会福祉法人おおぞら会の設立にかかわり，設立時の 1997 年以来理事長の役割を担っている．知的障害者や，認知症高齢者や，その家族を支援する事業の運営と経営に頭を悩ましている．

課題を含んでいるが，ソーシャルワークの視点は，これにミクロレベルでかかわることを中心にしつつ，ミクロレベルの個別的で具体的な支援を通して，マクロレベルの課題についても発言することが求められている．

2 現代の貧困

わが国で現在問題になっているのは，相対的な貧困とそれから波及する諸問題である．相対的貧困は，すなわち貧富の差が拡大することによって生じる問題である．厚生労働省が 2017 年 6 月 27 日に発表した「平成 28 年国民生活基礎調査の概要」によれば，相対的貧困率は 15.6 ％，子どもの相対的貧困率は 13.9 ％，一人親世帯の相対的貧困率は 50.8 ％となっており[2]，いずれの数値も前回調査時（2012 年）よりも改善がみられるものの，特に一人親世帯の相対的貧困率は，経済協力開発機構（OECD）のまとめによると「主要国最悪レベル」であるという[3]．厚労省の調査結果をみると，1988 年から 10 回にわたる調査では，子どもの相対的貧困率は 12.2 ％から 16.3 ％のあいだを上下しており，一人親世帯の相対的貧困率は 50.1 ％から 63.1 ％のあいだを上下している．いずれも既述のように前回調査時よりも改善はみられるものの楽観できるものではなく，相対的貧困率の改善は，国家としての重要な課題の一つといえるだろう．

相対的貧困率が上昇するという問題は，「一億総中流」といわれた時代とは異なり，自由な競争のなかで，貧しい状態に陥る理由を個人的要因に求め，貧困を自己責任の結果であるとする考え方が国の政策の中心となり，できるだけ社会保障支出等を抑え，小さな政府によって国を治めるべきであるという新自由主義的な考え方が主流になることによって，改めて国家レベルの課題として認識されるようになってきた問題である．

OECD 加盟国の相対的貧困率をみれば，いつの間にかわが国はアメリカと肩を並べるくらいに格差の大きい社会になっていたのである．

3 絶対的貧困

さて，相対的貧困よりもさらに深刻な，人として生きていく最低限の衣・食・住さえ維持できない状態を絶対的貧困というとすれば，わが国では憲法 25 条に生存権を保障する規定があり，この問題は克服されているはずである．しかし，高齢者や障害者による万引きなど，刑務所を出た日から衣食住を自分自身の手で調達できずにまた万引きを重ねてしまうなど，いわゆる累犯高齢者や累犯障害者[4]の問題が顕在化しており，これも大きな国家的課題となっている．その背景にあるのは，国が用意した，申請主義を原則としているさまざまな救済制度が，あまねく行き届かない結果として，最低限度の生活以下の状態に直面している人たちが存在することである．知的障害者や高齢者のなかにはさまざまな支援から漏れた人たちがいて，彼らの行き着く先が福

祉サービスを提供する事業所ではなく，刑務所になっていたという現実が社会問題となっている．

4　貧困とメンタルヘルス

　筆者は十数年前，アメリカのある州で，給食サービスのボランティアをしている父子と食事をともにしながら，いくつかの会話をした．

　彼は元教員であった．妻とのあいだに一人の男の子がいる平凡な家庭であったという．妻はある企業で働いていた．妻が特殊な悪性腫瘍に罹患し，彼女が勤務先を通じて加入していた健康保険にはその病気はカバーされておらず，莫大な治療費が必要となった．購入間もなかった住宅のローンの返済もまだ30年近く残っていた．住宅を手放し，親類縁者からお金を借り，彼の勤務先からもお金を借り，できる限りの治療を受けさせたが，看病の甲斐なく，結局，彼女は亡くなった．この経過のなかで彼はうつ病を発症し，教員の仕事も続けられず，生きる意欲も失いかけることになった．

　小学生の息子とともに住む家もなくし，ホームレス（ハウスレス）といわれる状況に立ちいたった．ほんの少し前には考えられない自分の「暮らし」に呆然とする日々を過ごした．路上や公園で「物乞い」をして暮らすうち，キリスト教系の支援団体の運営するシェルターで暮らせるようになり，子どものためにも何とかもう一度普通の暮らしに戻れるように，治療を受けながら，生活のリズムを取り戻すべくさまざまなプログラムに参加しているという（筆者の英語力の弱さゆえに，正確さに欠ける部分はあるが，おおよそこのような内容であった）．

　医療保険に代表される社会保障制度の整備は，「普通の暮らしから貧困状態へ一直線に向かうことを防ぐ」ための最低限の防波堤である．ところが彼の妻の加入していた医療保険は防波堤にはならず，彼は一気に押し寄せた生活上の諸問題に押し流され，心にも深く傷を負うことになった．慈善団体が運営するシェルターを利用し，無料で精神科医の治療を受け，ソーシャルワーカーの支援を受けながら，子どもは学校へ通えるようになり，自分も軽作業に参加しつつ，休日にはホームレスの人たちへ給食を提供する活動のボランティアができるまでになってきたと述べていた．

　貧困は第一義的には経済上の問題である．しかし，経済上の問題は経済上の問題だけにとどまらず，生活のあらゆる場面で問題を引き起こしていた．資産，収入のすべてを治療費につぎ込み，親類縁者も巻き込み，その関係を壊し，生活基盤を根こそぎにされるという状況にこの人は追い込まれた．子どもの世話はもちろん，自分自身の身の回りのこともできなくなり，結局，子どもを連れたまま路上生活へと行き着き，心の健康も維持できない状況になってしまった．

　彼によると，自己肯定感が非常に低下し，「子どもにも，亡くなった妻にも申し訳なく，自分さえしっかりしていればここまで落ち込まずにすんだのではないかと思う」と，生きる意欲も失いかけていたという．慈善団体のシェルターを，最初は恥ずかしくて利用できなかったが，子どものことを思うとそうもいっておられず，救いを求め

るようになった．この団体とかかわり，ソーシャルワーカーと面談を重ね，初めて落ち着いて自分のこれまでを振り返ることができるようになった．精神科医の治療も継続して受けており，メンタルなサポートをしっかり受けられることが非常にありがたいと述べていた．

　彼の例をみれば，貧困は，衣・食・住という金銭に直接かかわる生活上の問題から，夫婦・親子・親類縁者・近隣・学校・職場等々の人間関係や社会関係，子育て，そして生きる意欲や日常的な気分，食欲減退・睡眠障害・抑うつ気分等々の心身の健康まで，当事者の生活の非常に広範囲な部分に悪影響を及ぼしていることが理解できる．

　特にメンタルヘルスの側面は，貧困の結果として病理状況に追い込まれることがあるのと同時に，貧困脱出には不可欠な生きる意欲に直結する側面でもある．自らのいのちを絶つなど，最悪の結果に行き着く際の引き金になる場合もあれば，メンタルヘルスに光を当てることで力を取り戻し，再出発のきっかけにもなるのである．

　人が貧困状態に陥る事情はさまざまである．私たちの人生の出発点は非常に不平等である．恵まれた家庭に生まれ，両親の愛情に包まれて育ち，大きな病気やけがもせずに成人し，親から受け継いだ高い知的能力を生かして順風満帆の人生を歩む人もいるだろう．一方で，両親の望まない子として生まれ，親から虐待を受けて育ち，知的な能力も十分でなく，人を信用できず，常に猜疑心をもって人と接してしまう人もいるだろう．前者は，経済的には裕福な状況が続き，貧困とは無縁の暮らしを続けられる可能性がきわめて高く，後者は幼少期から常に貧困と向き合って暮らすことになる可能性が高いといえるだろう．後者の両親は，実はそれぞれに過酷な幼少期を過ごしており，世代を超えて貧困や虐待が連鎖している家庭であったりする．後者のような暮らしをしてきた人に，貧困は自己責任であると言えるのだろうか[5]．

　どのような事情であれ，貧困という状況に直面している人は，等しく一定の支援を受けることができるのが日本国憲法で規定されている生存権の保障という考え方である．ところが，生活保護を受給する人が皆不正を働いているかのような取り上げ方をされ，その結果，一般の人が諸々の事情で生活保護制度を利用せざるをえなくなった際に，生活に困窮するというそのこと自体からくる心理的なダメージに加え，窓口での言葉や世間の目といった「付随的な」ことからメンタルな側面にもダメージを受けるということにも往々にして直面するのである．

　貧困という状況に直面している人々への支援の際には，このことをくれぐれも念頭において，態度や言葉に十分な配慮が求められる．

5　貧困に直面している人たちへの支援とメンタルヘルス

　全体をカバーするような議論はできないが，人生の途上で貧困に直面している人たちへの支援で，配慮すべきことにふれておきたい．

幼少期から経済的貧困のなかで育つ子どもたち

人生のスタートを 0 メートルからではなく，マイナスの地点からスタートさせられる子どもたちがいる．彼らの健やかな心身の成長を目標に，まず 0 メートルの地点に立てるように，「乳幼児期から穏やかな空気のなかで育つ」ことを保障する養育の場を備える必要がある．常にメンタルヘルスに配慮した養育に努めねばならない．受容されること，受け止められること，身勝手と思われることでもしっかりと聴いてもらえたという体験の機会を提供することに努めたい．そのためには，担当者を支える制度も不可欠である．

学齢期に貧困と直面させられる子どもたち

彼らの不安と焦燥感をしっかりと受け止めつつ，つまりそのメンタルヘルスに注意を払いつつ，スクールソーシャルワーカーやスクールカウンセラーの協働による生活と心の支援が必要である．特に思春期の子どもたちへは細心の注意が必要である．両親の離婚や，本人の手の届かないところで大人によって決められる人生の大きな分岐点を，無事通過するための個別支援にかかわる大人の知恵が試されている．

人生の途上で貧困という状態に直面させられている人たち

人生の途上でわれわれはさまざまな不運な出来事に直面する．勤務先の倒産であったり，家庭の崩壊であったり，病気やけがであったり，予期せぬ事情で，働きざかりの人たちの一見どのような支援も不要のように思える人たちにも，経済的な不安と，生活基盤の崩壊への不安が襲ってくることがある．自信をもって暮らしてきていれば，なおさら過剰な屈辱感に打ちひしがれている場合もあるだろう．さまざまな制度を駆使して具体的な問題解決に協力すると同時に，彼らの弱さやプライドへの配慮を十分しつつ，つまり彼らのメンタルヘルスに細心の注意を払って支援をしなければならない．既述のように，この状況での男性と女性では，残念ながらそのリスクには大きな違いがある．母子家庭へは特別な配慮が必要である．

高齢期に貧困状態に直面している人たち

高齢期の人たちは「やり直し」ができない世代である．幸運な人生を生きてきた人たちと不運な人生を生きてきた人たちの明暗が分かれる世代でもある．生活保護を受給している人の 50 ％弱が高齢者である．その生活を保障する公的年金はあまりにも少額である．彼らのプライドを尊重し，その人生を讃え，間違っても屈辱感を与えるような言動を避けるように細心の注意が必要である．

また，「老老介護」という言葉で示されるように，高齢者が高齢者を介護する状況が増加しており，さまざまな悲劇も報告されている．また単身高齢者も同様に増加している．経済的だけではない，利用できる社会資源の不足や地域社会の自然な助け合いなどを期待できない状況は，社会的な貧困とでもいえる状況だろう．高齢者の孤独

感や孤立を防ぎ，社会福祉協議会のコミュニティ・ソーシャルワーカーなどによる「つながりを構築する取り組み」などに期待したいし，ここでも当事者のメンタルヘルスに細心の配慮をしたい．

「無理心中」という悲劇で人生を終えるか，「大往生」といえる人生の最期を迎えられるか，それは，メンタルヘルスへの配慮と社会資源の整備の有無が左右する．

● 障害のある人たち

高齢者の「老老介護」といわれる状況の人たちと同じように，「老障介護」の問題も深刻である．高齢の両親やそのどちらかが，重い障害のある子どもを介護するという問題である．老老介護と同様に下手をすれば「無理心中」という悲劇的な結果になりかねない．社会的な貧困とでもいえる状況を克服し，地域で高齢者や障害者を支えることを前提にした社会資源のいっそうの整備が必要である．また，彼らの生きてきた人生を尊重し，そのメンタルヘルスに配慮したかかわりが大切といえるだろう．

6 おわりに

われわれが貧困に直面するとき，これを乗り越えられるか，あるいは自死や無理心中などという悲劇に突き進むかの分岐点に立たされることになる．経済的な課題と，支援制度等の不足など，メンタルヘルスという心理的・精神的な側面の課題と一見するとかかわりのないような課題であるが，貧困に直面している人を支援するにはメンタルヘルスを常に念頭においたかかわりが求められる．それが，悲劇を減らし，自死を減らす鍵を握っていると考える．

文献

1）岡田藤太郎．「福祉世界」研究所．http://www.geocities.co.jp/HeartLand-Icho/7345/
2）厚生労働省．平成28年国民生活基礎調査の概要．2017.
　http://www.mhlw.go.jp/toukei/saikin/hw/k-tyosa/k-tyosa16/dl/03.pdf
3）朝日新聞．ひとり親世帯 貧困率50.8％— 15年 主要国最悪レベル．2017年6月28日朝刊．
4）山本譲司．累犯障害者．新潮社；2006.
5）堀川恵子．永山則夫—封印された鑑定記録．岩波書店；2013.

参考文献

● 法務省．犯罪白書．各年版．
● 尾藤廣喜，松崎喜良，吉永 純．これが生活保護だ—福祉最前線からの検証．髙菅出版；2004.
● 奥田知志，稲月 正，垣田裕介ほか．生活困窮者への伴走型支援—経済的困窮と社会的孤立に対応するトータルサポート．明石書店；2014.

2　非行・犯罪と貧困——立ち直り支援の観点から

生島　浩
福島大学大学院人間発達文化研究科

1　非行・犯罪臨床における「外来診療」—更生保護

　　非行・犯罪臨床において，入院治療に相当する刑務所や少年院などでの「施設内処遇」に対して，外来診療にあたるのが「社会内処遇（community-based treatment）」であり，国の刑事政策である「更生保護」と呼ばれる．

　　更生保護は，犯罪者や非行少年に対して社会のなかで適切に働きかけることにより，その再犯を防ぎ，非行をなくし，彼らが自立し立ち直ることを助けることで，社会を保護し，個人と公共の福祉を増進することを目的としている．その内容は，仮釈放，保護観察，生活環境の調整，犯罪被害者施策，犯罪予防などの多岐にわたっている．

　　保護観察の第一線機関は，地方裁判所の管轄区域ごとにおかれる保護観察所であるが，刑事施設からの仮釈放を審理する地方更生保護委員会，全体業務を所掌している法務省保護局がある．さらに，保護観察所では，「心神喪失等の状態で重大な他害行為を行った者の医療及び観察等に関する法律」(医療観察法) に基づく精神保健観察を実施している．

　　更生保護の機能を便宜的に，犯罪者・非行少年の更生を目的とした「リハビリテーション機能」と社会の保護を目的とした「モニター機能」に分けて説明したい．リハビリテーション機能とは，"刑務所帰り"といった社会的烙印を押され，就労に必要なソーシャルスキルが欠如しているなどの社会的障害を的確に受け止め，犯罪者の立ち直りを援助するものである．その中身は，裁判により黒白を付けられた人を時の経過を含めた"ぼかし機能"により，犯罪者・非行少年のラベルが曖昧となり，家庭が

生島　浩 (しょうじま・ひろし)　　略歴

1956 年東京都生まれ. 1979 年一橋大学社会学部卒，法務省東京保護観察所保護観察官.
1992 年筑波大学大学院教育研究科カウンセリング専攻修了. 1996 年法務省法務総合研究所研究部室長研究官. 2000 年法務省浦和保護観察所観察第一課長. 2001 年福島大学教育学部教授.
2009 年福島大学大学院人間発達文化研究科教授. 2016 年東北大学大学院文学研究科 博士 (文学).

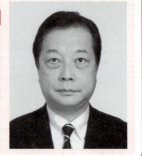

受け入れ，学校に復帰し，就労する支援である．そして，社会との絆を確保すること，孤立した生活に陥らず，悪いことをしない「普通の生活」を維持することが，再犯抑止の王道であることは間違いない．

　この機能については，わが国の更生保護では，民間の篤志家のなかから法務大臣が委嘱した保護司が担っており，自宅に対象者を招き入れて面接し，家庭訪問して家庭環境の調整を行い，就職先を紹介するなどの活動に従事している．この行い自体が，地域社会への受け入れを身をもって示す象徴的な存在として機能してきた．これら保護司の"善意"を基盤とする活動は，厄介者として排除されがちな犯罪者に社会的な居場所を与え，立ち直りの具体的な手だてを教示する社会支援として機能している．

　一方，モニター機能とは，ソーシャルセキュリティを目的としたものであり，更生保護が刑事政策の一環であることから必然的に生じる機能である．金銭に窮したというような経済的事情が原因の"理解しやすい犯罪"では社会の安全感は損なわれないので，この機能が強く求められることはない．しかし，特に近年法整備がなされて非行・犯罪臨床の現場で急増している"理解しがたい犯罪"，典型は精神障害や発達障害のかかわるものが該当する．それらに加えて，性犯罪やストーカー行為，ドメスティックバイオレンスなどは，多くの加害者に発達や人格上の大きな偏りがあり，罪の意識は乏しく，その言動に悪意も認められるために社会の不安がかきたてられる．この種のケースへの的確な対応は，精神・発達障害，パーソナリティ障害に関する精神医学的・臨床心理学的知見を備える専門家との多職種多機関連携が不可欠となる．いわゆる"刑事司法にかかわる（forensic）"臨床領域への関心・ニーズが高まっている．

2　非行臨床と貧困

"Poverty kills the social sentiments in man, destroys in faith all relations between men. He who is abandoned by all can no longer have any feeling for those who have left him to his fate（資本主義が貧乏な奴を作るから，おれはここにいるんだ！）"

　1970 年（昭和 45 年）6 月の東京地方裁判所．小学校も家庭状況からろくに通えなかった"連続射殺魔"永山則夫が，法廷で突如英語でどなり始めた．永山がそらんじてみせた英文は，オランダ人の犯罪社会学者ウィリアム・ボンガー著『犯罪と経済状態』にある一節で，河上 肇著『貧乏物語』（岩波文庫）の中で紹介されている．「貧乏は人の社会的感情を殺し，人と人との間における一切の関係を破壊し去る．全ての人々によりて捨てられた人は，かかる境遇に彼を置き去りにせし人々に対し，もはやなんらの感情ももち得ぬものである」．

　戦後の最も著名な非行少年である「"連続射殺魔"永山則夫」と聞いて，感慨を抱く者はすでに限られるであろう．1968 年（昭和 43 年）に米軍基地から盗んだ拳銃で警備員など見知らぬ 4 人を射殺した 19 歳の少年は，死刑，無期懲役，死刑と判決が変転し，その間に『無知の涙』など多くの小説を書いて，ベストセラーとなった．殺人事件の判決内容が話題となるたびに，「死刑の基準」として必ず参照される裁判の

　　主でもある．永山少年は，別の米軍基地侵入事件などで当時保護観察中であった[1]．

3 非行からの立ち直り支援

　　筆者は，非行少年をその立ち直りの過程に即して，次の3つのタイプに類型化している[2]．

①マイナスの集積を背負った少年非行：貧困はもとより，親の離婚など生育歴が複雑で，家庭のマイナス要因が目立ち，小学校から問題行動が始まっている．中学に入り，万引き，粗暴非行と拡大し，不良交遊のなかでときに重大な非行を犯す者もいる．今もなお，児童自立支援施設や少年院などに収容されている子どもたちの多くがこれに該当する．

②時代の鏡としての少年非行：社会の変動を反映した「時代の鏡」として理解できるもの．強盗が「おやじ狩り」，売春が「援助交際」と呼ばれたように，非行自体は古典的だが，携帯電話の普及，出会い系サイト，インターネットの登場など，手口や内容が社会状況を強く反映していることが特徴である．学校や家庭での「居場所のなさ」を訴える行動化のリスクは高く，非行を契機に隠蔽された家庭問題，家族関係の貧困さが顕在化することも少なくない．

③突出した特異な少年非行：10年に何件かは，社会を驚愕させる特異な事件が起こる．1997年のいわゆる「酒鬼薔薇事件」に始まり，2004年に長崎県佐世保市において発生した「小学6年生女児同級生殺害事件」から10年目にあたる2014年には，再び同市内で起きた「高1女生徒同級生殺害事件」が社会の耳目を集めたのは記憶に新しい．

　　これら非行少年のタイプに応じて，効果的な立ち直り支援のあり方も異なる．「③突出した特異な少年非行」に関しては，発達障害・精神障害との関連が注目されたものも多く，児童思春期精神医療との連携が少年の立ち直りに不可欠である．

　　ここでは，貧困との関連性に着目しながら，他の2つのタイプについて非行臨床を述べてみたい．

　　「①マイナスの集積を背負った少年非行」で例示した古典的な非行少年の家庭像は，本人の非行性の深化に対処するため家族への働きかけが必要な事例ほど親の欠損率が高く，親自身が犯罪者・アルコール依存症・不就労など多くの問題を抱えているといったものであった．そこで，家族の代替機能を担う里親，あるいは，長く夫婦小舎制を採ってきた児童自立支援施設における育て直し的アプローチが行われてきたのである．さらに，非行性が進んだ少年には，少年院において，家族に頼らなくても生きていける大人となるよう自立のための矯正教育が行われてきた．

　　ところで，従来の経済的貧困が背景にある家庭崩壊に対して，近年は「豊かな社会」における家庭機能の低下，家族関係の「貧しさ」が要因としてあげられるが，典型例は児童虐待の二次障害としての非行である．具体的には，離婚が増加して一人親家庭の新たな貧困問題が顕在化し，親が遊びほうけて食事を与えないことを含めて虐待体験な

ど重荷を背負った子どもへの社会的支援が重視されている．家族支援も，親がいないのではなく機能しない現状に対応して，被虐待児から非行少年への移行を予防し，未熟な親の逸脱行動を子どもの非行に転化させない世代間伝達を絶つ試みであり，換言すれば「親の育て直し」という困難な作業となる．家族臨床としては，子ども-両親-祖父母という3世代にわたる家族システムを視野に入れたアプローチが不可欠といえる．

「② 時代の鏡としての少年非行」は，非行の中核を占めるものである．衣食住は足りていても，家族関係は貧困そのものであり，子どもの非行は，いわば家族の「SOS信号」であって，家族支援の手法が重点的に適用されるタイプである．特に合同家族面接は，アセスメントおよび介入の有用なツールとなり，子どもが「悩みを抱える」までに成長・発達するプロセスを支援するものとして重要であることを強調したい．

4 犯罪臨床と貧困

貧困とダイレクトに結びつく犯罪といえば「窃盗」にほかならない．平成28年版犯罪白書によると，2015年の窃盗認知件数は刑法犯全体の73.5％であり，最も大きな割合を占めている．また，平成26年版犯罪白書では，「窃盗犯罪者の再犯」という特集が組まれ，窃盗の再入受刑者のうち，前回の罪名が窃盗であった者は76.2％を占めていた．そのことから，再入受刑者のうち，他の罪名と比較しても窃盗がきわめて高率であることがわかる．

しかし，それぞれの刑事施設が独自に窃盗防止指導を実施しているものの，出所後の社会内処遇を担う更生保護では，全国的に統一された標準的なプログラムは存在していないのが現状である．また，知的障害など福祉ニーズがある者には福祉機関との連携が図られた，刑務所出所後の統合的であり，かつ，境目のないシームレスな支援が必要となる．

これらの点に配意し，筆者の主導により2015年から福島刑務所，福島大学および地元の福祉関係者が加わって研究会が組織され，全4段階の「窃盗更生支援プログラム」として結実した．プログラムは，第1段階が福島刑務所，第2段階から第4段階までは刑務所から仮釈放後の地域生活支援を行う国の更生保護施設である福島自立更生促進センターが担当し，さらには，刑期満了後の障害がある者の地域生活支援を担う福祉機関・施設において第2段階から第4段階まで繰り返し行うことを考慮した構成となっている．本プログラムは，立ち直りのための地域生活支援を第一目的とし，そのためには個人と社会双方のシステムでの適応が不可欠であると考え，グループアプローチの形式を採用してプログラムが作成され，2016年度から本格実施されている[3]．

窃盗更生支援プログラムの概要と流れを説明する（図1）．

第1段階では，プログラムの概要と目的を知り，取り組む準備を行う．ここでは，グループのルールを全員で話し合って決定し，第2段階以降で用いる認知行動療法を体験する．枠組みがある刑務所で動機づけを高めるのが主要な目的である．

第2段階では，実施者から深呼吸法など数種類のストレス対処法を提示し，実際に

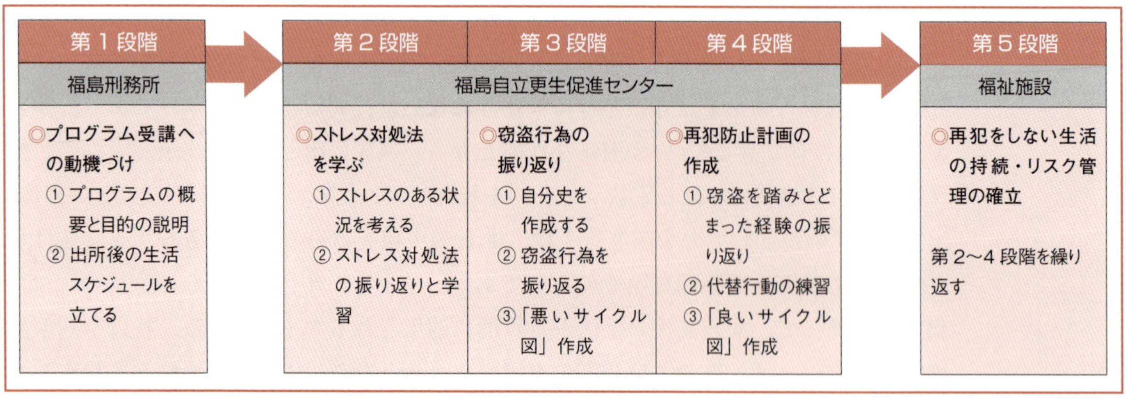

第1段階	第2段階	第3段階	第4段階	第5段階
福島刑務所	福島自立更生促進センター			福祉施設
◎プログラム受講への動機づけ ① プログラムの概要と目的の説明 ② 出所後の生活スケジュールを立てる	◎ストレス対処法を学ぶ ① ストレスのある状況を考える ② ストレス対処法の振り返りと学習	◎窃盗行為の振り返り ① 自分史を作成する ② 窃盗行為を振り返る ③ 「悪いサイクル図」作成	◎再犯防止計画の作成 ① 窃盗を踏みとどまった経験の振り返り ② 代替行動の練習 ③ 「良いサイクル図」作成	◎再犯をしない生活の持続・リスク管理の確立 第2〜4段階を繰り返す

図1 窃盗更生支援プログラムの概要と流れ

体験する．今まで取り組んできた自分の対処法や，さらにそれを改良したもの，実際にプログラムで取り組んだストレス対処法の体験を評価しながら，自分に合ったストレス対処法リストを作成する．生活上のストレスから家族のもとや入所施設からの出奔が最大の再犯リスクであることに着目した内容である．

第3段階では，生活歴全体を振り返り，窃盗行為に焦点を当てる．窃盗をした時の場所や時間，その時の心境や生活環境を詳細に書きだし，振り返りをしながら，窃盗行為が自分にもたらした影響について考え，「悪いサイクル図」を作成する．

第4段階では，第3段階と対照的に，窃盗行為に至らなかった場面の振り返りと，再犯を防止するための工夫を考える．まず，自分が窃盗を我慢できた経験を思い出し，その場面や気持ちについて振り返る．実際に窃盗をしそうな場面をロールプレイで再現し，踏みとどまった工夫を確認する．再犯防止計画である「良いサイクル図」を作成し，窃盗を防ぐための工夫を書き留めておく．学習したことを思い出しやすくするために，お守りを作る活動も取り入れた．

認知行動療法を援用している本プログラムは，治療的動機づけを高めるために，刑務所でプログラムをスタートさせ，保護観察が付される仮釈放期間中，さらには障害がある場合には福祉施設においても継続実施している．不良交遊から派生する少年の万引きからクレプトマニア（窃盗症）まで多様な状態像を示す窃盗犯であるが，刑務所から帰住する更生保護施設・福祉施設，そして家庭からの「離脱」こそが再犯リスクであり，それを抑止するストレス対応策をプログラムの中核に据えている．「再犯を二度とさせない」といった高望みではなく，再犯までの期間を延伸させる「時間稼ぎ」，それは紆余曲折はあっても長期にわたる継続的な社会的支援の構築こそが専門家の責務と認識している．

文献

1）堀川惠子．死刑の基準—「永山裁判」が遺したもの．日本評論社；2009．
2）生島　浩．非行臨床における家族支援．遠見書房；2016．
3）生島　浩．触法障害者の地域生活支援．金剛出版；2017．

3　格差社会〜貧困の子どもへの影響

高橋利一
至誠学園児童福祉研究所，法政大学名誉教授

1　はじめに

　　本論に入るにあたり，筆者の永年の施設経歴に沿って，子どもの貧困，孤児化，虐待等に対する社会的養護の究極の砦とする児童養護施設の歴史とそのミッションおよびビジョン，そして時代とともに変革してきた状況について，その道程から述べてみたいと思う．

　　1945年（昭和20年），太平洋戦争が終結した後，親をなくし，肉親を失った，多くの戦災孤児，引き揚げ孤児が街にて苦難な生活を余儀なくされていた．社会環境としては，当然，戦争という大事件の後で，誰しも同じような境遇だったかもしれない．そうした子どもたちの保護は，国の政策もままならず，1947年（昭和22年）の児童福祉法が公布されるまで，多くの民間の心ある人たちがやむにやまれない思いで，この子らを養護していたということである．

　　そこには当然，貧困の問題，社会格差の問題があったということである．高度成長期，そうした子どもたちは中学校を卒業し，ある程度，社会的な自立をしてきたが，新たな問題が発生してきた．それは，家族の問題である．民法上，親権は実親がもち，子どもに対して生きる権利を保障していくということになるわけだが，1990年代半ばには母親も家計を守るために働きだし，共働き家庭が増加し，また離婚などの理由から一人親家庭も増え，財政的には，家庭の養育や財源の格差が生まれた．

　　今日，虐待を受けた子どもたちが増加している背景には，社会そのものが多様化し，一極集中の東京のように地方との地域差も現れ，そのようななかで家庭は核家族とな

髙橋利一（たかはし・としかず）　　　　略歴

1939年東京都千代田区生まれ．学生時代よりボランティアとして児童福祉関係で活動．卒業後，児童養護施設至誠学園指導員を経て，28歳で施設長となる．
1993年児童養護施設で児童と生活を共にする傍ら，施設長を辞して日本社会事業大学教授．社会福祉法人至誠学舎理事，法政大学現代福祉学部教授．定年後，法政大学名誉教授．法人理事長，厚生労働省，東京都および全国組織等に関係する．
現在，法人相談役，至誠学園名誉学園長，至誠学園児童福祉研究所所長，施設出身者への自立支援に奔走．

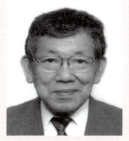

り孤立化していき，家庭における子どもの養育機能が低下し，諸問題をはらむ家庭に対して必要な支援が届かないという社会的要因などから，次第に，子どもに対して加害者となる親の虐待行為が現れてきたのである．

　重篤化する問題環境から子どもを守るために児童虐待防止法が制定され，里親制度，養育家庭，児童養護施設などがその子どもたちの親に代わって養護する時代となった．つまり子どもの貧困の問題は，こうした施設の入所要因からみても明確に社会の問題，養育者の問題，そして子どもの問題と，この3部にまたがった問題が明らかになってきたと思う．

　今，子どもの貧困を語るとき，最後の砦としての養護施設に，児童相談所を通し，都道府県知事の親権者としての措置が，子どもの尊厳，子どもの権利養護を考え，社会的にみていくこととなっているわけである．しかしこれは，処遇の個別化，児童の一律な最低基準を前提にした国の方針であり，一人ひとりの子どもたちに立脚した政策ではないということが格差，貧困，虐待に関係づけられていると考えられる．

　1945年にさかのぼってみれば，経済的問題が今日の子どもたちにも親の問題として，親はまたその親の問題として連鎖しているということである．これは経済の問題だけではない．貧困のなかにある家族の構成員が，どのように社会のなかで生活を営んでいるかにもよる．それには教育の問題，親の収入の問題，家族構成，地域社会における近隣住民との関係性の問題などがあり，こうした問題についてふれていきたい．

2　子どもの貧困率の実態は

　2010年（平成22年），経済協力開発機構（OECD）によると，一人親家庭における子どもの貧困率は，15.7％とOECD平均値を越え，世界的にみてもわが国は，いわゆる先進国のなかでは最悪の状況が示されている．2014年（平成26年），厚生労働省が発表した「子供の（相対的）貧困率」は，過去最悪の16.3％にのぼり，6人に1人の約325万人が「貧困」に該当する．

　さらに，内閣府男女共同参画局「平成22年度版男女共同参画白書」（図1）[1] によると，勤労世代の母子世帯においては56.84％が貧困となっており，地域関係の希薄化や離婚・核家族化により支え手の少ないこと，一人親家庭に対する社会保障が十分に追いついていないことも貧困に強く結びついているということがいえるのではないだろうか．また母親自身が貧困家庭育ちであったり，満足を感じる経験が乏しいというような子ども時代は，子どもの成長上，一つの価値観につながるものがあり，自己肯定感が養われないということにもなるのであろう．特に貧困率の高さが，養育する母親との関係のなかにみられることは，母親の就労と育児との関係が，忙しさに追われる大人中心の生活となっており，そのことが影響しているのだろうと結果的にわかる．

　そして，勤労世代の父子世帯の貧困率が27.59％と母子世帯と比較して低いことは，家事の問題や仕事の関係などにおいて，父子世帯は母子世帯より高率に施設や里親制度を利用しており，養育を他者に委ねているということともいえるのではないだろう

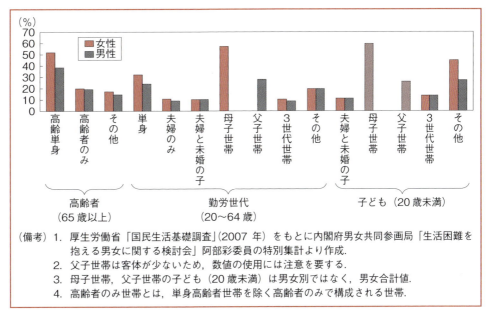

（備考） 1. 厚生労働省「国民生活基礎調査」（2007 年）をもとに内閣府男女共同参画局「生活困難を抱える男女に関する検討会」阿部彩委員の特別集計より作成.
2. 父子世帯は客体が少ないため，数値の使用には注意を要する.
3. 母子世帯，父子世帯の子ども（20 歳未満）は男女別ではなく，男女合計値.
4. 高齢者のみ世帯とは，単身高齢者世帯を除く高齢者のみで構成される世帯.

図 1 年代別・世帯類型別相対的貧困率（2007 年）

（内閣府男女共同参画局.「平成 22 年度版男女共同参画白書」第 1 部. 2010[1] より）

か.

　このように，母子世帯・父子世帯の一人親家庭の貧困率の高さから，両親がそろっている世帯，また 3 世代世帯と比較すると，貧困は次の子どもへと継承されているということも理解できるのではないだろうか.

3 「生きる力」―文部科学省新学習指導要領

　子どもが自立するうえで，この変化に激しい社会を生きるために必要な力は，文部科学省の新学習指導要領にある「確かな学力」，「豊かな心」，「健やかな身体」ということではないだろうか.

　この「確かな学力」は，子どもが教育を受けてきた場面の多さと関係している. 学校教育における「確かな学力」は，そこを補完する教育産業の重要性が明らかにみえてくる. 学校における教育で安心していた学力は，競争社会では不十分であり，学習塾等における補習があたりまえとなっている. 小学校のうちから授業になかなかついてくことの難しい児童に対し，学校外でどれだけのサポートが得られているのか，つまり，塾等への財政的な負担がかけられているのか，ということも子どもたちの学力を大きく左右している現状がわかってくる.

　つまり，貧困家庭における子どもは，より必要な学習経験ができなかったことにより，その後，社会に出て一人前となるための「自信」を備えることが難しいといえる.

　また，情操的な「豊かな心」を文科省は指導要領のなかで，「自らを律しつつ他人とともに協調し，他人を思いやる心や感動する心などの豊かな人間性」と定義づけている. こうした「豊かな心」は，地域のつながりが希薄化していく以前は，いわゆる

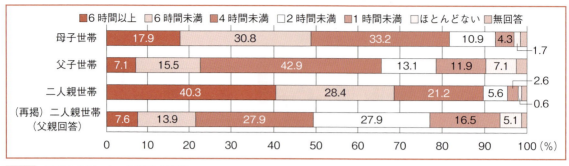

図 2 子どもといっしょに過ごす時間
父子世帯の 5 人に 1 人は 1 時間未満. 一人親世帯と二人親世帯の時間格差は大きい.

（労働政策研究・研修機構. 子どものいる世帯の生活状況および保護者の就業に関する調査. 2012[2] より）

共助としての地域の人々の助け合いや支え合うなかに育まれていたと考えられる. また家庭では, 核家族化や孤立化という形によって, 子どもが親と過ごせる時間やそれによって受ける親の愛情や家庭教育の量も大きく異なってきている.

　実際に父子家庭の父親の 5 人に 1 人は, 子どもと 1 日に 1 時間も過ごせていない. また 6 時間以上過ごせている割合は, 両親そろった家庭と父子世帯では, 6 倍近い差がある（図 2）[2].

　学校でも, いわゆる教育要領に従って一方的な教育が進められることが多く, また教師も長時間労働の増加が問題となっている. 特別な支援が求められる生徒や外国人生徒の増加, 不登校, いじめ, 虐待への対応など, 以前と比べ学校現場が抱える課題が多様化していることにより時間的余裕がないようななかでは, 子ども自身の成功体験を得る機会も少ない状況となり, 学習意欲にも欠け, さらには不登校や退学などとなってしまうことも少なくない. 学校での道徳の時間等の限られたなかだけでは, 子どもたちに豊かな心の育み方について伝えることはおろか, 友人や教師と信頼関係を築いたり, 子ども同士の遊びなども難しくなっているのではないだろうかと推察できる.

4　母親の 8 人に 1 人が虐待に悩んだ経験あり

　また母親の 8 人に 1 人は, 子どもへの虐待に悩んだことがあり, 有業母子世帯の 1 割は, 子どもに過度な体罰の経験があると答えている（図 3）[3]. 社会保障や親への周囲のサポートが減ってきていることは, 子どもに十分な愛情や教育を注ぐことの困難や不安を示しているということが読み取れる. こうした格差社会の状況は, ますます子どもの貧困へとつながるということでもある.

　また教育の問題にも大きく貧困が影響しているのは, 図 4[4] からも明らかとなっている. 低学歴, 低出産年齢と離婚経験は貧困のリスクが高く, 中学校卒の母親の 8 人に 1 人は現在生活保護を受給しているというデータが示されている.

　こうした問題は世代間連鎖という根深い問題があり, それに対し, 社会に救いを求めるためのサポートをするという社会のあり方の問題としても考えなければならない

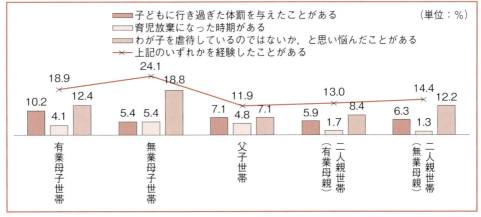

図3 育児の挫折経験の有無

母親8人に1人は虐待で思い悩んだことがある. 有業母子世帯の1割は子どもに過度な体罰の経験あり.

(労働政策研究・研修機構. 子どものいる世帯の生活状況および保護者の就業に関する調査. 2012[3] より)

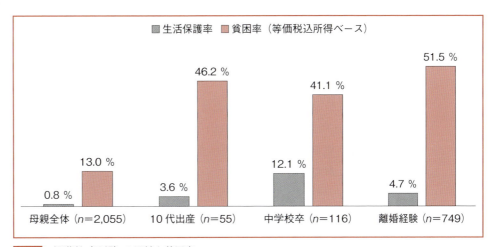

図4 保護者(母親)の属性と貧困率

低学歴, 低出産年齢と離婚経験は, 貧困のリスク因子. 中学校卒の母親8人に1人は現在生活保護を受給.

注：(1) 子育て世帯全体の数値は, 世帯類型別の加重平均値である. 母集団における母子世帯と二人親世帯の割合は, 厚生労働省「平成22年国民生活基礎調査」をもとに, それぞれ5.79％, 94.21％としている.
　　(2) ( )の中の標本サイズは, 生活保護率についてのものである.

(労働政策研究・研修機構. 子どものいる世帯の生活状況および保護者の就業に関する調査. 2012[4] より)

と思われる. 実際に, 親が生活保護を受けている場合, その子どもが母親になって, また, 生活保護を受給している確率は一般の約10倍近くになっている. 親からのドメスティックバイオレンス(DV), 親の離婚歴等による貧困は, その後の子どもの生活にも継承されていることが格差を生じる要因ではないだろうか.

　子どもは, 親が食事を作ったり, 子どもの健康管理をする, そうした姿を見ずに育ったことにより, その後の心身の健康に大きな影響があったり, 就業を継続することが難しくなっているケースも少なくない. また虐待による死亡事故も増加していることに関しては, 妊娠期・周産期に母親が何らかの問題を抱えていたことや母子手帳の未発行などが30％という報告などもあり, 早期から自分自身の健康状態や健康管理

する体制が整っていないことも推測される．貧困と虐待の問題は分けて考える事柄ではなく，こうした状況に幼いうちからおかれ，子どもに対する保護者としての愛情を含めた養育の方法が十分に学習されないまま育ったためだと推測されるのではないだろうか．

5 児童養護施設の入所状況

このような問題の改善を子どもの養育にあたる親に対してだけ求めても難しいことといえる．また，過度な体罰の経験がある親に対して，その行為を責めるようなかかわりでは，その親は周りの助けをさらに呼びづらくなり，自分自身を責めて最悪の事態となることも考えられる．それは近年，児童虐待により命を絶たれる子どもたちが増えていることや，そのなかの半数は心中を図っていることなどから，親自身も子育てに非常に苦しみ，悩みや不安の受け皿がないことが伺える．

最近，貧困，虐待等の要因に加えて，新聞報道でもみられるように食生活が十分保障されないままに，いわゆる育児放棄，または養育困難という措置要因によって，児童養護施設に入所してくる子どもたちが後を絶たないこともそれを裏づけているのではないだろうか．

児童養護施設の入所児童が，児童人口の減少状況にありながらも増加しているということは，入所児童の数が児童人口との割合のなかで増加しているということになる．実際には，児童養護施設の定員は変わらず，約35,000人ぐらいが全国的な数値であるが，それが変わらずに充足しているということは，確実に割合として増加していることとなる．

児童養護施設への入所は児童福祉の措置制度として子どもに保障されていることの一つでもあるが，入所状況は，養育困難，経済的な問題および身体的な問題に重複して虐待の問題が複合的にかかわっている．

このようなことから考えられることは，子どもたちの抱えた環境の経済的状況や養育状況から，これからの社会を生きるうえで必要とされる「確かな学力」,「豊かな心」,「健やかな身体」という「生きる力」を確実に身につけることが妨げられ，さらにそのような力を確実に身につけられないことにより，自分自身を責めたり，自信や意欲もなくしていく，希望の格差にもつながるのではないかということである．児童養護施設において子どもを受け入れる際には，その成長に寄り添いつつ，自立を促すうえで，確実に社会で生き抜けるよう必要に応じて対処しなければならないし，またこうした子どもたちの社会的養護の方法として，家庭的養護である里親制度を推進していく国の施策が行われている．

6 施設出身者の進学・就職の状況 (表1)[5]

自立するうえで大きな判断材料となる進路や学力も，親の収入等に関係性があるこ

表 1　進学，就職の状況

高校進学率は高くなったが，高校卒業後の進路は，一般に比べ進学率は低く，就職が多くなっている

① 中学校卒業後の進路（2012 年度末に中学校を卒業した児童のうち，2013 年 5 月 1 日現在の進路）

		進学				就職		その他	
		高校等		専修学校等					
児童養護施設児	2,496 人	2,366 人	94.8 %	46 人	1.8 %	53 人	2.1 %	31 人	1.2 %
（参考）全中卒者	1,185 千人	1,166 千人	98.4 %	5 千人	0.4 %	4 千人	0.3 %	11 千人	0.9 %

② 高等学校等卒業後の進路（2012 年度末に高等学校等を卒業した児童のうち，2013 年 5 月 1 日現在の進路）

		進学				就職		その他	
		大学等		専修学校等					
児童養護施設児	1,626 人	200 人	12.3 %	167 人	10.3 %	1,135 人	69.8 %	124 人	7.6 %
うち在籍児	263 人	52 人	19.8 %	36 人	13.7 %	132 人	50.2 %	43 人	16.3 %
うち退所児	1,363 人	148 人	10.9 %	131 人	9.6 %	1,003 人	73.6 %	81 人	5.9 %
（参考）全高卒者	1,088 千人	579 千人	53.2 %	258 千人	23.7 %	184 千人	16.9 %	68 千人	6.3 %

③ 措置延長の状況（予定を含む）

4 月 1 日から 6 か月未満	20 歳に到達するまで	その他
113 人	80 人	70 人

児童養護施設児は家庭福祉課調べ（「社会的養護の現況に関する調査」）．全中卒者・全高卒者は学校基本調査（2013 年 5 月 1 日現在）．
※「高校等」は，高等学校，中等教育学校後期課程，特別支援学校高等部，高等専門学校
※「大学等」は，大学，短期大学，高等専門学校高等課程
※「専修学校等」は，学校教育法に基づく専修学校および各種学校，ならびに職業能力開発促進法に基づく公共職業訓練施設
（厚生労働省．社会的養護の現状について．2014[5] より）

とが明らかになっている．所得が低い親のもとで育った子どもは，学力面での成功体験や，将来への希望を抱いたりするほどの学力の基盤がないことが推測される．

　一般的に今，高校卒業後の進路として，大学や各種専門学校等への進学率が 70 % を超えている．それに対し，施設出身者の進学率をみたとき，高校卒業後の進学率はわずか 20 % 強であり，このことは，すでに幼少期から思春期に施設を利用しなければならなかった家庭状況のなかで経済的蓄積が不十分である子どもたちの進学は難しいということを明らかとしている．

　最近では，施設出身者の大学等への進学も増えてきているが，18 歳で公的支援がなくなり，奨学金やアルバイトによって学業を続けることはたいへんなことであり，中退者も少なくない．

　わが国では児童に対する正しい観念によって，児童の幸福を図るために児童憲章を設け，さらに虐待に対して児童を守ることも宣言をしている．しかしこの宣言とは裏腹に，子どもたちの問題は，格差社会のなかの貧困という大きなうねりによって疎外されているのが実際ではないだろうか．

7　おわりに

　わが国も戦後すでに 70 余年の歳月が流れた．時代の流れとともに日本は豊かになったが，かつて全国民が中流意識をもち励んでいた時代はすでに語られなくなり，格差のなかでいかに生きていくか，その工夫が求められる時代になった．そういう社会のなかに生まれ育った子どもたちもまたそれを継承していくことになるのではないだ

ろうか.

　産業構造の重点が第一次産業から第二次，第三次産業へと移る過程で人口の都市集中化が進み，若年層の核家族化，農村地帯では高齢化，高齢者の核家族化がもたらされた状況のなかで，さらに離婚による一人親の増加，出生率の低下，女性の社会進出，地方の都市化など，子どもや家庭をとりまく社会状況は大きく変化している．その結果として，子育てや老人介護の領域でも大きな影響を受けてきている.

　生活の価値観や生活リズムが変わり，養育態度や養育能力に問題をもつ家庭が増え，ストレスの多い社会のなかで生じるさまざまな家庭の問題は，直に子どもの生活や成長にも反映し，しばしば子ども自身の問題性を生み出すことにもつながってきている．子どもの貧困の問題は家族や家庭，経済状況，地域社会での状況とも密接に関連しており，家庭内暴力，不登校，児童虐待など家族の養育力や親子関係の問題から児童養護施設に入所する子どもたちが増えている状況のなかにあって，児童養護施設は，単に盾の代わりを務めるところではなく，治療的専門的な機能がより強く求められている.

　一方では施設児童自身の問題に対する援助と同時にその家族に対する養育支援が求められ，虐待，酷使，放任など親自身の人格的な問題から子どもの入所に至るケースが確実に増えている．こうした現状に対し，医療，教育，福祉が連携し，いかに人が快適に生活にし，毎日を活力に満ちたものとするかは，当然のことながら，家族の諸要因・諸要件を適切に判断し，解決することが求められている．今日から未来を変え，誰が何をどのようにするかという方向づけが適切になされなければならない.

文献

1) 内閣府男女共同参画局. 年代別・世帯類型別相対的貧困率(平成19年). 平成22年度版男女共同参画白書 第1部. 2010.
2) 労働政策研究・研修機構. 子どもと一緒に過ごす時間. 子どものいる世帯の生活状況および保護者の就業に関する調査. 2012.
3) 労働政策研究・研修機構. 育児の挫折経験の有無. 子どものいる世帯の生活状況および保護者の就業に関する調査. 2012.
4) 労働政策研究・研修機構. 保護者(母親)の属性と貧困率. 子どものいる世帯の生活状況および保護者の就業に関する調査. 2012.
5) 厚生労働省. 参考資料 進学, 就職の状況. 社会的養護の現状について. 2014.

参考文献

• 子どもの貧困白書編集委員会；湯澤直美, 浅井春夫, 阿部 彩ほか(編). 子どもの貧困白書. 明石書店；2009.
• 岩重佳治, 埋橋玲子, フラン・ベネットほか. イギリスに学ぶ子どもの貧困解決―日本の「子どもの貧困対策法」にむけて. かもがわ出版；2011.
• 池上 彰(編). 髙橋利一, 池上和子, 髙橋利之(著). 日本の大課題 子どもの貧困―社会的養護の現場から考える. 筑摩書房；2015.
• 浅井春夫, 松本伊智朗, 湯澤直美(編). 子どもの貧困―子ども時代のしあわせ平等のために. 明石書店；2008.

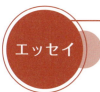

エッセイ

山谷での活動を通してみえてくること

岡村　毅[*1]，**的場由木**[*2]
*1 東京都健康長寿医療センター研究所
*2 すまい・まちづくり支援機構

1. はじめに

　本項では，歴史的に「山谷」と呼ばれてきた地域で困難にある人々のために活動する特定非営利活動法人ふるさとの会（以下，ふるさとの会）に参画した医療者の立場から，精神医学と貧困の問題を論じたい．

　第一著者（岡村）は医師としてのキャリアのほとんどを大学病院あるいは研究所で過ごしてきたが，こうした施設が特殊な患者層を対象にしていること，ここから編み出される「エビデンス」が見落としている部分があることは，自覚してきたつもりである．一般的な精神科外来（診療所など）には，多様な人々が支援を求めて来院することであろう．だが，そもそも支援を求める人が精神医療，あるいは一般医療につながるとは限らない．米国では精神科診断がつく者がはじめに支援を求めていく先は，第一にカウンセラー等（43 %），次にスピリチュアリスト等（26 %），その次が聖職者（24 %）であり，精神科は 17 %にすぎないとする報告もある[1]．制度の差異もあるだろうが，現実世界は多様であり，精神医療が対象としている領域はその一部にすぎない．山谷での活動を語ることで，精神医学を貶めるのではなく，その可能性を広げる試みとなれば幸いである．

　本項では「山谷での活動を通してみえてくること」について述べよと依頼されたので，「これまでにみえてきたこと」と「これからの課題」について述べることとしたい．

岡村　毅（おかむら・つよし）　　　　　　　　　　　　　　略歴

1977 年米国生まれ.
2002 年東京大学医学部卒，東大病院，東京都健康長寿医療センター（病院），国立病院機構花巻病院などを経て，現在は東京都健康長寿医療センター研究所研究員．東大病院非常勤講師，上智大学グリーフケア研究所非常勤講師，大正大学地域構想研究所非常勤所員，NPO 法人ふるさとの会顧問を兼任する．
医学博士，精神保健指定医，精神神経学会専門医・指導医，老年精神医学会専門医・指導医．
研究テーマは，高齢者の精神保健，生活困窮者支援，宗教者との協働による終末期ケア等．

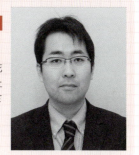

2. ふるさとの会の紹介

ふるさとの会は「生活困窮者が地域のなかで，安定した居住を確保し，安定した生活を実現し社会のなかで再び役割や人としての尊厳・居場所を回復するための支援」という社会的使命を掲げて 1990 年に活動を開始した．現在はおよそ 20 の共同居住のほかに単身独居の高齢者や障害者の地域生活支援やグループホームなども手がけており，その支援対象者は約 1,200 人にのぼる．

ふるさとの会では，ホームレス状態の方を共同居住で受け入れ，まずは安心できる環境を提供し，スタッフや同じ境遇の方々との基本的信頼関係をつくる．次に就労を含めた役割や居場所を地域生活のなかで獲得する．地域での独居へと移行していく際に，再び孤立しないように，共同居住でできあがった互助を維持し続けられる仕組みをつくり，地域で継ぎ目なく支援する．このようにして社会的排除と闘い，社会的包摂を実現する．特定の政治的主張や，宗教団体との関連はない．

3. これまでにみえてきたこと

● 困難にある人を助ける人々がつくりあげた支援論

ほかでも紹介したが，重要な論点であるので引用したい[2]．

高齢の支援対象者がトイレットペーパーを自室に収集してしまうので，他の方から文句が出たり，易怒的になって諍いが生じたりしていた．そこでスタッフや他の方も一緒になって理由が検討されたところ，生活歴を踏まえてある職業上の用具と間違えているのではないかという仮説が出された．そこで，その用具を買ってきたところ，当人はいたく気に入って実演しようとした．もっとも最終的には「もう年を取って無理だね」とあきらめてしまったが．この過程で，たとえばトイレットペーパーをトイレに置かずに各人が持っていけばいいだけの話だと皆が納得した．

これは，収集や易怒性などの認知症の症状ではなく，その人を一人の「人」として尊重し，その人自身の歴史や価値観を尊重して行う person-centered care そのものであ

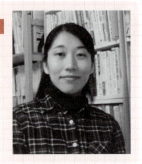

的場由木（まとば・ゆき）　　　　　　　　　　　　　略歴

1979 年東京都生まれ．
1997 年ボランティアサークルふるさとの会にて生活困窮者支援にかかわりはじめる．
2003 年東京医科歯科大学医学部保健衛生学科看護学専攻卒．
NPO 法人自立支援センターふるさとの会を経て，現在は保健師として NPO 法人すまい・まちづくり支援機構に勤める．

る．先進的な認知症ケアが，精神医学とはまったく別の文脈で形成されていたのである．

　ほかにも，支援者の論理を押し付けずに当事者を中心にした支援を組み立てることで，結果的にお互いが気持ちよく支援ができ，当事者が生きる希望を取り戻す（user-centered, recovery-oriented care），そのためには当事者同士の互助を引き出すようなかかわりが重要である（peer-support），といった精神医学がたどり着いた方法論を独自に獲得していた．

　このことは，こうした支援論が精神医学の独りよがりではなく，普遍的な真理である可能性が高く，われわれは自信をもってよいということを示している．同時に，経路は異なっても同じ支援論に到達した人々といっそうの協働・切磋琢磨をしなければならないということも示している．

●困難にある人々の特徴

　支援対象者がどのような人かは山谷で支援している人にとっては自明であるが，ふるさとの会では科学的方法論に基づいて調査し社会発信することでエビデンスとなり，ゆっくりとでも社会が変わることを目指している．ふるさとの会が支援する人々を横断的に調査したところ，中高年男性で，学歴が低く，もともと不安定居住状態にあった人々（住み込みの仕事など）が，失業とともに住まいを喪失し，ホームレス状態になっていることがわかった[3]．また困難にある人々は自殺・自死のリスクが高い[4]が，ソーシャルサポートが精神的健康の保護因子である[5]ことも報告した．さらに被支援者のおよそ3人に1人は精神科診断をもつこと[6]，MMSE（Mini-Mental State Examination）でカットオフ値以下の認知機能低下をもつ高齢者が共同居住では8割にのぼること[7]も示された．

　いうまでもなく，社会の辺縁には精神医療につながらず，また当人や支援者も精神疾患だと認識していないような方も多々いる．たとえば，奇妙なこだわりをもち他人の目を見て話せない人，歩く際に床の線を踏まないよう行ったり来たりしている方，特別警察に追われているといつもビクビクして誰かと対話している方（それぞれ診断をつければ自閉スペクトラム症，強迫性障害，統合失調症）などである．われわれの研究結果は，満たされていない精神科ニーズがあることを実証的に示した．同時に，精神医療につながっていないことにはそれなりの原因があると思われ，単に外来通院・強制入院に誘導することが当人たちのためにはならないことは強調したい．精神医学に通じたものが支援者のなかに自然といることが最適の戦略であろう．山谷においては，当事者にとって本当に役立つ支援を行うためにも，精神医学は困難にある人々を支援する人々を支援するという立ち位置が望ましいのではと考える．

●困難にある人々の動態（図1）

　ある3年間を対象としてふるさとの会の支援を新たに開始した805人の支援記録を調査[8-10]したところ，支援開始前にいた場所は，他の宿泊所（34%），病院（16%），刑事施設（18%），路上等（12%）となっていた．支援終了時あるいは研究期間終了時の居場所については，ふるさとの会にて支援継続中（33%），独居・社員寮（28%），

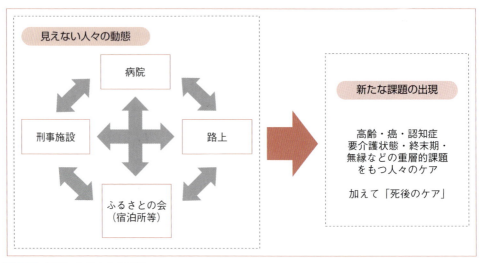

図 1　困難にある人々の動態

ふるさとの会の支援対象者の研究で社会の辺縁で生きる見えにくい人々がいることが明らかになった. 彼らのなかには, 精神疾患をもつ者, 幼少期の困難・困窮をもつ者が多く含まれる. 彼らは高齢化し, 新たな支援が必要になっている. これは未来のわれわれの課題かもしれない.

失踪等 (16 %), 他の宿泊所 (8 %), 病院 (6 %), 死亡 (3 %), 刑事施設 (2 %) となっていた. なお精神疾患をもつ者に関しては, 病院や刑事施設から来た者が多い傾向があった.

　これらのデータは後方視的な支援記録の二次利用であるという限界を有するが, 路上, 刑事施設, 病院, 宿泊所を転々とする集団がいる可能性, そしてそこには精神疾患をもつ者が多く含まれる可能性を示唆している. われわれは, 支援内容に踏み込んだ新たな後方視研究および前方視研究を計画している.

4. これからの課題

● 貧困は世代を超えて伝承されるのか

　困難にある高齢者の訪問調査では, 時間をかけて生活歴を聴取した. すると多くの者が, 人生の開始地点で困難を多くもち, ライフコースを通していっそうの困難を抱えこんでいた. 開始地点の困難とは, たとえば親がいない, 家庭が不安定などである. 教育を受ける機会もなく, 人を信頼するということも学ぶことができず成長し, 最も条件の悪い仕事に就く. 反社会的行為によって刑事施設に入ったことがある者も多いが, 出所後に安心できる生活がなければ結局再犯に至る. そうすると実刑となり, 帰住地がなければ仮釈放もなく, いっそう社会に帰りづらくなる. また彼らと食事を共にすると, ヘルスリテラシーのなさに気づかされる (たとえばすべてのものに醤油を大量にかけるなどである). そのため高血圧, 糖尿病などをもち, 脳梗塞に至るが, 付随する遂行機能障害のためにいっそうの生活障害を呈し, 易怒的になり, いっそう社会の辺縁に追いやられていく. ここでは, 貧困とは経済的貧困に加えて, 関係的貧困, あるいは文化資本

の貧困であることが如実に示されている.

　また対象者の多くは, 本人の依存症や異性問題などにより自ら終焉をもたらした, もはや連絡を取ることもない家族をもつという. そこには, 同じように困難のなかに生まれた子どもの物語があるのだろう. 貧困が伝承されるとしたら, それと戦うことは精神医学の使命の一つであろう.

●高齢・無縁・貧困都市在住者はふるさとをもてるのか

　社会の高齢化とともに, 生活困窮者も高齢化している. ふるさとを飛び出して, あるいは追われて, 無縁の都市住民となった彼らにも, 人生の終末期が近づいている. 支援対象者が末期癌と診断されることも多くなった. 要介護, 疼痛, 死の恐怖などは地縁血縁に恵まれた人でもつらいものである. ふるさとの会では終末期の方を前述の互助の延長で支える試みも行っている. また亡くなった後には偲ぶ会を行い, 死によってすべてが消滅するのではなく, 残された者で助け合い精一杯生きていこうと確認している.

　第一著者は, ふるさとの会という名称がそれを意図したものかどうかはわからないが, 社会の辺縁に生きる者のふるさとをつくる試みと考え, 「生まれ育った場所であること」以外のふるさとの要件とは何だろうかと最近考えている. ふるさととは, ① 互いの存在を知っている, ② 個人史を一定程度共有する, ③ 互いに助け合える, ④ 共に食事をする, ⑤ 集うための場所がある, ⑥ 仕事がある, ⑦ 多様な人々から成る, ⑧ 誰も見捨てられない, ⑨ そこで死ぬことができる, ⑩ 死んだ後に思い出してもらえる, ではないかと考えている. すべての人がふるさとをもてるように支援するのも精神医学の使命であろう.

5. おわりに

　山谷にいると人間の多様性に驚かされる, また困難にある人々が自然と助け合うさまに深い感動をおぼえる. もちろんきれいごとばかりではすまないが, 精神科医としての経験が自分を強くしてくれたことにも気づかされた.

　常に弱者の側に立つこともまた精神医学の使命である. われわれの社会では精神疾患を有する者の多くは支援を求めないが, 求めた場合の主要な対象は精神医療であるとされる[11]. その多くはクリニック等の外来であろう. 生活困窮者の実態を知っていただくために本項が役立てば幸いである.

文献

1) Wang PS, Berglund PA, Kessler RC. Patterns and correlates of contacting clergy for mental disorders in the United States. Health Serv Res 2003 ; 38 : 647-673.
2) 岡村　毅, 的場由木. ホームレス支援における当事者中心の支援論. 精神療法 2016 ; 6 : 818-823.
3) 瀧脇　憲, 竹島　正, 立森久照ほか. 単身生活者の実態と支援ニーズを把握するための調査報告. 貧困研究 2013 ; 11 : 93-106.
4) Okamura T, Ito K, Morikawa S, et al. Suicidal behavior among homeless people in Japan. Soc

Psychiatry Psychiatr Epidemiol 2014 ; 49 : 573-582.

5) Ito K, Morikawa S, Okamura T, et al. Factors associated with mental well-being of homeless people in Japan. Psychiatry Clin Neurosci 2014 ; 68 : 145-153.

6) Okamura T, Takeshima T, Tachimori H, et al. Characteristics of individuals with mental illness in Tokyo homeless shelters. Psychiatr Serv 2015 ; 66 : 1290-1295.

7) Okamura T, Awata S, Ito K, et al. Elderly men in Tokyo homeless shelters who are suspected of having cognitive impairment. Psychogeriatrics 2017 ; 17 : 206-207.

8) 船木友里恵，的場由木，岡村　毅ほか．精神科病院退院後に困窮者支援 NPO 法人の支援を受けたものの精神医学的検討．第 34 回日本社会精神医学会．2015.

9) 岡村　毅，船木友里恵，的場由木ほか．刑事施設等出所後に困窮者支援 NPO 法人の支援を受けたものの精神医学的検討．第 34 回日本社会精神医学会．2015.

10) 的場由木，石神朋敏，船木友里恵ほか．困窮者支援 NPO 法人における精神疾患を持つものの支援実態の把握の試み．第 34 回日本社会精神医学会．2015.

11) Kawakami N, Takeshima T, Ono Y, et al. Twelve-month prevalence, severity, and treatment of common mental disorders in communities in Japan : Preliminary finding from the World Mental Health Japan Survey 2002-2003. Psychiatry Clin Neurosci 2005 ; 59 : 441-452.

エッセイ

母子生活支援施設における自立支援

寺嶋恵美
多摩同胞会

1. はじめに

母子生活支援施設は，「配偶者のない女子又はこれに準ずる事情にある女子及びその者の監護する児童を入所させて，これらの者を保護するとともに，これらの者の自立の促進のためにその生活を支援し，あわせて退所した者について相談その他の援助を行うことを目的とする施設とする」と児童福祉法に記されている．そこでは，母子世帯の抱えるさまざまな困難が反映され，その時代時代の社会の影響を受け，複雑で重層的な課題を抱えた母子世帯の入所がみられている．

本項では，母子生活支援施設について，特に「貧困」に焦点を当てながら，そこでの支援の実践や果たしている役割について述べていきたい．

2. 母子生活支援施設とは

母子生活支援施設は，児童福祉法第38条に規定された児童福祉施設である．以前は「母子寮」の名称で，戦前は母子保護法や救護法，戦後は生活保護法に規定されていた．1947年（昭和22年）に児童福祉法が制定され，児童福祉施設の一つに位置づけられている．その後，1997年（平成9年）の児童福祉法の改正により，名称が「母子寮」から「母子生活支援施設」に変更された．それと同時に支援の内容も，保護だけでなく，自立の促進と生活支援，退所者への支援が追加されている．

また，他の児童福祉施設と違って特徴的なことは，母親と子どもがいっしょに世帯単

寺嶋恵美（てらじま・めぐみ）　　　　　　　　　　　　　　　　略歴

1962年東京都生まれ.
1984年日本社会事業大学卒. 同年，児童養護施設に就職.
1989年社会福祉法人多摩同胞会に入職. 母子生活支援施設母子指導員として勤務.
2002年から同法人の子ども家庭支援センター相談員，母子生活支援施設母子支援員を経て，
2016年から子ども家庭支援センターにて交流ひろば事業を担当.
2011年ルーテル学院大学大学院総合人間科学研究科社会福祉学専攻博士前期課程修了.
社会福祉士，保育士.

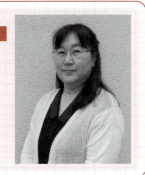

位で入所する施設であること，そして，入所の窓口が福祉事務所であることがある．利用するには，地域で困っている母子が福祉事務所に相談に行き，そこで母子の状況により母子生活支援施設（以下，施設）の利用が紹介される．入所見学等を経て，母親の申請により，福祉事務所が施設に保護の実施を通知するという手続きを経て利用が開始となる．世帯単位で入所し，世帯ごとの独立した居住スペースで，独立した生活をそれぞれのニーズに即した支援を受けながら営んでいる．子どもたちは，そこから地域の保育所や学校に通い，母親たちは仕事をしている者はそこから就労先に通っている．

入所対象児童の年齢は，0歳から18歳までだが，必要であれば20歳まで利用が可能である．2014年（平成26年）度の調査によれば[1]，施設の定員は全国的には20〜29世帯が6割を占める．入所期間は，2年未満が6割，3年未満は8割近い．かつて，母子寮と呼ばれた時代は子どもがある程度成長するまで，5年，10年と在所することもできたが，現在はさまざまな生活困難を抱えながらも比較的短期間で退所となっている．

施設には，施設長をはじめ，母子への生活支援を行う母子支援員，学童への支援を行う少年指導員らが配置されている．必要により保育士をおくことができ，乳幼児の保育を行っている施設もある．また，近年のドメスティックバイオレンス（DV）被害者や被虐待児等の増加により，個別対応職員や，心理療法担当職員を加算措置により配置している．これらの職員が，子どもへ，母親へ，親子へと，チームとなって世帯ごとに策定した自立支援計画に沿って支援を行っている．

3. 母子生活支援施設入所者の貧困の諸相

● 入所理由

施設の利用対象者は，母子家庭およびそれに準ずるものであり，すでに母子家庭になっている世帯もあれば，婚姻関係を継続しているまま入所に至る場合もある．全国母子生活支援施設実態調査によれば[1]，母子世帯になった理由は生別*が99％であり，その内訳は約半数を離別が占め，家出，非婚，遺棄と続く．施設に入所となった理由は，1位は夫などの暴力が半数を占め，次いで住宅事情，経済事情，家庭環境の不適切，児童虐待，母親の心身の不安定が続く．入所理由は1つでも，その背景には複数のさまざまな困窮がみられている．

● 母子生活支援施設利用者にみる貧困

生活困窮者における一人親の割合は大きく，一般の母子世帯の低所得問題は知られているところだが，母子生活支援施設の利用世帯にはより困難な状況がみられる．

武藤は実態調査をもとに，「母子生活支援施設入所世帯は，一般母子世帯より就労率が低く，生活保護の受給率や児童扶養手当の『全部支給』（満額受給）率が高い．このことから，母子生活支援施設入所世帯は貧困な母子世帯のなかでもより下層に位置づけら

＊：死別以外の理由で一人親世帯になった場合の呼称．

れることがわかる」と述べており，「障害や健康問題を抱えているために就労自体が困難になっている母子世帯の増加」を指摘している[2]．障がいでは，精神障害者保健福祉手帳の保有者と取得可能性がある母親が増加傾向にある．ある調査では，子ども時代に社会的養護の施設を利用した母親は全体の1割を占め，被虐待体験等の不適切な環境のなかで育っている者も全体の2割に及び，また，半数以上の母親が18歳以降に配偶者等からDVを受けていることが明らかになっている[3]．湯澤は，子ども期に被虐待経験があり，DVの目撃経験がある者の就労率は，それらの経験がない者より14.6％低く，「就労していない直接的要因には，婚姻中の夫等による暴力被害によって，精神保健上の影響や追跡の危険などが発現していることが多い．しかしながら，子ども期からの被害経験により精神保健上の問題が持続している側面にも留意する必要があろう」と述べている[4]．

　DVの関連からは，多重債務問題も先行研究にみられている．佐藤は，「多重債務におちいることは，単に複数の債務を抱えて『消費者としての信用』を失うことだけを意味するのではなく，女性に対する配偶者等からの暴力，離婚，児童虐待や高齢者等の家族構成員への虐待といった家族問題につながっている」と述べている[5]．入所前の生活で夫の債務を肩代わりし，借金を抱えたまま施設での生活を始める世帯もある．

　母親の最終学歴は，一般の母子世帯より低く，中学卒業が約3割，高校卒業が5割を占めており，短大・大学・大学院卒業の割合は低い．低学歴ゆえに経験や自信もなく，就労へのハードルが高くなる母親もいる．

　子どもの状況をみてみる．入所児の42.8％が乳幼児，小・中学生は48.7％を占めている．また，施設の8割には，障がいのある子どもがいる．知的障がいの子どもが増加しており，発達障がいのある子どもが27.4％いる．障がいと診断されなくても入所前の生活で，DVの目撃や虐待，経済的貧困や不適切な生活環境を経験している子どもも多く，落ち着きのなさや不安定さがみられる．また，不安定な環境の影響で基礎学力がついていない子どもも多くみられる．一般の母子世帯でも，子育ての問題が重要な悩みとなっているが，施設に入所している子どもたちの抱える困難は，よりいっそう母親にも影響を与えている．

　以上のように，母子生活支援施設の入所者の貧困は，さまざまな要因をもち，重層的な生活困難となっている．

4. 母子生活支援施設における自立支援

　「自立」といった際に，さまざまな論議がなされている．ここでは，母子生活支援施設運営ハンドブックで示された理解をしたい．それは，「自立生活とは，安全な環境の中で，安心して，孤立せず，自己肯定感をもって自分の生活を納得して生活すること」[6]である．就労による所得の安定が必要であることはいうまでもないが，施設では，それぞれの個別な状況や段階に応じた「それぞれ」の自立に向けた支援を展開している．

　支援の実際をみていくこととする．入所者は前述したようにさまざまな生活困難を抱

えている．その困難を解決するための支援と日々の生活への支援が並行して行われているが，生活への支援が解決のための支援につながっていることが多々ある．それら一つひとつの課題へのアプローチが並行して，また段階的に行われている．

　DVで入所した世帯を取り上げてみる．親子で心身ともに傷つき，すべてを断ち切って入所する場合がほとんどである．精神的に不安定で泣いてばかりいる母親もいる．まずは，気持ちを受け止め，肯定していく．喪失体験も大きいことを理解し，寄り添い，安定をはかっていく．日々の生活が滞りなくできるように，施設の提供できる支援（生活やそれぞれの課題への相談支援，学童保育や保育支援，心理士による面接等）の案内をする．学校や保育所に子ども達が通うための手続き等の支援を利用者とともに行っていく．学校や役所にも同行する．職員は宿直体制でおり，不安になったときなど夜間でも相談をすることができる．施設は生活の場であるため，入所者とは相談室を使った面接場面より，日々の生活のなかでの会話からのなにげない相談場面が多い．日々の声かけややりとりのなかで，信頼関係をつくり，利用者との相互作用のなかでニーズを把握し，アセスメントを行い，主訴を確認し，具体的な支援に取り組んでいく．この利用者を理解していく過程は，当事者が自己肯定感を獲得していく過程とも重なる．安定した人間関係を築くことは，自立へ向かう基盤づくりにつながっている．

　また，精神保健上の課題のある母親や子どもは，状況に応じ医療につないでいる．本人の意思が確認されれば，病院探しや通院の同行，場合によっては服薬の管理を行うこともある．心的外傷後ストレス障害（PTSD）などの影響で生活に厳しさがあるとき，まずは医療につないで日々の生活が安定するように働きかけている．服薬しながら就労につながっている場合もある．

　子育てへのサポートも施設の大きな役割である．東京ではほとんどの施設で，補助保育・病児保育，学習支援，遊びの支援，登降園・登下校の支援が行われている．子育ての相談も行っており，子どもも同じ生活の場にいるからこそ，職員もその子どもを理解しながら母親の相談にのることができている．子どもへの支援があるからこそ，安心して就労活動に向かうことができるのである．

　子どもに対する支援をみてみる．貧困の連鎖を防止するために，地域で学習支援に取り組んでいる自治体も多くなってきた．施設にある学童保育では，遊びを通しての集団活動や学習指導が行われている．DVで入所してくる場合，施設入所前に一時保護施設を利用していることも多い．生活の場所が決まるまで，学校に登校できない場合もあり，その期間の学習が抜け落ちたまま入所となる．ただでさえ，生活環境の影響で学習に集中できず，基礎学力もついていない子どもたちも少なくない．まずは，机に座ること，学習道具を準備すること．日々の職員とのかかわりのなかで小さな一つひとつのかかわりを積み重ねながら，子どもたちが自立していく力を育てている．生活の場であるからこそ，できることである．課題のある子どもには学校と家庭のあいだに入っての調整や，また母親といっしょの学校への同行など，さまざまな側面からサポートをしている．

　母子生活支援施設は，まさに生活の場であるからこそできる，自立に向けての総合的，

包括的な支援をしている施設である.

5. おわりに

　母子生活支援施設の数は少なく,その存在もなかなか知られていないのが現状である.しかしながら,唯一,母子が世帯単位で支援を受けている場であり,母親と子ども双方に,また母子関係に働きかけられるきわめて貴重な施設である.昼夜を問わず職員はそこに取り組み,精神的な課題の多い利用者の対応に疲弊することも多々ある.精神医療にかかわる方々にさらなる理解・協力をいただければ,なおいっそうの貢献ができるものと思っている.

文献

1) 全国社会福祉協議会全国母子生活支援施設協議会. 平成 26 年度全国母子生活支援施設実態調査報告書. 2015.
2) 武藤敦士. 母子生活支援施設の役割・機能と支援対象. 同朋福祉 2016;22:143-176.
3) 山下　洋, 増沢　高, 代　裕子ほか. 母子生活支援施設における母子臨床についての研究 第 1 報―質問紙調査による実態把握. 子どもの虹情報研修センター;2015.
4) 湯澤直美. 女性への暴力と貧困―社会的養護における母子世帯への支援を考える. 世界の児童と母性 2015;79:6-10.
5) 佐藤順子. 女性に対する Domestic Violence の一形態としての多重債務問題―母子生活支援施設入所中の母親への聴き取り調査から. 社会福祉学部論集 2009;5:71-90.
6) 厚生労働省雇用均等・児童家庭局家庭福祉課. 母子生活支援施設運営ハンドブック. 2014. p45.

エッセイ

児童養護施設からの自立の支援

高橋利之
エンジェルサポートセンター

1. 児童養護施設からの自立とは

　さまざまな理由で保護者がいない，また家庭において家族による養育が困難な状態にある子どもたちを，法律に基づいて保護し，家庭に替わって養育する施設が児童養護施設である．2017年現在で全国に約600施設があり，原則2歳から18歳まで約3万人の子どもたちが生活をしている．

　子どもたちが児童養護施設で生活する主な理由としては，これまでは父母の離婚や親の行方不明などが多かったが，2014年時点では，最も多かった理由は「父母からの虐待」で35.2％であった．親の就労や一人親世帯での育児が困難であった場合などは子どもの成長により家族との生活を取り戻す場合もあるが，虐待等で家族との生活が回復できない場合は，18歳まで施設で生活し，高校卒業後に就職や進学をして一人暮らしを始めることになる．しかし個人化した現代社会において，18歳で家族の支援もなく一人で社会生活を送っていくことは，さまざまな困難が伴う．就職，進学，一人暮らし，知らない土地への引っ越し，近所づきあい，成人，などの大きな変化が一時期に同時に訪れる（「移行期」と呼ばれる）ため，一人で対応できる処理量をあっという間に超えてしまう．

　このような若者に対して，あらかじめ生活のための知識や技術，社会資源等について学び準備をしておくことで，児童が自らの人生を自ら切り拓いていくために必要な力を蓄えて，スムーズな自立生活への移行ができるよう支援すること，それが児童養護施設

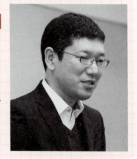

髙橋利之（たかはし・としゆき）　　　　　略歴

1972年東京都生まれ．
2002年，特定非営利活動法人エンジェルサポートセンターの設立に参加，事務局長として活動していく．
2007年から理事長として活動．本業をもちながら全国の児童養護施設や里親家庭から自立を控えた高校生を支援している．
共著に『日本の大課題 子どもの貧困』(池上 彰編．ちくま新書，2015)．

からの自立，さらに自立支援と呼ばれている.

　アメリカ合衆国では，施設や里親家庭で生活している高校生は自立生活となる前，半年～1年前から州や委託している施設の提供する自立支援プログラム（independent living program）に参加する. 1999 年に "Foster Care Independence Act of 1999" という法律によって制度化されたこのプログラムは，施設や里親家庭での援助される生活から自立生活への移行を重要視し，教育・職業・就労のトレーニング，生活スキルトレーニング，薬物乱用の防止，避妊，感染症の予防や信頼できる大人との関係づくりなどを目的として行われている.

　制度的に行わなければならなくなった背景には，施設や里親家庭から自立した若者のうち1年半以内に50％が仕事をやめたり，33％が生活保護者になったり，20％が望まない妊娠をしてしまうという事実があった. ところが，自立支援プログラムを受けた若者はこのような事態に陥る可能性が半減したという効果がアメリカではみられた.

　日本の児童養護施設においては，これまで主にケアワーカーと呼ばれる毎日の生活を支援する職員が進路相談や生活訓練などの支援も行ってきた. また日々の生活のなかで料理や掃除などの生活習慣や社会性を身につけられるよう意識している.

　日本で外部団体が児童の自立生活のためにトレーニングを行うプログラムが始まったのは，2001 年，大阪府にある社会福祉法人大阪児童福祉事業協会アフターケア事業部が，児童福祉施設や里親家庭からの自立を控えた中学生・高校生を対象に「ソーシャル・スキル・トレーニング」を実施したことからである. 東京では 2003 年から NPO 法人エンジェルサポートセンターが自立支援活動「エンジェルサポートプログラム」を開始した. 現在ではほかにも NPO や企業などによる独自の自立生活支援のプログラムが行われている. しかし，アメリカのように法に基づいてすべての児童を対象として全国で行われている状況とは異なっているのが現状である.

　ここでは，エンジェルサポートセンターの取り組みを通して児童養護施設からの自立と自立支援について紹介をしていく.

　エンジェルサポートプログラムでは，東京都の児童養護施設と里親家庭からの自立を控えた高校生を対象にして，毎年 20 人ほどのメンバーが，1 年間で複数回の講習を継続して受講している. 内容は金銭管理や料理といった生活スキルの講習や，メンタルケアやコミュニケーションについての実習，役所での手続きや奨学金といった社会資源の活用などである. 公民館などの会場を使って講習を行っている.

　開始当初は法人のスタッフが講師も担当していた. 参加人数も毎回数人だったので，実際に市役所やハローワークに出向いて本物の住民票申請書類などを見ながら手続きなどを説明したり，不動産業者にお願いをして実物を見ながら物件情報の見方などを解説してもらったりしていた.

2. 企業や団体からの支援

　活動を続けていくうちに，参加人数が増え，より効果的な内容にしたいという思いか

ら，司法書士のグループにお願いをして法律や契約についての講習などを始めた．ほかにも企業や専門家からの支援をいただいて実施したプログラムが増えた．化粧品会社やスーツ会社の社員の皆さんが社会人になる前に身につけておきたい女性のメークや男性のスーツの講習を実施した例や，コンサルタント企業の皆さんの教える家計管理などである．

　参加した高校生に話を聞いてみると，このようなプログラムを受講してみて，内容は役立つものではあるけれど，それだけではなく，普段の高校生としての生活のなかでは知り合う機会の限られているような，実際にその職業に就いて仕事を続けてきた方といっしょに過ごしいろいろな話をしていくことで，自身の職業観や人生観について考える機会になっている，ということがわかった，世界が広がった，と話していた．

　一方，担当した講師にとってはそれが社会貢献の機会になるとともに，これから社会に出ていく高校生に知識や技術を伝えていく経験自体が，講師自身の職業に対する社会的な意義を再確認することができたとの声が多く聞かれる．内容は普段の業務で顧客に対して行っている内容に通じるものである．新たに特別に準備をする範囲を減らし負担なく実施できるプログラムであっても，両者を結びつけることが自立を控えた高校生にとっては非常に有意義な支援となっている．

3．人とのつながり

　自立支援プログラム参加者にとって，講習の内容だけでなく人間関係もまた成長の大きな機会になっている．前述したように，プログラムの講師や運営スタッフとの交流が職業や人生の選択に良い影響となっていること，また参加者同士が自分の考えや行動を互いに知り合うことで，新しい考え方にふれたり，制度を知るきっかけになったりする．施設ごとに支援が異なっている場合や情報に違いがある場合もある．参加者は別々の施設から集まってきているが，近い将来の自立のために成長の機会を求めて同じ志をもって参加してきているため，情報交換だけでなく共感し合い励まし合う仲間づくりの場にもなっているのである．

　さらに，プログラムには施設出身の卒業生がスタッフとして多く参加しており，先に社会に出た先輩たちが生活を送ってきて感じたこと，困ったことやその対処法について，などを話してもらう時間をつくっている．このような体験談は，講師やスタッフがどれだけ話をするよりもよほど貴重なものである．

4．退所後のニーズ

　そういった先輩退所者を対象にした実態調査が東京都で行われている．「東京都における児童養護施設等退所者の実態調査報告書」(2017年2月，東京都福祉保健局) では施設入所時の状況や現在の生活の様子などアンケートを行っている．

　そのなかで，施設退所直後に「まず困ったこと」は何かを問う質問に対し，多かった回答は「金銭管理」(32.0%)，「生活費」(31.0%) となっている．同じ調査で「月収 (手

取り）はどのくらいですか」との質問があったが，回答のうち 15 万円未満は 52.5 ％であった．また生活保護を受けている（10.7 ％），受けたことがある（9.5 ％）との回答も高い数値になっている．退所後の生活は経済的に厳しい状況にあることが推測できる．

　また，東京で行う支援とそれ以外の地域で必要となる支援はそれぞれ異なる．エンジェルサポートセンターでは全国の児童養護施設と連携して，青森，岩手，宮城，福島，兵庫，福岡，熊本，沖縄各県で自立支援プログラムを実施している．地域によっては施設退所後に地元を離れて県外で就職をして生活する例も多く，施設や家族からの支えが届きにくくなる場合を想定してより具体的な生活訓練やネットワークづくりを行うこともある．

5. 自立支援コーディネーター

　前述した東京都での調査において，施設退所直後に「まず困ったこと」は何かという設問への回答として最も多かったのが「孤独感・孤立感」（34.6 ％）であった．また，返送された回答も 32.4 ％にとどまった．この数字は，退所者が施設などとの連携を失い，社会的に孤立している可能性を示唆している．

　退所者が施設側と連絡を取る際に主な窓口となるのは，入所期間中に生活をともにした担当職員である場合が多いようだ．しかし施設職員は，どうしても入所児童へのケアを優先せざるをえない．また年月が経つにしたがって，異動や退職により職員個人への連絡が取りにくくなったり職員と施設との連携が取りづらくなると，退所者と施設との連絡が途絶えてしまうことにつながる．また，退所者が自分の育った施設に「帰省」しても，当時の自分を知る職員がいない場合も少なくない．施設との関係が希薄になることは，大きな支えの一つを失うことを意味するのである．

　児童養護施設からの自立に向けて，東京都では独自の取り組みが行われている．施設入所中の準備や退所後の相談などの対応を充実させるため，2012 年から児童養護施設に「自立支援コーディネーター」職員の配置を開始したのである．

　この自立支援コーディネーター職員の配置によって，制度的に自立支援をマネジメントすることが可能になった．専門の職員が担当し，施設退所者への窓口を明確にすることも目的にしている．このことにより，施設出身者が退所後も出身施設との関係を継続してもてるようになった．

　前出の東京都における児童養護施設等退所者の実態調査においても，この自立支援コーディネーターの配置について調査が行われた．東京都でもコーディネーターを配置していない施設もあるため，自立支援コーディネーターの配置施設と未配置の施設とでそれぞれ退所者からの回答を分類している．その結果，退所直後の困ったことの相談相手についての質問に「相談できる人はいない」と回答した割合はコーディネーター配置施設が 6.7 ％に対して未配置施設が 16.0 ％と多く，相談相手を「施設の職員」と回答した割合は配置施設 62.5 ％に対し未配置施設 25.9 ％であった．

6．大学等への進学支援

　児童養護施設から大学や専門学校等への進学の割合は，2014 年度末の時点で 23.3 ％となっている．これは全国の高校生全体でみた進学の割合が 77.0 ％であるのに対し，大幅に低い水準となっている（2017 年 3 月，厚生労働省家庭福祉課）．児童養護施設での生活は原則 18 歳までであり，高校卒業と同時に退所することがほとんどである．施設退所後に家庭での生活を取り戻せない場合は，家族からの支援がない状態で一人暮らしをしてアルバイトをしながら勉強をすることになる．公的な準備金も制度としてはあるが，支度費としておよそ 27 万円となっている．大きな額だが，進学し生活場所も変わるとなると，入学金やアパートの契約，家具などを揃えなくてはならないので，それを超える額は本人のアルバイト代等でまかなうことになる．本人の意欲や能力のあるなしにかかわらず進学ができないでいる状況の要因として，進学した際の費用の負担が大きいことが考えられる．

　この状況に対して，以前から民間の基金や企業団体の支援が行われてきた．ほかにも，自治体が独自に給付金や貸付金制度を行う例や，住居を安価で提供する支援などが行われてきた．大学等が独自に児童養護施設出身者を対象にした奨学金制度を設けている場合もある．

　一方，これらの奨学金や支援のなかには，対象人数が限られていて，選考の結果では希望をしていても支援が受けられないこともある．そのようななかで 2017 年度 4 月から国費を財源とする給付奨学金の制度が始まった．これは子どもの貧困対策として，経済的理由で進学が困難な学生を費用面から支援する制度だが，その申込資格に「社会的養護を必要とする人」が含まれたのである．自宅外で生活し私立校へ進学した場合，卒業まで毎月 4 万円が支給され，入学時には一時金として別途 24 万円の支援を受けることができる．これらは返済の必要がない．

　このような制度の充実によって進学支援の機会は増えてきているが，一方で進学したとしても約 2 割が卒業まで至らずに中途退学してしまっている状態である．その最も大きな理由としては，学費の負担やアルバイトとの両立が困難だったという声が聞かれる．やはりここでも，経済的な支援があれば卒業することができて，より高度な職に就き社会で活躍することができたのかもしれないことを考えると残念なことである．

7．これからの自立支援

　児童養護施設で暮らす子どもたちは，制度に守られた環境で成長を支えられている．守られているからこそ，社会からは見えにくくなってしまっているともいえる．しかし彼らも成長し，いずれ社会に出て生活をして働くのである．彼らがわれわれとともに働く社会人として，善き納税者として生きていくために，大人になるための「移行期」をどれだけスムーズに送ることができるのか．そこに対してわれわれはどのようなかかわりができるのか．

　そのことを考えたとき，支援を行うのに難しい理由は必要ないのではないか，と思うのである．自立に向けて課題がある子どもたちに対して，専門機関だけでなく社会全体でそれぞれのリソースを持ち寄って必要な支援を行う．そうして大人になるための支えになる．それが充実した社会の姿ではないだろうか．

　児童養護施設のみならず，里親家庭，一人親家庭，貧困，ひきこもり，といったさまざまな支援を必要としている子どもたちに，支援が届くことを期待している．そしてどのような境遇からでも自らの人生をいきいきと生きることができる社会の実現を心から願うばかりである．

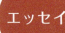

現代資本主義社会の格差問題をラカンの資本家のディスクールとM's理論により解明する

松﨑博光
ストレスクリニック

1. はじめに

　ストレス疾患の過半が，発症，経過，予後に対人関係と経済問題が関連する．小医はリーマンショック後の2009年，世界的金融危機後の不況期に，社会状況とこころの悩み・健康として格差社会問題を論考した[1]．社会学者，経済学者による資本主義経済，新自由主義，グローバリゼーション，再分配政策などの観点からの格差社会論とは異なる，人間精神の起源，象徴使用，疎外という視点から，生活に近い臨床家の立場からの問題提起であった．

　その後，2013年にはトマ・ピケティが，『21世紀の資本』で，富裕層による社会の富の分配構図により格差問題を解析，発表し，大きな話題になった．しかし，格差是正のための再分配政策の強化を訴えただけのように思える．

　現在，各国政府，中央銀行の超金融緩和，超低金利政策でも実体経済は健康体とはいえず，富裕層はますます富み，貧困層はますます貧しくなっている．笛吹けど踊らず，二階から目薬で，資本主義は死に体なのか．

　こんな時だからこそ，人間精神の根本にかえって，温故知新，ラカンの資本主義，資本家のディスクールによって格差問題を考察してみたい．精神分析家ラカンは，今や精神医学界より現代思想，哲学の分野での評価が高い．精神医学が脳科学をめざし，人間精神の解明を目標にしなくなったのだから仕方あるまい．

　ところで，小医は現象学的臨床精神医学に対する理論精神医学の基礎づけとしての

松﨑博光（まつざき・ひろみつ）　　　　　　　　　略歴

1950年福島県いわき市生まれ．
1973年東京大学工学部計数工学科卒，1979年東京医科歯科大学医学部卒，1981年よりいわき市立総合磐城共立病院心療内科，1993年よりストレスクリニック院長．
専門は外来精神医学，心身医学，精神分析学．

著書に『自律神経失調症』（新星出版，1991），『マジメすぎて，苦しい人たち』（WAVE出版，2005）などがある．

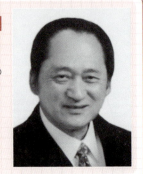

M's 理論を提唱した[2]．精神現象を複素空間でベクトル表示し，波動関数，波動（対話）方程式として定式化し，観測され実数値化される以前の生（ナマ）の世界を量子力学的解析により本質にせまるものである．難解なラカンの上にまたまた難解な量子力学を屋上屋を重ねるつもりかとお叱りいただけそう．だが，理論的基礎は直観的理解の母である．ラカンと M's 理論による格差問題解明は十分ご期待いただけると思う．

2. 資本主義の新たな精神

まず，そもそも資本主義とは何か．ボルタンスキーとシャペロ著の『資本主義の新たな精神』[3] による最小限の定義によれば，資本主義とは，「形式上は平和的な手段による，資本の無際限な蓄積という要求」であり，「資本をたえず経済循環のなかに投ずること」という．同書の訳者解説を引用すれば，すなわちそれは，純粋に抽象的な蓄積の原理，資本の増殖過程であり，それ自体としては何ら人間的，人格的なものをもっていない．よってこの原理，過程が現実のものとして作動するには，その主人あるいは下僕たる人間の参加が不可欠であり，それを促す刺激的な動機づけやリスクからの保護が必要であるという．

そこで，資本主義の精神は，蓄積過程に人間的な意味を与え，資本主義への参加を道徳的に正しく魅力ある行為とし奨励する，ある種のイデオロギーであるとみなすことができるという．

この社会認識，認識の形成過程，変遷の過程を，ラカンの「4つのディスクール」[4] と呼ばれる概念図式を用いて考察していくことにする．

3. 人間精神の構造概念を図式化するものとしてのラカンの4つのディスクール

ラカンは，ヘーゲルの「主人と奴隷の弁証法」の論理を「対話＝ディスクール」の論理として発展させ，人間の理念が産出される過程を4つのディスクールとして示した．

これは，次の4つのポジションに4つのマテーム（S, a, S_1, S_2）を割り当てることによって示される．

$$\frac{\text{動因（エージェント）}}{\text{真理}} \xrightarrow{\text{問いかけ}} \frac{\text{他者}}{\text{生産物／喪失}}$$

左上のポジションが対話を始める「動因（エージェント）」．横棒の下にあるのが「動因」を動機づける「真理」である．真理は対話全体の目的である．「動因」と「他者」のあいだでなされる対話により生み出されるのが「他者」の下におかれる「生産物／喪失」である．対話による「生産物／喪失」は「動因」を目的とする「真理」とは決して重ならない．この出会いのなさが他のディスクールに移行する契機となる．

4つのマテームは，ブルース・フィンク著の『後期ラカン入門』の用語解説を引用すると次のようになる．

S：斜線を引かれた主体（Subject）と読む．主体には 2 つの側面がある．

　　① 言語のなかに／によって疎外されたものとしての，去勢（＝疎外）されたものとしての，「死んだ」意味の沈着としての主体．ここでの主体は，〈他者〉によって，すなわち象徴的秩序によって侵蝕されているので，存在を欠いている．

　　② 他なるものが「自分自身のもの」になる主体化のプロセスにおいて，2 つのシニフィアンの間に走る閃光としての主体．

a：対象 a，対象（a），小文字の a（petit a），対象 a（objet a），小文字の対象 a（petit objet a）などと書く．1950 年代初期には，自分自身に似た想像的他者．1960 年代およびその後には，それには少なくとも 2 つの側面がある．

　　① 〈他者〉の欲望．これは，主体の欲望の原因としての役割を担い，享楽およびその喪失の経験と密接に関係づけられる（たとえば乳房，まなざし，声，糞便，音素，文字，何でもないようなものなど）．

　　② 現実的なものの領域に位置づけられる，象徴化のプロセスの残余．たとえば，論理的な例外やパラドックス，文字や言語のシニフィアン性．

S_1：主のシニフィアンあるいは一（イチ）のシニフィアン．命令する，あるいは掟としてのシニフィアン．孤立している場合，それは主体を服従させる．いくつかの他のシニフィアンと結びついた場合，主体化のプロセスが生起し，意味の／としての主体が帰結する．

S_2：他のあらゆるシニフィアン，あるいは他のすべてのシニフィアン．4 つのディスクールにおいては，それは知をひとつの全体として表象する．

　　4 つのディスクールは次のように示される．

・主人のディスクール　　　　　　　$\dfrac{S_1}{S} \longrightarrow \dfrac{S_2}{a}$

・大学（人）のディスクール　　　　$\dfrac{S_2}{S_1} \longrightarrow \dfrac{a}{S}$

・分析家のディスクール　　　　　　$\dfrac{a}{S_2} \longrightarrow \dfrac{S}{S_1}$

・ヒステリー（者）のディスクール　$\dfrac{S}{a} \longrightarrow \dfrac{S_1}{S_2}$

　　ラカンのディスクールは主人のディスクールから始まる．他の 3 つのディスクールは，最初のディスクールの諸要素を反時計回りに 1/4 回転し，転回を生じさせることで生み出される．

4. 主人のディスクールと M's 理論

　　主人のディスクールは，4 つのディスクールの最初にある特別な基本的なディスクー

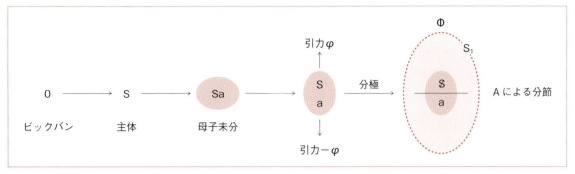

図 1　人間の精神

S ：主体	φ ：想像的な父
Ŝ ：象徴界から抹消された主体	$-\varphi$ ：原初的な母
a ：永遠に失われた母，対象 a	A ：大文字の他者，知の総体
S_1 ：第 1 番目のシニフィアン	Φ ：去勢するファルスのシニフィアン
S_2 ：第 2 番目以降のシニフィアン	A＋Φ ：象徴界

ルである.

$$\frac{S_1}{\cancel{S}} \longrightarrow \frac{S_2}{a}$$

　真理の場に斜線を引かれた主体Ŝがいる．他者により侵蝕され存在を欠いている．共同的な超越的理念 S_1 をエージェントに，社会的秩序 S_2 のシニフィアンの連鎖のなかに社会的存在としての自己を見出す．象徴化の残余としての対象 a が生み出される．Ŝと a は会うことがない．

　Ŝ◇a が人間の幻想，対象との関係における主体である．前掲のブルース・フィンクの用語解説によれば，

Ŝ◇a：幻想，たいていは「根源的幻想」を表すマテームないし公式．「対象との関係における主体」と読むことができ，このような関係は菱形が持っているあらゆる意味によって定義される．対象 a を，主体を〈他者〉と出会わせる享楽のトラウマ的経験と理解すれば，この幻想の公式は次のことを示唆している．すなわち，主体はそのような危険な欲望とちょうどいい距離を維持しようとして，誘引と反発のバランスを繊細に取るということである．

　本来の始原的主体 S が，想像的な父の引力 φ と原初的な母の引力 $-\varphi$ とによって分極作用を受け，大文字の他者，知の総体である A によって分節される過程を「人間の精神」[5] として図1[6] に示す．

　このビッグバンによって生まれた始まり，あるいはすべての終わりである 0（ゼロ），空虚を核に，$S_1 \rightarrow S_2$ というベクトルを複素空間での波動関数 Ψ とし，波動（対話）方程式を解くことによって核内の Ŝ，a，Ŝ◇a に確率的解を与えるというのが M's 理論

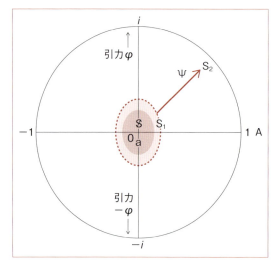

A は S, a を切断する実軸（象徴界）.
S_1→S_2 の連鎖で対象 a をめざす．これは対話関数
Ψ として記述され，対話方程式が幻想 $\mathcal{S}◇a$ に確率
的解を与える（これは主人のディスクール）.

の骨子である．

　これはまさに精神現象を量子力学的現象として，精神と物質界を統一的に扱える思弁
的唯物論である．図 2[6)] によって幻想の構造とシニフィアンの関係を示す．

5. 資本主義のディスクールと資本家のディスクール

　ラカンは「大学（人）のディスクール」を「資本主義のディスクール」と呼び換えて
いる．

　これはどういうことか．

　資本主義の精神に関しては，マックス・ヴェーバーは古典的著作『プロテスタンティ
ズムの倫理と資本主義の精神』によって近代資本主義の成立を可能にした合理的精神の
根源をプロテスタンティズムの倫理，エートスのうちに見出した．

　ヘーゲルの「主人と奴隷の弁証法」を基礎とする「主人のディスクール」は超越的理
念 S_1 を打ち立て，それをもとに社会的秩序 S_2 が形成されるシステムを示している．

　ところで，近代合理的精神は科学的知見の集積による科学技術の爆発的膨張，支配に
よって神という主人 S_1 をないがしろにするようになった．

$$大学（人）のディスクール \qquad \frac{S_2}{S_1} \longrightarrow \frac{a}{\mathcal{S}}$$

によれば，神 S_1 を棚上げにして知の総体 S_2 が謎 a にせまり，謎 a は科学的アプロー
チにより細分化され，結果として自由で平等であるが疎外された主体 $\mathcal{S}$（奴隷）を大量
に生み出したといえる．

　この資本主義のディスクール（大学〈人〉のディスクール）のなかでの $\mathcal{S}$ が主人のデ
ィスクールのなかで「主人」として機能する構図を次に示す．この論考は，荒谷大輔氏
の論文，「搾取」と「自由」─剰余価値論の精神分析的展開（文献 7），pp179-180）に

簡潔に示されているので次に引用する.

　資本家のディスクールは図3, 4を比較してわかるように，主人のディスクールの左側を逆転したかたちをとっている. 主人のディスクールは，主人によって措定された理念 S_1 を基礎に知の秩序 S_2 を構築し（$S_1 \rightarrow S_2$），その秩序に準拠した奴隷たちの労働によって産出された剰余（$S_2 \rightarrow a$）が主人を主人として承認する「主人の享楽」へと差し出される（$a \rightarrow S_1$）構図をなしていた（図3）. 概念図式中，左側の主人 $\dfrac{S_1}{\$}$ と右側の奴隷 $\dfrac{S_2}{a}$ の両方に見られる横棒——は，それぞれにとって意識の外に置かれるもの（主人にとっての $\$$, 奴隷にとっての a）を画す役割を担っている. 資本家のディスクールにおいて，「主人」の側だけが上下逆転しているということは，すなわち，奴隷の側の機能はそのままに，主人の機能が変質を被っているということになる（図4）.

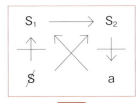

図 3
主人のディスクール

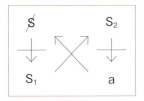

図 4
資本家のディスクール

　資本家のディスクールにおいては，主人のディスクールにおいて背後に隠されていた欲望の主体 $\$$ が表に現れ，主人が措定する最初の理念 S_1 が代わりに引き下がっている.「主人」が，自らの名において理念 S_1 を措定するのに対して，「資本家」は自ら理念を措定していることを隠蔽し，代わりに自らの欲望を剝き出しにしていると理解することができるだろう.「資本家」は，自らが「主人」として機能していることを意識の外におき，なお主人として奴隷たちに働きかけているのである.

　資本家のディスクールは，言葉は悪いが，いわばシステムに入り込んで栄養を吸いあげるウイルスのようなものといっては言いすぎか. 労働による剰余 a は資本主義システムの理念 S_1 に回収されてシステムの発展に寄与するエネルギーとはならない. 資本家 $\$$ のもとに蓄積していく構造になっている.
　これが格差発生の原因，機序である.

6. 資本家の欲望が資本主義経済を構造的危機に陥らせる

　資本家の剝き出しの欲望 $\$$ は直接に社会的秩序 S_2 に働きかけるのでなく，あくまで隠された理念，自由で平等という近代的理念 S_1 を尊重する. 労働は強制されることなく，社会秩序を遵守する近代的個人の自主性に期待するわけだ.
　しかし，産出された剰余 a の回収にあたっては，システム S_1 へではなく，直接資本家の欲望 $\$$ に回収・蓄積される. 剰余 a は，主人の享楽に供され，資本家は資本主義社会の主人としての幻影に酔うことができる. さらに剰余は資本としてバイアスをかけられ無限に増殖することが期待される（LTCM事件，リーマンショック，サブプライム

問題の原因）．根拠なき熱狂の果て，最後はバブルとして破裂する．

　この資本が資本を生む期待は他人事ではない．今，日本国内には，融資を待つ銀行預金，年金基金，老人のタンス預金等利子を生まない資金が膨大にある．金利が高騰すれば，また，資本所得格差が広がる．過剰債務者が破綻し，無資産者がインフレで困窮する．

　なぜ資本家は際限なく欲望をふくらませるのだろうか．主体 S のまったき一（イチ）の永遠の喪失は，去勢された S と喪失 a との幻想の関係として $S◇a$ と記される．資本家とは，この現実の否認として不安を反動的に S の強化をもって防衛しようとしているのだ．

　金持ちになったからといって死を免れるわけにはいかないのに．

　奴隷は奴隷という立場を知らず，自立した個人として努力し，システムからの排除に脅え，強迫的に働くのだ．負け組になるのはいやでしょうといわれる．この格差問題は，格差幻想というイデオロギーによって強化される．

7．とりあえず，おわりに

　資本家 S の欲望の増大と剰余 a，対象 a の貧弱化というゆがんだ幻想 $S◇a$ の構造を分析するものが，ラカンの4つのディスクールのうちの2つのディスクール，

分析家のディスクール　　　　　　　　　$\dfrac{a}{S_2} \longrightarrow \dfrac{S}{S_1}$

ヒステリー（者）のディスクール　　　　$\dfrac{S}{a} \longrightarrow \dfrac{S_1}{S_2}$

である．

　ヒステリー者は，現状に異をとなえる者として去勢された S の立場からシステム S_1 に働きかける．

　分析家は，喪失した対象 a の立場から疎外された主体 S に働きかけ，新たなシステム S_1 の構築をめざす．

　図2　幻想の構造とシニフィアンの関係をみていただきたい．

　M's 理論は，幻想 $S◇a$ の中心 0（ゼロ）を起点とする複素空間でのベクトル（$0 \to$）$S_1 \to S_2$ の対話（波動）関数 Ψ として記述し，対話（波動）方程式を解くことで，幻想 $S◇a$ に確率解を与えるものである．波動方程式を解けば，$\dfrac{S}{a}$ のいわゆる核内での力の構造が明らかになるものと量子力学的な観点から推測できる[8]．

　現代の経済学は統計による過去の評価と未来予測をベースにするものだが，基本的に観測された実数の学問である．そこには，再帰的な，未来に向かって変わりゆく人間精神の無意識が組み込まれていない．波動（対話）方程式は時間 t と虚数 i，変化の変化率を表す2階の偏微分で複素空間の精神現象を解明するものである．

　今回は，現代の格差問題をラカンのディスクールで解説し，この問題が M's 理論で定式化し解析できる方向性を示した．

文献

1) 松﨑博光. 格差社会とこころの悩み・健康. 特別企画 こころの悩みに強くなる. こころの科学 2009；144：89-94.

2) 松﨑博光. 精神科診断を M's 理論により科学にする. 原田誠一（編）. 外来精神科診療シリーズ 診断の技と工夫. 中山書店；2017. pp193-201.

3) リュック・ボルタンスキー. エヴ・シャペロ（著），三浦直希ほか（訳）. 資本主義の新たな精神. ナカニシヤ出版；2013.

4) ブルース・フィンク（著），村上靖彦（監訳），小倉拓也ほか（訳）. 後期ラカン入門. 人文書院；2013.

5) 藤田博史. 精神病の構造. 青土社；2012.

6) 松﨑博光. M's 理論によるオープンダイアローグの理論的基礎. 原田誠一（編）. 外来精神科診療シリーズ 精神療法の技と工夫. 中山書店；2017. pp203-213.

7) 荒谷大輔. 「搾取」と「自由」―剰余価値論の精神分析的展開. ニュクス. 堀之内出版；2015.

8) 山田廣成. 量子力学が明らかにする存在，意志，生命の意味. 光子出版社；2011.

索引

欧文索引

中山書店の出版物に関する情報は，小社サポートページを御覧ください．
https://www.nakayamashoten.jp/support.html

外来精神科診療シリーズ

精神医療からみたわが国の特徴と問題点

2017 年 12 月 15 日　初版第 1 刷発行 ⓒ 〔検印省略〕

編集主幹 ………… 原田誠一

担当編集 ………… 原田誠一

発行者 …………… 平田　直

発行所 …………… 株式会社 中山書店
　　　　　　　　〒 112-0006　東京都文京区小日向 4-2-6
　　　　　　　　TEL 03-3813-1100（代表）　振替 00130-5-196565
　　　　　　　　https://www.nakayamashoten.jp/

装丁 …………… 株式会社プレゼンツ

印刷・製本 ……… 三松堂株式会社

ISBN978-4-521-74008-9

Published by Nakayama Shoten Co., Ltd.　　　　　　　　　Printed in Japan
落丁・乱丁の場合はお取り替えいたします